Dabeisein, Mitmachen und Mitgestalten im Wohnheimalltag

Behindertenpädagogik und Integration

Herausgegeben von Georg Feuser

Band 11

Zu Qualitätssicherung und Peer Review der vorliegenden Publikation	*Notes on the quality assurance and peer review of this publication*
Die Qualität der in dieser Reihe erscheinenden Arbeiten wird vor der Publikation durch den Herausgeber der Reihe geprüft.	Prior to publication, the quality of the work published in this series is reviewed by the editor of the series.

Simon Christian Meier

Dabeisein, Mitmachen und Mitgestalten im Wohnheimalltag
Von der Selbstbestimmung zur Aktiven Partizipation
Erwachsener mit intellektueller Beeinträchtigung

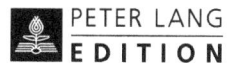

Bibliografische Information der Deutschen Nationalbibliothek
Die Deutsche Nationalbibliothek verzeichnet diese Publikation
in der Deutschen Nationalbibliografie; detaillierte bibliografische
Daten sind im Internet über http://dnb.d-nb.de abrufbar.

ISSN 1611-244X
ISBN 978-3-631-66497-1 (Print)
E-ISBN 978-3-653-05766-9 (E-Book)
DOI 10.3726/978-3-653-05766-9

© Peter Lang GmbH
Internationaler Verlag der Wissenschaften
Frankfurt am Main 2015
Alle Rechte vorbehalten.
Peter Lang Edition ist ein Imprint der Peter Lang GmbH.

Peter Lang – Frankfurt am Main · Bern · Bruxelles · New York ·
Oxford · Warszawa · Wien

Das Werk einschließlich aller seiner Teile ist urheberrechtlich
geschützt. Jede Verwertung außerhalb der engen Grenzen des
Urheberrechtsgesetzes ist ohne Zustimmung des Verlages
unzulässig und strafbar. Das gilt insbesondere für
Vervielfältigungen, Übersetzungen, Mikroverfilmungen und die
Einspeicherung und Verarbeitung in elektronischen Systemen.

Diese Publikation wurde begutachtet.

www.peterlang.com

Vorwort des Herausgebers

Der elfte Band der Schriftenreihe *Behindertenpädagogik und Integration* befasst sich mit einer Thematik, die sehr eng mit den Begriffen ‚Selbstbestimmung' und ‚Partizipation' verknüpft ist. In heil- und sonderpädagogischen Diskursen scheint auf den ersten Blick vor allem die Frage der Selbstbestimmung eine zentrale Rolle zu spielen, was durch die Debatte um die inhaltliche Ausdeutung und praktische Umsetzung der UN-Behindertenrechtskonvention einen weiteren Bedeutungszuwachs erhalten hat. Dies vor allem hinsichtlich deren Realisierung in allen Lebensbereichen und über alle Altersstufen der Menschen hinweg, die nicht nur als behindert etikettiert wurden, sondern als geistigbehindert gelten oder als schwer und/oder mehrfach, schwerst-mehrfach, komplex oder intensiv beeinträchtigt eingestuft werden. Vielfach – und vor allem von der Bewegung „People-first" bevorzugt -, ist von ‚Menschen mit Lernbeeinträchtigungen, kognitiven oder intellektuellen Beeinträchtigungen' die Rede, von ‚anders Begabten' oder von ‚Menschen mit besonderen Fähigkeiten'. So berechtigt es ist, dass die People-First-Bewegung die Zuschreibung einer geistigen Behinderung als diskriminierend ablehnt, enthebt das nicht der Feststellung, dass die alternativen Begriffe kaum mehr sind als euphemistische Verstellungen der heute in der Pädagogik tatsächlich herrschenden Auffassungen über diese Menschen, was sich allein darin mehr als deutlich ausdrückt, dass selbst die absolute Mehrzahl der Integration/Inklusion behinderter Menschen ins reguläre Bildungssystem befürwortetenden Wissenschaftler und Fachpersonen es für erforderlich halten, dem eruierten ‚sonderpädagogischen Förderbedarf' folgend, diesen Personenkreis weiterhin segregiert und damit in Sonderschulen inkludiert zu ‚fördern'. Von Bildung ist dann nicht mehr die Rede! Das gilt aber nicht nur bezogen auf die Frühe Bildung und das Schulsystem, sondern in besonderer Weise auch für entsprechend kategorisierte Erwachsene, die in Wohnheimen leben und im Sonderarbeitsmarkt arbeiten müssen und in Folge in der Regel hochgradig aus regulären Lebenszusammenhängen exkludiert und weitgehend ohne Alternative in eine segregierende Lebensweise inkludiert sind. Da gerade bezogen auf diese Personen die Frage der Selbstbestimmung besonders hoch gehalten wird, sie aber durch den institutionellen Autokratismus bezüglich ihrer Förderung und vorgegebenen Lebensweisen von Teilhabemöglichkeiten an selbstbestimmten Teilsysteminklusionen (Luhmann) ausgeschlossen sind, also eine Entkoppelung von Selbstbestimmung und Partizipation im Sinne der WHO von 1999 stattfindet (sie ersetzte die Begriffe „disability" und

„handicap" durch „activity" und „participation"), werden beide Begriffe zu leeren Worthülsen, die kaum mehr als eine moralisierende Qualität entfalten und den betroffenen Personen nicht nützen. Diese Zusammenhänge kennzeichnen das Feld, in der die vorliegende Studie angesiedelt ist. Ein Zugang, ohne sich im skizzierten fachlichen Pardoxon und der Leerformel „Sebstbestimmung" zu verfangen, bietet die Systemtheorie, ausgehend davon, dass Gesellschaft als umfassendes Sozialsystem im Sinne der Gesamtheit aller erwartbaren Kommunikationen begriffen werden kann und Inklusion nur zu erreichen ist, wenn man kommunizieren kann, was man kommunizieren kann, wie das bei Luhmann (1990, p. 346) ausgeführt ist. Da wiederum, was man kommunizieren kann, von den Erwartungsstrukturen soziale Systeme abhängt und wer es kommunizieren kann, von den Zugangsbedingungen zu bestimmten sozialen Zusammenhängen – eben auch zu Bildung – wird deutlich, dass nur der Einbezug in Kommunikation die Fähigkeit zu kommunizieren hervorbringen kann. Selbst erwachsene Menschen mit intellektuellen Beeinträchtigungen, die, wie anzunehmen ist, in Kindheit und Jugend eine Sonderschullaufbahn absolviert haben, zeigen verhältnismäßig geringe kommunikative Kompetenzen, wie die Studie deutlich aufzeigt. Es geht folglich um das Verhältnis personbezogener Möglichkeiten zu handeln in Relation zum erzielbaren Grad hinsichtlich Art und Umfang sozial-kommunikativer Teilhabe an verschiedenen Lebensbereichen und um die in diesen wirkende Kontextfaktoren, die Teilhabe fördern bzw. hemmen. Der ausführlich hinsichtlich seiner Geschichte und auch bezogen auf die Disability Studies behandelte Selbstbestimmungsbegriff erweist sich als Ausdruck des Willens einer Person als Konzept für eine Beobachtung realer Lebenssituationen als nicht brauchbar. Da sich Teilhabe und Inklusion in sozialen Nahbeziehungen realisieren und Subjektivität nur mittels Tätigkeit in solchen Feldern reziproker Kommunikation entwickelt und Welt nicht ohne eine solche angeeignet werden kann, erweist sich die Grundlegung des Begriffes der „Aktiven Partizipation" als Möglichkeit einer soliden Annäherung an die Sachverhalte, die mit dem Begriff der Selbstbestimmung gemeint sein mögen aber in einer moralisierenden Attitüde stecken bleiben. Die Erfassung der Austauschprozesse mit Hilfe des Einsatzes von Kamerabrillen und die Entwicklung und Verfeinerung entsprechender Analysemodelle macht die sich als Fürsorge, Förderung, Nachlässigkeit, Selbständigkeit und Kooperation darstellenden Interaktionsverhältnisse auch bezogen auf den Personenkreis mit schweren intellektuellen Beeinträchtigungen zugänglich. Die Verknüpfung von Partizipations- und Kommunikationsprozessen ermöglichen Aussagen darüber, welche Kommunikationsprozesse wahrscheinlicher zur Aktiven Partizipation führen.

Damit schafft diese Arbeit nicht nur eine neue Betrachtung des Phänomens der Selbstbestimmung, sondern verweist auch auf die Gefährdungen der Kooperationsverhältnisse sowie auf die Notwendigkeit von Bildungsprogrammen für alle beteiligten Akteure.

Basel, im Mai 2015   Georg Feuser

Vorwort

Nach dem Abschluss meiner Matura, habe ich mich dazu entschieden eine Stelle im Behindertenbereich anzutreten. Ich arbeitete in einem Wohnheim für Menschen mit Behinderung und wurde als sogenannter Springer eingesetzt. Diese Rolle ermöglichte, Einblick in verschiedene Wohn- und Organisationsformen im Behindertenbereich zu erlangen. Ich arbeitete auf gemeindenahen Aussenwohngruppen mit geringem Begleitaufwand und auch auf Wohngruppen in grossen Wohnkomplexen mit intensivem Pflege- und Betreuungsbedarf. In allen Abteilungen und Wohnheimen, in denen ich arbeitete, war das Thema „Selbstbestimmung" präsent, wurde diskutiert oder umgesetzt. Damals erkannte ich grosse Unterschiede in den Umsetzungen, in den Haltungen und den Ideen meiner Mitarbeiterinnen und Mitarbeiter. Es gab grosse Unterschiede in der Beurteilung und der Umsetzung von dem, was als „gute und richtige" Arbeit mit Menschen mit Behinderung galt. Dies war für mich eine interessante – aber auch oftmals – verwirrende Erfahrung. Denn ich hatte mir erhofft, es gäbe doch eine zumindest gültige Art und Weise, wie man mit Menschen mit Behinderung zusammenarbeitet. Ich hatte damals sogar die Erwartung, dass der „richtige" Umgang mit Menschen mit Behinderung in einer Art Lehrbuch zu finden sei.

Diese frühe berufliche Erfahrung inspirierte mich zum Studium der Sonderpädagogik an der Universität Zürich und schliesslich auch zum Schreiben meiner Lizentiatsarbeit (Meier, 2008) zum Thema „Selbstbestimmung in der Interaktion zwischen betreuenden und betreuten Personen im Wohnheim für Menschen mit Behinderung". Es entstand eine empirische Studie zum Selbstbestimmungsbegriff in Wohnheimen für Menschen mit Behinderung. Bei dieser intensiven Auseinandersetzung mit dem Selbstbestimmungsbegriff stellte sich schon damals die Frage, ob Selbstbestimmung für die Beobachtung und Analyse von Interaktionen im Alltag ein geeignetes Begriffskonstrukt ist. Daraus entwickelte sich die intensive Befassung mit dem Thema in Form der Ihnen nun vorliegenden Studie. Ich bin selbstverständlich während dem Studium schnell der Idee abgekommen, die richtige und gute Art und Weise zu suchen. Denn ich habe erkannt, dass es in der Wissenschaft – wie auch in der Praxis – unterschiedliche Auffassungen gibt, wie „gute" Betreuungsarbeit bzw. eine professionelle Begleitung im Wohnheim für Menschen mit Behinderung auszusehen habe.

Bei der Literaturrecherche habe ich festgestellt, dass durch die Veröffentlichungen der Weltgesundheitsorganisation (WHO) im Rahmen der Internationalen Klassifikation der Funktionsfähigkeit, Behinderung und Gesundheit (ICF) und der Behindertenrechtskonvention (BRK) ein neuer Schwerpunkt gesetzt wurde: Der soziale und interaktionale Aspekt von Behinderung – „Behindert werden statt Behindert sein" – wurde zentral. In der Folge wurde die Verwendung des Selbstbestimmungsbegriffs schwierig und es wurde daher ein adäquateres Konzept herausgearbeitet. Dieses wird „Aktive Partizipation" genannt.

Aktive Partizipation wurde aus einer kritischen Begutachtung des internationalen Selbstbestimmungsdiskurses, der Auseinandersetzung mit der Systemtheorie und dem sozialwissenschaftlichen Behinderungsverständnis hergeleitet und dann empirisch untersucht. Das Resultat dieser Auseinandersetzung liegt nun vor: Aktive Partizipation als Verschmelzung der Praxis – als Untersuchungsgegenstand – mit der Wissenschaft – als Verknüpfung von Methode, Theorie und Empirie.

Ich möchte allen meinen Dank aussprechen, die mich auf diesem Weg begleitet haben: Meinen Eltern, meinen beiden Schwestern und meinem Cousin Andreas möchte ich für die vielen schönen Momente und Diskussionen an vielen Tischen dieser Welt und die emotionale Unterstützung ein ganz besonderes Dankeschön ausdrücken. Herrn Professor Georg Feuser danke ich herzlich für die kompetente und unterstützende Begleitung dieser Arbeit. Die Diskussionen mit ihm waren für mich immer eine besondere Erfahrung und haben mich persönlich und meine Arbeit bereichert. Frau Professor Ingeborg Hedderich möchte ich an dieser Stelle meinen Dank zum Ausdruck bringen, für die Bereitschaft, die Arbeit als zweite Betreuerin zu begleiten.

Meiner Mitforscherin, Stefania Calabrese, gebührt Dank für die grossartige Mitarbeit bei der Analyse der Videoaufnahmen und die anregenden Gespräche. Christa Kappler danke ich herzlich für das kompetente Lektorat und die wertvollen Rückmeldungen.

Vielen Dank auch allen an dieser Untersuchung teilnehmenden Personen, ihren Betreuungs- und Begleitpersonen und deren Vorgesetzte, die eine solche empirische Untersuchung möglich gemacht haben.

Bei der Interkantonalen Hochschule für Heilpädagogik bedanke ich mich für das in mich gesetzte Vertrauen und die grosszügige finanzielle Unterstützung. Zudem danke ich allen meinen Mitarbeiterinnen und Mitarbeitern in Praxis und Forschung an meinen verschiedenen Arbeitsstellen im Behindertenbereich und in der Forschung, die mir die Möglichkeit gaben, wertvolle Erfahrungen zu sammeln und zu lernen.

Inhaltsverzeichnis

Abbildungsverzeichnis 15

1 Einleitung 17
   1.1 Forschungsleitende Fragestellung der Arbeit 23
   1.2 Zielsetzungen 25

2 Begriffsdefinitionen 27
   2.1 Behinderung 27
      2.1.1 Behinderung aus sozialwissenschaftlicher Sicht 28
      2.1.2 Intellektuelle Beeinträchtigung 31
   2.2 Selbstbestimmung: eine kritische Betrachtung der Begriffsentwicklung 33
      2.2.1 Selbstbestimmung als individuelles Lebensgefühl in Kompetenzstufen 35
      2.2.2 Selbstorganisation und Selbstgestaltung 36
      2.2.3 Selbstbestimmung des Subjekts 38
      2.2.4 Rahmenbedingungen von Selbstbestimmung 39
      2.2.5 Selbstbestimmung in der Beziehung 40
      2.2.6 Selbstbestimmtes Verhalten 41
      2.2.7 Fazit zum Selbstbestimmungsbegriff 42
   2.3 Partizipation, Teilhabe und Inklusion 45
   2.4 Aktive Partizipation 48
   2.5 Wohnen in Einrichtungen 51

3 Theorie: Systemtheorie, Interaktion und Kommunikation 53
   3.1 Grundlagen der Systemtheorie 53
   3.2 Interaktion als soziales System unter Anwesenden 55
   3.3 Kommunikation als dreifache Selektion 61

3.4 Sinn als Universalmedium 63

3.5 Fazit: Systemtheorie und Behinderung 64

4 Aktueller Stand der empirischen Forschung 67

   4.1 Selbstbestimmung von Menschen mit Down-Syndrom 67

   4.2 Befragungen zur Lebensqualität 67

   4.3 Untersuchungen zur Professionalität in Wohneinrichtungen für Menschen mit intellektueller Beeinträchtigung 69

   4.4 Quantitative, standardisierte Messungen von Selbstbestimmung ... 71

   4.5 Selbstbestimmtes Verhalten 74

   4.6 Beobachtungen in Institutionen für Menschen mit intellektueller Beeinträchtigung 75

   4.7 Untersuchungen zu Partizipation und Teilhabe 82

   4.8 Bedeutung des empirischen Forschungsstandes für diese Arbeit ... 83

5 Methode 87

   5.1 Ethische Überlegungen 87

   5.2 Suche, Auswahl und Information der Teilnehmenden 88

   5.3 Überblick über die teilnehmenden Personen 89

      5.3.1 Beschreibung Sarina Albis (K1) 90

      5.3.2 Selbstbeschreibung Sandro Badus (K2) 91

      5.3.3 Beschreibung Sandra Clariden (K3) 91

      5.3.4 Beschreibung Sarah Dufour (K4) 92

      5.3.5 Beschreibung Stefan Etzel (K5) 93

   5.4 Gesamtübersicht Teilnehmende 93

   5.5 Erhebungsmethode 94

   5.6 Analysemethode 97

      5.6.1 Erarbeitung eines Gesprächsinventars 97

      5.6.2 Transkription 98

      5.6.3 Ethnomethodologie 98

5.6.4 Konversationsanalyse 100
5.6.5 Methodisches Vorgehen 102

6 Resultate 105
   6.1 Entwicklung eines eigenen Analysemodells 105
   6.2 Interaktionsverhältnis Fürsorge 108
      6.2.1 Kommunikationseinheiten Fürsorge-Verhältnis 108
      6.2.2 Kommunikationsstile Fürsorge-Verhältnis 111
      6.2.3 Aktivität und Partizipation im Fürsorge-Verhältnis 112
   6.3 Interaktionsverhältnis Förderung 112
      6.3.1 Kommunikationseinheiten Förder-Verhältnis 112
      6.3.2 Kommunikationsstile Förder-Verhältnis 124
      6.3.3 Aktivität und Partizipation im Förder-Verhältnis 124
   6.4 Interaktionsverhältnis Nachlässigkeit 125
      6.4.1 Kommunikationseinheiten Nachlässigkeits-Verhältnis 125
      6.4.2 Kommunikationsstile Nachlässigkeits-Verhältnis 131
      6.4.3 Aktivität und Partizipation im Nachlässigkeits-Verhältnis ... 132
   6.5 Interaktionsverhältnis Selbständigkeit 132
      6.5.1 Kommunikationseinheiten Selbständigkeits-Verhältnis 132
      6.5.2 Kommunikationsstile Selbständigkeits-Verhältnis 134
      6.5.3 Aktivität und Partizipation im Selbständigkeits-Verhältnis .. 135
   6.6 Interaktionsverhältnis Kooperation 135
      6.6.1 Kommunikationseinheiten Kooperations-Verhältnis 135
      6.6.2 Kommunikationsstile Kooperations-Verhältnis 151
      6.6.3 Aktivität und Partizipation im Kooperations-Verhältnis 152

7 Diskussion der Ergebnisse 153

8 Folgerungen und Ausblick 161
   8.1 Kompetenzen: Care Ethik, Assistenz und Empowerment 161
      8.1.1 Care Ethik 161

8.1.2 Assistenz 162
8.1.3 Empowerment 163
8.2 Kommunikation: Unterstützte Kommunikation und
Peer-Kommunikation 164
8.3 Kontext: Organisationsentwicklung und gesellschaftliche
Veränderungen 166
8.4 Fazit: (Fort- und Weiter-)Bildung für alle 166

9 Literatur 171

A GAT 2-Transkriptionskonventionen 187

B Übersicht Kategorien 189
B.1 Übersicht Interaktionsverhältnis Fürsorge 189
B.2 Übersicht Interaktionsverhältnis Förderung 189
B.3 Übersicht Interaktionsverhältnis Nachlässigkeit 190
B.4 Übersicht Interaktionsverhältnis Selbständigkeit 190
B.5 Übersicht Interaktionsverhältnis Kooperation 191

C Einverständniserklärungen 193

Abbildungsverzeichnis

1 Behinderung nach ICF (Deutsches Institut für Medizinische Dokumentation und Information, (DIMDI), 2005) 28
2 Definitionen der WHO 1980 und 1999 (in Anlehnung an Feuser (2011c)) 49
3 Projektplan 89
4 Übersicht Teilnehmende 94
5 Kamerabrille 94
6 Beispiel Gesprächsinventar 98
7 Analysemodell mit vier Ebenen 105
8 Zusammenfassung der fünf Interaktionsverhätltnisse 154
9 Idee eines inklusiven Bildungsangebotes 168
10 Kommunikationseinheiten Fürsorge-Verhältnis 189
11 Kommunikationseinheiten Förderungs-Verhältnis 189
12 Kommunikationseinheiten Nachlässigkeits-Verhältnis 190
13 Kommunikationseinheiten Selbständigkeits-Verhältnis 190
14 Kommunikationseinheiten Kooperations-Verhältnis 191
15 Einverständniserklärung Betreuungspersonen 193
16 Einverständniserklärung Bewohnende und gesetzliche Vertretung 194

1 Einleitung

Der langjährige Assistent der Gruppe Mitsprache - eine Selbstvertretungsgruppe von Menschen mit Behinderung in der Schweiz - sagt:

> „Im Umgang mit Menschen mit anderen Begabungen handeln wir zu oft unreflektiert, wir entmündigen und bevormunden sie. Wir müssen lernen, wie wir ihnen Teilhabe und Mitsprache ermöglichen können." (Krauss, 2014)

Diese Aussage von Bernhard Krauss führt uns in die Mitte der Thematik der vorliegenden Studie. Die wichtigen Fragen lauten nämlich:

Wie kann im Alltag Aktivität und Partizipation von Menschen mit intellektueller Beeinträchtigung ermöglicht werden? Welche Kommunikationsformen der Betreuungs- und Begleitpersonen sind förderlich, welche hinderlich für die Aktive Partizipation ihrer Klientinnen und Klienten? Aber auch welche Interaktionsverhältnisse zeigen sich im Wohnheimalltag? „Dabei sein – Mitmachen – und Mitgestalten im Wohnheimalltag" ist das Thema.

Diese Arbeit kann möglicherweise einen bescheidenen Beitrag dazu leisten, dass im komplexen Betreuungs- und Begleitungsalltag im Wohnheim mehr Bewusstheit und Achtsamkeit möglich ist.

Wissen kann das Verhalten im Berufsalltag positiv beeinflussen. Der Alltag – wie übrigens jeder Alltag – als professioneller Betreuer oder professionelle Betreuerin im Wohnheim ist komplex. Es ist anspruchsvoll, die Übersicht und die Distanz zu behalten und sich selber im eigenen zielgerichteten Verhalten mit zu beobachten. Aus den Erkenntnissen dieser Arbeit kann vielleicht ein kleiner Beitrag zur Optimierung bzw. Verbesserung der professionellen Betreuungsarbeit im Behindertenbereich geleistet werden. Wissen und daraus entstehende Bewusstheit verändert die Handlungskompetenz.

Gemäss Flick (2014) ist ein Ziel qualitativer Sozialforschung, sich mit sozialen Problemen vulnerabler Gruppen auseinanderzusetzen und zu eruieren, wie Institutionen diese sozialen Probleme bearbeiten. Dabei ist wichtig, dass der Problembegriff in einem wissenschaftlichen Sinn verstanden wird. Ein Problem ist nicht etwas negatives, sondern, eine anspruchsvolle Konstellation, die sich stellt und wofür Lösungen im Alltag gesucht werden (müssen). In diesem Sinne wird es interessant sein, zu erfahren wie die Institutionen der Behindertenhilfe bzw. die Personen, die dort angestellt sind, und die Klientinnen und Klienten mit der Herausforderung „Kommunikation trotz intellektueller Beeinträchtigung der Klientinnen und Klienten" umgehen und welche Konsequenzen daraus folgen.

Für Menschen mit intellektueller Beeinträchtigung ist Aktive Partizipation im Alltag nur eingeschränkt möglich, auch im Wohnheim für Menschen mit Behinderung. Es gibt aber Möglichkeiten, um Aktive Partizipation im Alltag immer wieder möglich zu machen. Es stellt sich die Frage, wie Aktive Partizipation mit intellektueller Einschränkung ermöglicht bzw. behindert wird.

Der „soziale Ort", an dem dieser Prozess stattfindet, ist die alltägliche Interaktion. Das heisst für Menschen mit intellektueller Beeinträchtigung, die im Wohnheim leben, beispielsweise: Sie werden nach ihren Bedürfnissen und Wünschen gefragt (oder nicht), sie können ihre Präferenzen ausdrücken und werden verstanden (oder nicht) beziehungsweise sie können über wichtige Aspekte ihres eigenen Lebens mitentscheiden (oder nicht).

Verschiedene Studien zeigen ernüchternde Ergebnisse betreff der Aktiven Partizipation von Menschen mit intellektueller Beeinträchtigung im Wohnheim. Ein paar Aussagen dazu (Seifert, 2010):

- 80% der Bewohnerinnen und Bewohner sagen, dass ihre Meinung nur selten oder nie ernst genommen wird.
- In Interviews äussern sie sich, dass sie nicht mitentscheiden können bei Entscheidungen, die ihr Leben treffen.
- Die zwei wichtigsten Negativpunkte im Wohnheim sind: Das Zusammenleben in einer Gruppe mit zu vielen Leuten und das Verhalten der Betreuungspersonen.
- Die Betreuungspersonen sind im Alltag vor allem auf die Förderung und Pflege der Bewohnerinnen und Bewohner fokussiert. Dies erschwert deren Möglichkeit zur Selbstbestimmung und Partizipation.

Diese Forschungsergebnisse geben einen Hinweis, wo und wie Forschung ansetzen muss, um zu relevanten Ergebnissen zu kommen. Forschung sollte den Alltag beobachten, um Wissen bzgl. der oben genannten Aussagen eins, zwei und vier zu erarbeiten. Zudem sollte, um die dritte Aussage zu beachten, die Rolle der Betreuungsperson besonders angeschaut werden. Es ist sehr wichtig für Menschen mit intellektueller Beeinträchtigung im Alltag Einfluss zu haben und aktiv am Alltagsgeschehen teilzunehmen. Partizipation ist sowohl für die Lebenszufriedenheit als auch das Gefühl selbstbestimmt zu leben entscheidend (Arvidsson u. a., 2014). Die Art und Weise, wie die Interaktion von Menschen mit intellektueller Beeinträchtigung und ihren Betreuungs- und Begleitpersonen sich gestaltet, hat für die Klientinnen und Klienten erheblichen Einfluss in Bezug auf die Möglichkeit zu partizipieren und aktiv zu sein.

Das Ziel der vorliegenden Studie ist, über eine ausführliche Darstellung und Beurteilung der Entwicklung des Selbstbestimmungsbegriffs, die Brücke hin zu einem neuen Konzept, der Aktiven Partizipation, zu schlagen. Der Partizipationsbegriff wird zunächst theoretisch beschrieben und hergeleitet, dann aber empirisch auf dessen Brauchbarkeit überprüft. Es soll herausgefunden werden, was für Arten bzw. Qualitäten von Partizipation es im Alltag von Menschen mit intellektueller Beeinträchtigung gibt und wie diese Qualitäten von den Kommunikations- und Handlungsweisen der Fachpersonen beeinflusst werden. So kann der Wechsel von Partizipation, als theoretisches und abstraktes Prinzip zu Partizipation, als erfasste interaktionale Realität, vollzogen werden und untersucht werden, ob und wie Menschen mit intellektueller Beeinträchtigung in alltäglichen Kommunikationsprozessen aktiv partizipieren können. Oder anders gesagt, wie ist es möglich (für Menschen mit einer intellektuellen Beeinträchtigung) in alltäglichen Kommunikationssituationen dabei zu sein, mitzumachen und diese mitzugestalten?

Die vorliegende Arbeit ist wie folgt gegliedert: Das *Kapitel 1* dient der Darstellung der Fragestellung (1.1), der Zielsetzung (1.2) und dem groben Vorgehen (1.3).

Kapitel 2 widmet sich der Definition verschiedener grundlegender Begriffe. Zunächst wird der Behinderungsbegriff (2.1) aus unterschiedlichen Perspektiven umrissen. Unter 2.1.1 wird Behinderung aus sozialwissenschaftlicher Sicht betrachtet. Im Kapitel 2.1.2 wird der Begriff intellektuelle Beeinträchtigung beschrieben und mit der geistigen Behinderung verglichen.

Unter 2.2 beginnt die Auseinandersetzung mit dem Selbstbestimmungsbegriff. Es werden unterschiedliche Aspekte und Definitionen angeschaut. Selbstbestimmung als individuelles Lebensgefühl in Stufen (2.2.1), als Selbstorganisation und Selbstgestaltung (2.2.2), Selbstbestimmung des Subjekts (2.2.3), Rahmenbedingungen von Selbstbestimmung (2.2.4), Selbstbestimmung in der Beziehung (2.2.5), und Selbstbestimmtes Verhalten (2.2.6). Abschliessend wird im Kapitel 2.2.7 die Entwicklung des Selbstbestimmungsbegriff kritisch begutachtet und ein Fazit zum Selbstbestimmungsbegriff gezogen.

Aus dem Fazit zum Selbstbestimmungsbegriff folgt als Konsequenz die Beschäftigung mit den Begriffen Partizipation (2.3). Unter 2.4 wird aus der Kritik am Selbstbestimmungsbegriff, dem Verständnis von Partizipation sowie dem zugrundeliegenden Behinderungsverständnis das Konzept der Aktiven Partizipation entwickelt und begründet. Im weiteren werden die Erkenntnisse aus der Beschäftigung mit unterschiedlichen Begrifflichkeiten aus der Heil- und Sonderpädagogik zu einer Synthese zusammengefasst. Aktive Partizipation wird als eine neue Zielkategorie professioneller Betreuung vorgeschlagen. Das Kapitel 2.6 ist der wissenschaftlichen Definition von Wohnen in Einrichtungen zugedacht.

Im *Kapitel 3* wird die theoretische Perspektive entwickelt. Es werden wichtige Begriffe aus einem systemtheoretischen Verständnis von Gesellschaft heraus beschrieben. Unter 3.1 werden die Grundlagen der Systemtheorie dargestellt. Im Kapitel 3.2 wird der Interaktionsbegriff umrissen. Unter 3.3 wird Kommunikation definiert um danach im Kapitel 3.4 den Sinnbegriff aus systemtheoretischer Sicht zu betrachten. Die Systemtheorie bietet eine adäquate Theorie, um die dieser wissenschaftlichen Studie zugrundeliegende Fragestellung zu bearbeiten. Dies wird im Kapitel 3.5 dargestellt.

Das *Kapitel 4* ist dem aktuellen Forschungsstand der empirischen Forschung gewidmet. Es werden Studien präsentiert zu unterschiedlichen Themen im Bereich Selbstbestimmung und Partizipation: Selbstbestimmung von Menschen mit Down-Syndrom (4.1), Befragungen zur Lebensqualität (4.2), Professionalität in Wohneinrichtungen für Menschen mit intellektueller Beeinträchtigung (4.3), Quantitative, standardisierte Messung von Selbstbestimmung (4.4), Selbstbestimmtes Verhalten (4.5), Kommunikation und Interaktion in Institutionen für Menschen mit intellektueller Beeinträchtigung (4.6), Untersuchungen zu Partizipation und Teilhabe (4.7). Die Auseinandersetzung mit den verschiedenen Studien führt zum Fazit des aktuellen Forschungsstandes im Kapitel 4.8.

Im *Kapitel 5* werden methodische Aspekte dieser Arbeit dargestellt. Zunächst werden wichtige ethische Überlegungen angestellt (5.1). Dann wird beschrieben, wie die Suche, Auswahl und Information der Teilnehmenden an dieser Studie geschah (5.2). Danach werden im Kapitel 5.3 die Beschreibungen bzw. eine Selbstbeschreibung der teilnehmenden Menschen mit intellektueller Beeinträchtigung gezeigt. Das Kapitel 5.4 beschreibt die Erhebungsmethode – die Kamerabrillenmethode. Das Kapitel 5.5 beschäftigt sich mit der Analysemethode und behandelt Aspekte wie die Erarbeitung eines Gesprächsinventar (5.5.1) und die Transkription (5.5.2). Schliesslich wird über ethnomethodologische Grundlagen von Garfinkel und Schütz (5.5.3) zur Konversationsanalyse (5.5.4) hingeführt. Im Kapitel 5.5.5 wird das konkrete methodische Vorgehen aufgezeigt.

Kapitel 6 ist den Resultaten gewidmet. Zunächst wird das selber entwickelte Analysemodell (6.1) erklärt. Danach werden die fünf herausgearbeiteten Interaktionsverhältnisse, anhand der Kommunikationseinheiten, der Kommunikationsstile und der Konsequenzen für Aktivität und Partizipation der Klientinnen und Klienten, dargestellt und mit Beispielen illustriert: Fürsorgeverhältnis (6.2), Förderverhältnis (6.3), Nachlässigkeitsverhältnis (6.4), Selbständigkeitsverhältnis (6.5) und Kooperationsverhältnis (6.6).

Im *Kapitel 7* werden die Ergebnisse zusammengefasst, diskutiert und deren Grenzen aufgezeigt. Daraus werden Forschungsdesiderate für zukünftige Studien abgeleitet. *Kapitel 8* ist den Konsequenzen aus den Resultaten zugedacht. Es wird die Idee für ein inklusives Bildungsangebot für alle entworfen, das auf drei Ebenen ansetzt: Kompetenzen (8.1), Kommunikation (8.2) und Kontext (8.3). Dieses Bildungskonzept wird im Kapitel 8.4 zusammengefasst. Selbstbestimmung, Aktivität und Partizipation sind drei zentrale Begriffe im Bereich von Forschung und Praxis von und mit Menschen mit Behinderungen. Insbesondere im Zusammenhang mit Wohnen werden diese Begriffe sehr häufig angewendet. Hinsichtlich der Klassifikation von Behinderung im Rahmen der „Internationalen Klassifikation der Funktionsfähigkeit, Behinderung und Gesundheit" (ICF) durch die Weltgesundheitsorganisation (WHO) und der Etablierung der Behindertenrechtskonvention (BRK), ebenfalls durch die WHO, haben die Begriffe Partizipation und Aktivität einen regelrechten Hype erlebt.

Ziel der Fachpersonen im Wohnheim ist ihren Klientinnen und Klienten grösstmögliche Selbstbestimmung und Partizipation zu gewähren und ihnen zu ermöglichen, so aktiv wie möglich zu sein. Die Klientinnen und Klienten sind oftmals in ihrem Alltag auf Unterstützung angewiesen und werden betreut. Zudem wohnen sie meistens auf einer Wohngruppe oder in grossen Institutionen zusammen mit anderen betreuten Klientinnen und Klienten. Diese Faktoren beeinflussen die Zufriedenheit und Lebensqualität der betreuten Personen erheblich.

Es gibt viele Definitionen von Selbstbestimmung. Ihnen ist oft gemeinsam, dass Selbstbestimmung als individualistisches Konzept verstanden wird. Beispielsweise beschreibt Haeberlin (1996) Selbstbestimmung als individuell erfassbares Lebensgefühl bzw. als Kompetenz. Das kann dahingehend kritisiert werden, dass dies nicht ausreicht, denn gerade in den komplexen Bezügen des Alltags im Wohnheim, reicht es nicht, den Grad der Mitbestimmung allein an der Kompetenz des Individuums festzumachen; vielmehr ist der Kontext miteinzubeziehen, um herauszufinden, wie jemand selbstbestimmen kann oder nicht. Genau darauf weist Osbahr (2000, p. 135) hin, wenn er schreibt: „Selbstbestimmung heisst also nicht egoistische Interessendurchsetzung, sondern bedeutet: ein Stück selbstorganisierte und selbstgestaltete Lebensweise in sozialem Bezug zu verwirklichen."

Partizipation ist ein zentraler politischer Begriff, der die Teilhabe von Menschen in unterschiedlichen Lebensbereichen meint. Menschen mit intellektueller Beeinträchtigung sind besonders von Exklusion in unterschiedlichen Lebensbereichen (Arbeit, Bildung, Freizeit, usw.) bedroht und betroffen. Gerade im Alltag ist es wichtig dabei zu sein, angesprochen und angehört zu werden. Für Erwachsene mit intellektueller Beeinträchtigung, die im Wohnheim leben und auf Hilfe angewiesen sind, ist die Interaktion mit den Betreuungspersonen zentral. Die Personen mit intellektueller Beeinträchtigung müssen ihre Bedürfnisse ausdrücken können, sie müssen ihre Präferenzen bei Entscheidungen kommunizieren können und sie müssen so viel wie möglich auch selber machen können. Ziel des Forschungsprojektes ist es, die Partizipation in den alltäglichen Interaktionen zwischen Menschen mit einer intellektuellen Beeinträchtigung und ihren Betreuungspersonen zu untersuchen und ein heuristisches Modell zu entwickeln, um realisierte und verhinderte Partizipation im Alltag zu beschreiben.

In der Arbeit mit und für Erwachsene mit intellektueller Beeinträchtigung entstanden über viele Jahrzehnte verschiedene Konzepte, die handlungsleitend sind für die professionellen Betreuungspersonen im Wohnheim. Die Konzepte sind Ausdruck von unterschiedlichen Zielen und Haltungen in der heil- und sonderpädagogischen Praxis. Aktuell ist der Diskurs geprägt von der Fokussierung auf Partizipation, auf Aktivität und auf Selbstbestimmung. Diese Studie beschreibt diese drei Konzepte und setzt sie zueinander in Beziehung. Sie sind wichtige Einflussfaktoren für die Lebensqualität und das persönliche Wohlbefinden von erwachsenen Menschen mit intellektueller Beeinträchtigung (Arvidsson u. a., 2014).

Es ist hinlänglich bekannt, dass für Menschen Beziehungen zu den Mitmenschen - wie für alle Menschen - sehr wichtig sind. Der Mensch wird als soziales Wesen geboren und ist ohne seine Mitmenschen von Geburt an nicht lebensfähig ohne Unterstützung. Aber auch in seiner weiteren Entwicklung kommt der Beziehung zu Mitmenschen eine wichtige Bedeutung zu: „Der Mensch entfaltet sich in seinem Menschsein durch Begegnung, die Interaktion mit anderen Menschen" (Fornefeld, 2001). Oder wie es Buber (2006) in seinem dialogischen Prinzip ausdrückt: „Der Mensch wird am Du zum Ich". Dieses dialogische Prinzip ist ein Grundbaustein dieser Arbeit. Es wird getragen von der Vorstellung, dass Entwicklung und Lernen von Menschen immer auch von Personen im Umfeld abhängt. Denn wenn man das dialogische Prinzip weiterdenkt, kommt man zur Einsicht, dass „der Mensch zu dem Ich wird, dessen Du wir ihm sind!" (Feuser, 1999).

> „Wenn sich das soziale Umfeld für die individuellen Äusserungen öffnet und sie zum Orientierungspunkt für die unterstützende Begleitung im Alltag macht, werden sie zu einem Potenzial, das als Mittel zur Veränderung ihrer Lebenssituation und damit zur Sicherung ihrer individuellen Lebensqualität wirksam werden kann" (Seifert, 2006).

Studien (Seifert, 2010; Drechsler, 2004) zeigen, dass Menschen, die in einer Wohninstitution mit Betreuung leben, oftmals kein grosses Beziehungsnetz haben; intensive Beziehungen werden in vielen Fällen vor allem zu den professionellen Betreuungspersonen unterhalten. Wie auch Kamstra u. a. (2014) für Menschen mit schwerer intellektueller Beeinträchtigung in den Niederlanden zeigen konnte, haben diese nur ein kleines oder kein soziales Netz informeller Kontakte (wie Freunde und Bekannte). In den Wohnheimen der Behindertenhilfe in der Schweiz ist dies wohl vergleichbar. Viele Menschen z. B. mit schweren körperlichen oder kognitiven Beeinträchtigungen sind von Personen im Umfeld abhängig und können ohne deren Unterstützung kein Leben führen. Dies sind sehr oft die nächsten Verwandten (wie Eltern, Geschwister) und die professionellen Betreuungspersonen. Daher kommt der Interaktion zwischen professionellen Betreuungspersonen und Klientinnen und Klienten eine besondere Bedeutung zu. Die Beziehungen zu den wenigen Personen in ihrem Umfeld spielen eine wichtige Rolle. Gleichzeitig gehört auch Abhängigkeit zu ihrer alltäglichen Lebenswirklichkeit (Bradshaw und Goldbart, 2013).

Der soziale Ort, wo sich Verständigung und Verstehen - also Kommunikation - vollziehen, ist in den alltäglichen Beziehungen. Diese werden in der Interaktion im Alltag gestaltet und entwickelt. Dort und nur dort lassen sich diese auch beobachten und analysieren (Kieserling, 1999), wie dies auch bei Fornefeld (2001) mit dem Begriff „Begegnung" ausgedrückt ist. Im Alltag werden Beziehungen unter anderem in einer Begegnung aktualisiert und gestaltet.

Es stellt sich die Frage, welches die Dimensionen guter Betreuung und welches die Kriterien für gute Lebensqualität sind. Dazu gibt es eine breitgefächerte Diskussion und vielfältige Studien (Beck, 2000; Beck, 2006; Berns, 2002; Felce und Perry, 1995; Schalock und Verdugo, 2002; Seifert, Fornefeld und Koenig, 2001; Sonnenberg, 2007). Diese Studien bestätigen einhellig, dass Selbstbestimmung und Partizipation wichtige Elemente der subjektivempfundenen Lebensqualität von Menschen mit einer intellektuellen Beeinträchtigung sind. In der vorliegenden wissenschaftlichen Arbeit werden die sozialen Faktoren von Behinderung besonders ins Blickfeld genommen und Behinderung als soziales Phänomen begriffen. Dies hängt auch mit der Forschungsanlage zusammen.

Mit Hilfe von Kamerabrillen wird untersucht, inwieweit die Art der Interaktionen des Alltages im Wohnheim die Aktive Partizipation von Menschen mit intellektueller Beeinträchtigung fördert bzw. hindert. Dazu wird der Fokus auf die Interaktion zwischen Fachpersonen und den Menschen mit intellektueller Beeinträchtigung gerichtet. Damit aber Selbstbestimmung für diese Art der Betrachtung zugänglich gemacht werden kann, braucht es einen Perspektivenwechsel von der Selbstbestimmung als individuelles, subjektives Konzept hin zur Aktiven Partizipation der Bewohnerinnen und Bewohner in der alltäglichen Interaktion. Dieser Wandel der Begriffe und Bedeutungen wird dargestellt und begründet.

1.1 Forschungsleitende Fragestellung der Arbeit

Die Untersuchung wurde entlang folgender Fragestellungen durchgeführt: Welche Interaktionsphänomene als Interaktionsverhältnisse lassen sich zwischen Menschen mit einer intellektuellen Beeinträchtigung und deren Betreuungspersonen beobachten, und welche Folgen haben diese für eine Aktive Partizipation im Alltag der Klientinnen und Klienten?

1. *Welche Interaktionsverhältnisse lassen sich zwischen betreuenden und betreuten Personen in Wohninstitutionen identifizieren?*
2. *Welche Möglichkeiten für Aktive Partizipation lassen sich in der Interaktion zwischen Menschen mit intellektueller Beeinträchtigung und deren Betreuungspersonen erkennen?*
3. *Wie beeinflussen vorgefundene Interaktionsverhältnisse die Aktive Partizipation der Menschen mit intellektueller Beeinträchtigung?*
4. *Welche Interaktionsverhältnisse ermöglichen Aktive Partizipation?*
5. *Welche Interaktionsverhältnisse verhindern Aktive Partizipation?*

Es wird beabsichtigt, einen Zusammenhang zwischen der Theorie und der Praxis herzustellen. Daher wird die Forschung direkt im Alltag gemacht und soll damit auch für die professionellen Betreuungspersonen und schliesslich auch für Menschen mit einer intellektuellen Beeinträchtigung selber einen Nutzen haben. Voraussetzung dafür ist, dass in dieser Arbeit mit Begriffen gearbeitet wird, die verständlich und im Arbeitsfeld bekannt sind. Demzufolge wird eine Begriffsdefinition angestrebt, die einen Zusammenhang zwischen einer alltäglichen (Arbeits-)Situation in der Praxis und dem theoretischen Wissen herzustellen erlaubt. Daher wird ein in der Praxis brauchbarer Begriff die unten genannten Kriterien erfüllen. Ausgangspunkt für die Studie bildete das Selbstbestimmungskonzept, das in der Praxis bekannt ist. Der Selbstbestimmungsbegriff wird jedoch für ide Erforschung des Alltages mittels Beobachtung durch den der Aktiven Partizipation ersetzt. Dieser Begriff hat folgende Vorteile:

Systemisch/interaktional Partizipation ist ein interaktionales Phänomen, das im Kontext betrachtet wird. Es geht darum, die „Verhältnisse zwischen den Verhaltensweisen in den Blick zu nehmen" (Feuser, 2011a, p. 207). Wie andere Studien (Seifert, Fornefeld und Koenig, 2001; Drechsler, 2004) zeigen, kommt der Betreuungsperson für Menschen mit Behinderung im Wohnheim eine wichtige Rolle zu. Und Feuser (2011a) misst gerade den „Beziehungs- und Kooperationsverhältnissen zwischen Personen" eine grosse Bedeutung zu.

Qualitativ Der Partizipationsbegriff wird mit dem der Aktivität verknüpft. Dies ermöglicht es, ihn in seiner Qualität zu beschreiben. Die Verknüpfung erlaubt es, sich mit der Frage zu beschäftigen: Kann jemand partizipieren und wenn ja, wie (aktiv) kann jemand partizipieren?

Beobachtbar Aktive Partizipation ist als interaktionales Phänomen beobachtbar. Die Erhebung fokussiert auf die beobachtbaren Kommunikationseinheiten, welche eine Aktive Partizipation ermöglichen oder verhindern.

Wissenschaftlich Der Begriff Aktive Partizipation wird wissenschaftlich hergeleitet und definiert, das heisst auch, dass er klar von anderen Konzepten und Begriffen (wie z. B. Selbstbestimmung, Integration, Inklusion) abgrenzbar ist.

Verständlich und umsetzbar Der Begriff Aktive Partizipation soll durch seine Klarheit und seine Eindeutigkeit für die Professionellen in der Praxis verständlich und auch für die tägliche Arbeit anwendbar sein.

1.2 Zielsetzungen

Diese Arbeit verfolgt vier Ziele:

Beschreibung der „besonderen" Interaktion Ein Ziel ist, die Alltagsinteraktion im Wohnheim feingliedrig zu beschreiben und spezifische Muster auszuarbeiten. In Anlehnung an Garfinkel (2002) und Heritage (1997) wird davon ausgegangen, dass Interaktion eine Organisationsleistung der beteiligten Personen erfordert und bestimmte Institutionen bzw. Organisationen auch je eigene Formen von Interaktionsmustern zeigen. Es wird angestrebt, die speziellen Interaktionsmuster im Wohnheim – mit den besonderen Rollen „Klient/Klientin" und „Betreuungsperson" – herauszuarbeiten. Ein Interaktionsmuster wird als zeitlicher Prozess verstanden, der aus drei Teilen besteht: die Ursachen, das eigentliche Phänomen und die daraus folgenden Konsequenzen.

Möglichkeiten und Hindernisse für Aktive Partizipation Mikroanalytisch werden in den Interaktionssequenzen Situationen analysiert und beschrieben sowie dahingehend bewertet, ob sie Aktive Partizipation tendenziell ermöglichen oder verhindern.

Alltagsnähe Weiter soll durch detaillierte Einzelfallstudien ein Ausschnitt des Lebensalltages von Menschen mit einer intellektuellen Beeinträchtigung und ihren professionellen Betreuungspersonen gezeigt werden.

Ersetzung des Selbstbestimmungsbegriffs Nicht zuletzt soll der Selbstbestimmungsbegriff kritisch gewürdigt und für die Forschung durch den der Aktiven Partizipation ersetzt werden. Dieser Begriff wird neu in die akademische Diskussion eingeführt, differenziert und begründet. Eventuell kann er aber auch für die Praxis nutzbar gemacht werden.

2 Begriffsdefinitionen

2.1 Behinderung

Der Behinderungsbegriff ist im allgemeinen Sprachgebrauch sehr verbreitet und wissenschaftlich seit einigen Jahrzehnten etabliert. Je nach wissenschaftlicher Disziplin werden jedoch unterschiedliche Termini und Definitionen verwendet. Dies liegt gemäss Dederich (2009, p. 15) daran, dass es sich beim Behinderungsbegriff um einen medizinischen, psychologischen, pädagogischen, soziologischen sowie bildungs- und sozialpolitischen Terminus handelt, der in den jeweiligen Disziplinen unterschiedlich verwendet wird und auf der Grundlage heterogener, theoretischer und methodischer Voraussetzungen entstanden ist. Der gemeinsame Nenner der Vielzahl an Bedeutungen zeichnet sich dadurch aus, „dass etwas nicht geht, von dem man erwartet, dass es geht." (Weisser, 2005, p. 10).

Im Bundesgesetz der Schweizerischen Eidgenossenschaft über die Beseitigung von Benachteiligungen von Menschen mit Behinderungen (BehiG) wird ein Mensch mit Behinderungen folgendermassen definiert:

> „[...] eine Person, der es eine voraussichtlich dauernde körperliche, geistige oder psychische Beeinträchtigung erschwert oder verunmöglicht, alltägliche Verrichtungen vorzunehmen, soziale Kontakte zu pflegen, sich fortzubewegen, sich aus- und fortzubilden oder eine Erwerbstätigkeit auszuüben." (Schweizerische Eidgenossenschaft, 2002)

In dieser Definition wird stark auf das Individuum und seine Problematik fokussiert. International hat sich bei der Definition von Behinderung in den letzten zwei Jahrzehnten einiges getan. Die ICIDH (International Classification of Impairments, Disabilities and Handicaps) von 1980 (World Health Organization, 1980) wurde weiterentwickelt zur „International Classification of Functioning, Disability and Health" (abgekürzt ICF) und auch ins Deutsche übersetzt (Deutsches Institut für Medizinische Dokumentation und Information, (DIMDI), 2005) (siehe Abbildung 1).

Behinderung wird in der ICF definiert als „Ergebnis der Interaktion zwischen Menschen mit Beeinträchtigungen und den Einstellungs- und physischen Barrieren von Umwelt und Gesellschaft" (Hirschberg, 2012, p. 20). Nordenfelt (2003, p. 1076) sieht, dass die ICF einen wichtigen Perspektivenwechsel – von der Behinderung als Eigenschaft einer Person zu Behinderung als Relation zwischen einem Subjekt und seiner Umwelt – vollzogen hat. Durch ein solches Verständnis von Behinderung erhalten die Umweltfaktoren und der Kontext eine grosse Bedeutung. Mohr (2011) stellt fest, dass Behinderung der Funktionsfähigkeit

Abbildung 1: Behinderung nach ICF (Deutsches Institut für Medizinische Dokumentation und Information, (DIMDI), 2005)

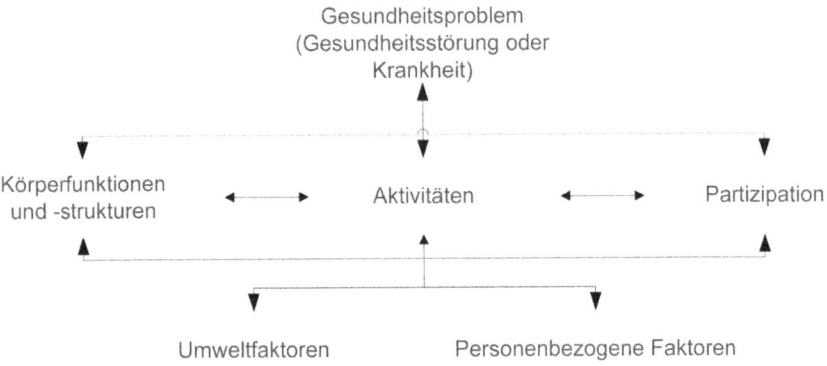

gegenübergestellt wird. Funktionsfähigkeit beinhaltet die Dimensionen: Integrität von Körperfunktionen und -strukturen, Aktivität und Partizipation. Demgegenüber stellt Behinderung die Einschränkung dieser Dimensionen dar, nämlich: Schädigung von Körperfunktionen und -strukturen, Aktivitätsbeschränkung und Einschränkung der Partizipation. Die ICF macht es möglich, sowohl individuumorientierte als auch umfeldorientierte Dimensionen einer Behinderung zu erfassen. Zudem nimmt sie sowohl negativ störende als auch positiv förderliche Faktoren einer Person und deren Umfeld in den Fokus der Betrachtung. Behinderung ist durch die Arbeiten im Rahmen der ICF zu einem mehrdimensionalen Phänomen geworden, das durch die Interaktionen verschiedener Einflussfaktoren entsteht. Dadurch können auch Ressourcen und Möglichkeiten zur Entfaltung und Weiterentwicklung entdeckt werden.

2.1.1 Behinderung aus sozialwissenschaftlicher Sicht

Gemäss Cloerkes (2007, p. 8) wird ein Mensch dann als behindert bezeichnet, „wenn erstens eine unerwünschte Abweichung von wie auch immer definierten Erwartungen vorliegt und wenn zweitens deshalb die soziale Reaktion auf ihn negativ ist". Es wird in dieser Definition klar, was aus sozialwissenschaftlicher Perspektive elementar ist, für den Behinderungsbegriff. Behinderung ist nicht absolut zu sehen, sondern ist stets ein in Bezug auf verschiedene Zusammenhänge relatives Phänomen. Es lassen sich vier sozialwissenschaftliche Paradigmata (Cloerkes, 2007, p. 15) unterscheiden:

- Personenorientiertes, medizinisches Paradigma: Behinderung ist ein medizinisch fassbarer Sachverhalt.

- Interaktionistisches Paradigma: Behinderung ist eine Zuschreibung von sozialen Erwartungshaltungen.
- Systemtheoretisches Paradigma: Behinderung entsteht durch die erzwungene Ausdifferenzierung nach Leistung durch das Bildungs- und Ausbildungssystem im Gesellschaftssystem.
- Gesellschaftstheoretisches Paradigma: Behinderung ist eine Folge der Produktions- und Klassenverhältnisse in einer Gesellschaft.

Auch Jantzen (2007, p. 18) sieht Behinderung als soziales Phänomen:

„Behinderung kann nicht als naturwüchsig entstandenes Phänomen betrachtet werden. Sie wird sichtbar und damit als Behinderung erst existent, wenn Merkmale und Merkmalskomplexe eines Individuums aufgrund sozialer Interaktion und Kommunikation in Bezug gesetzt werden zu jeweiligen gesellschaftlichen Minimalvorstellungen über individuelle und soziale Fähigkeiten. Indem festgestellt wird, dass ein Individuum aufgrund seiner Merkmalsausprägung diesen Vorstellungen nicht entspricht, wird Behinderung offensichtlich, sie existiert als sozialer Gegenstand erst von diesem Augenblick an."

Eine ausschliesslich sozialwissenschaftliche Differenzierung ist aus Sicht des Autors noch zu weit gefasst und die exakten Prozesse, wie es zu Behinderung kommt bzw. was eine Behinderung ist, werden in dieser Arbeit noch präziser erarbeitet. Ansätze und Theorien, die einen Blick aus systemtheoretischer Perspektive[1] auf Behinderung werfen, erhalten in dieser Studie eine besondere Relevanz, denn wenn Interaktionsprozesse untersucht werden sollen, sind soziale und interaktionale Aspekte von Behinderung relevant.

Lindmeier (1993) begreift Gesellschaft in Anlehnung an Luhmann als Gesellschaftssystem, in dem den Akteuren verschiedene Rollen zugedacht werden. Ein Einzelner kann nur in Form einer spezifischen Rolle (Berufsrolle, Familienrolle, Verkehrsteilnehmer, Schüler/Schülerin, Lehrer/Lehrerin, usw.) am gesellschaftlichen System teilnehmen und nie als „ganzer Mensch". Dies ermöglicht es, anonyme Verhaltenserwartungen an Rollenträger zu richten. „Rollen können [...] von der individuellen Person unterschieden, als eigene, schon abstraktere Gesichtspunkte der Identifikation von Erwartungszusammenhängen dienen" (Luhmann, 1987, p. 403). Rollen führen sowohl zu Erwartungssicherheit, die

---

1 Die systemtheoretische Perspektive und die dazugehörende Begrifflichkeit wird im Kapitel 3 ausführlich behandelt.

keine Personenkenntnisse voraussetzen, aber auch zu besonderen Konfliktlagen, (Luhmann, 1987) nach Lindmeier (1993, p. 42) sind Behinderte

> „als Personen aufzufassen, die durch ihr Versagen bezüglich bestimmter ‚Rollenerwartungen' Dysfunktionalität in sozialen Systemen bewirken und deshalb die ‚Rolle' von (Sozial-)Hilfeempfängern oder sonstigen Förderungsbedürftigen zugewiesen bekommen. Als Substrat der ‚Behindertenrolle' und gleichzeitig als Ursache der spezifischen Dysfunktion ‚Behinderung' gilt der schwere und dauerhafte Krankheitszustand (Defekt) bzw. eine nicht behebbare ‚Funktionseinschränkung' physischer, psychischer oder geistiger Art aufgrund eines organischen Schadens."

Lindmeier und Lindmeier (2012) beziehen sich in ihrer Arbeit auf die Definitionen der ICF und schreiben zwei Aspekten des Behinderungsbegriffs besondere Wichtigkeit zu: Behinderung ist etwas Relatives; damit meinen sie, dass ein Mensch nur in ganz bestimmten beschreib- und beobachtbaren Lebenssituationen behindert ist. Zudem stellt Behinderung in Ländern mit hochentwickeltem Gesundheitssystem und hohen Ernährungs- und Hygienestandards in erster Linie eine Exklusionsproblematik dar. Es geht also weniger um die Beeinträchtigung von Körperfunktionen oder -strukturen oder die Einschränkung von Aktivitäten. Vielmehr wird die Schwächung bzw. das Verunmöglichen der Partizipation als zentrales Problem definiert. Bezugnehmend auf Thimm (1975) gelten nach Lindmeier (1993) folgende Grundannahmen für Behinderung:

1. Behinderung wird nicht als Eigenschaftspotential aufgefasst, das sich im Verhalten der Behinderten aktualisiert, und das auf bestimmte Faktoren ursächlich zurückführbar ist, sondern als soziale Beziehung. Die statische Beschreibungsebene wird zugunsten einer prozessualen, einer reflexiven Sichtweise aufgegeben, einer Sichtweise, die nicht ‚in' den Normen, sondern ‚über' den Normen denkt.
2. Behinderung entsteht aus definierenden Aktivitäten von interagierenden Personen in sozialen Situationen (wenig strukturierte Alltagssituationen, institutionalisierte Interaktionen, Interaktion in Organisationen).
3. Behinderung bekommt in sozialen Situationen eine Bedeutung für die interagierenden Personen. Diese Bedeutung, auf deren Grundlage Interaktion sich vollzieht, unterliegt einem interpretativen Prozess.
4. Welche Bedeutung sich in Interaktionen als handlungsleitende Situationsdefinition durchsetzt, ist eine Frage der Machtausstattung der Interaktionspartner. Macht wird dabei nicht als individuelle Fähigkeit verstanden seinen Willen durchzusetzen, sondern ist als Qualität in menschlichen Beziehungen gleichsam ein Aspekt von Kommunikation (Tondeur, 1997).

Festzuhalten bleibt, dass Behinderung aus systemtheoretischer Sicht ein interaktionales, relationales, situatives und prozessuales Phänomen ist. Dabei wird stets eine Einschränkung auf der Ebene des Individuums zugeschrieben bzw. feststellbar:

> „Das Phänomen Behinderung aber unter Umständen völlig von einer tatsächlichen Einschränkung der individualen Disposition zu lösen, hätte eine Ausweitung der Begriffsbedeutung zur Folge, die eine Abgrenzung zu ähnlichen Ausdrücken (wie etwa ‚Diskriminierung') kaum noch erkennen liesse und die einem differenzierten heilpädagogischen Begriffsgebrauch daher keinen Dienst leisten könnte" (Mohr, 2011, p. 56).

2.1.2 Intellektuelle Beeinträchtigung

Die Schweizerische Invalidenversicherung verwendet ein medizinisches und statistisches Werkzeug um Lernbehinderung und geistige Behinderung zu definieren und voneinander abzugrenzen. Als lernbehindert gelten in der Schweiz Personen, die einen Intelligenzquotienten (IQ) zwischen einer und zwei Standardabweichungen unter der Norm aufweisen. Dies entspricht einem IQ zwischen 70 und 85. Wer einen IQ hat, der unter dieser Marke liegt, wird als geistig behindert bezeichnet (Schweizerische Eidgenossenschaft, 2009). Intelligenzwerte bieten nur eine scheinbare Genauigkeit, um die gesamte Komplexität einer geistigen Behinderung zu erfassen. Die Vielfalt der Erscheinungsformen und Ausprägungen von Behinderung machen eine genaue Definition schwierig; womöglich ist eine solche auch sinnlos. Es ist jedoch sinnvoll, den einzelnen Menschen mit seinen Fähigkeiten und sein Umfeld mit seinen Möglichkeiten und Hindernissen in den Blick zu nehmen und genau zu beschreiben. Shogren, Luckasson und Schalock (2014, p. 110) definieren intellektuelle Beeinträchtigung so:

> "A disability characterized by significant limitations in both intellectual functioning and adaptive behavior as expressed in conceptual, social, and practical skills. This disability originates before brain maturation."

Der Begriff „geistige Behinderung" ist in der schweizerischen Gesellschaft und Politik, der Wissenschaft und in der Praxis der Behindertenhilfe gängig. Er wurde aber von vielen Forschenden und auch von Betroffenen kritisiert oder abgelehnt. Die Gruppe Mitsprache Zürich (2014) schreibt auf ihrer Homepage:

> „Die Gruppe Mitsprache ist ein Verein für Selbstvertreterinnen und Selbstvertreter. Unser Kernanliegen ist, dass wir zuerst als Menschen behandelt werden. Wir haben verschiedene Handicaps und wollen nicht als geistig behindert bezeichnet werden. Damit dieser diskriminierende Begriff geändert wird, haben wir im Oktober 2008 ein Symposium durchgeführt. Der Titel des Symposiums lautete: Das Ende der geistigen Behinderung."

Feuser (1996) analysiert den Begriff „geistige Behinderung" auf diese Weise:

> „Die Feststellung ‚geistige Behinderung' ist eine auf einen anderen Menschen hin zur Wirkung kommende Aussage schlechthin. Sie bezeichnet auf einer zweiten Ebene begrifflich zwar zutreffend eine gesellschaftliche Realität, nämlich die von Zuschreibung und Ausgrenzung und eine fachliche Realität, nämlich die der philosophisch-wissenschaftlichen Verwahrlosung der Heil- und Sonderpädagogik[2], die ‚beobachtbare Merkmale' zu ‚Eigenschaften', d.h. zu deren Ursachen macht, aber nicht die Individualität des Menschen, den wir mit diesem Begriff meinen."

Geistige Behinderung ist demnach in erster Linie die Folge einer Zuschreibung und keine objektiv feststellbare Eigenschaft einer Person. Zudem ist der Begriff wissenschaftlich ungenau. Die Definitionen der ICD-10 (International Classification of Diseases) (World Health Organization, 1990) haben verschiedene Arbeitsgruppen hervorgerufen, die Überarbeitungen bzw. Präzisierungen bis 2017 vornehmen werden.

Eine der Arbeitsgruppen hält fest, dass Behinderung immer soziale Dimensionen hat und nicht ein ausschliesslich medizinisches Phänomen ist. Zudem setzt sie sich dafür ein, den Begriff „geistige Behinderung" (mental retardation) nicht mehr zu verwenden, sondern von intellektueller Behinderung (intellectual disability) zu sprechen (Schalock u. a., 2007). Eine andere Arbeitsgruppe schlägt nach einer umfassenden Literaturrecherche vor, den Begriff geistige Behinderung (mental retardation) mit dem Begriff intellektuelle Entwicklungsstörung (intellectual developmental disorders) zu ersetzen. Diese wird definiert als „a group of developmental conditions characterized by significant impairment of cognitive functions, which are associated with limitations of learning, adaptive behaviour and skills" (Salvador-Carulla u. a., 2011, p. 175). In einigen Teilen der medizinischen Profession (Salvador-Carulla u. a., 2011) und in der sozialwissenschaftlichen Debatte (Cloerkes, 2007; Feuser, 2005; Jantzen, 1999; Lindmeier und Lindmeier, 2012; Speck, 2012) ist es unumstritten, dass Behinderung ein soziales Phänomen ist bzw. soziale Aspekte hat.

---

2 In dieser Studie wird Heil- und Sonderpädagogik als Bezeichnung für die wissenschaftliche Disziplin verwendet. Sie wird als Handlungswissenschaft verstanden. Für diese gilt, was Staub-Bernasconi (2007, p. 14) für die Soziale Arbeit herausgearbeitet hat: „Soziale Arbeit [und Heil- und Sonderpädagogik, Erg. des Verfassers] ist eine Profession, die sozialen Wandel, Problemlösungen in menschlichen Beziehungen sowie die Ermächtigung und Befreiung von Menschen fördert, um ihr Wohlbefinden zu verbessern. Indem sie sich auf Theorien menschlichen Verhaltens sowie sozialer Systeme als Erklärungsbasis stützt, interveniert Soziale Arbeit [und Heil- und Sonderpädagogik, Erg. des Verfassers] im Schnittpunkt zwischen Individuum und Umwelt/Gesellschaft. Dabei sind die Prinzipien der Menschenrechte und sozialer Gerechtigkeit […] von fundamentaler Bedetung."

Die teilnehmenden Personen werden von ihren Betreuungspersonen und der Institution als Menschen mit geistiger Behinderung bezeichnet, deshalb wurden sie für diese Untersuchung ausgewählt. Dies geschah im Bewusstsein, dass diese Bezeichnung keine objektive Tatsache ist, sondern Ergebnis eines langandauernden gesellschaftlichen Zuschreibungsprozesses darstellt.

In dieser Studie wird der Begriff „geistige Behinderung" nicht mehr verwendet, stattdessen wird mit dem Begriff „intellektuelle Beeinträchtigung" gearbeitet. Damit wird ausgedrückt, dass eine Person auf der Ebene des Intellektes eine Schädigung bzw. Einschränkung hat, die sich dann möglicherweise als Behinderung in der Partizipation oder Aktivität zeigen kann, wenn das Umfeld nicht angemessen auf eine solche Schädigung reagieren kann. Kommunikativ kann sich diese Beeinträchtigung auch in der Interaktion mit den Personen im Umfeld zeigen. Der „Untersuchungsgegenstand" wird also so definiert, dass es das Verhältnis zwischen Betreuungspersonen und Klientinnen und Klienten, die von eben diesen Betreuenden als intellektuell beeinträchtigt wahrgenommen und bezeichnet werden, abbildet.

Intellektuelle Beeinträchtigung ist keine medizinische oder psychologische Eigenschaft der Klientinnen und Klienten, sondern eine Zuschreibung von Professionellen, die eventuell in der Interaktionssituation beobachtbar wird. Deshalb wurden konsequenterweise auch die Eigenschaften der Betreuungspersonen (Alter, Nationalität, Ausbildung, usw.) nicht vor der Beobachtung mit einem Fragebogen erfasst. Sie sind ebenso nicht relevant, wie die Eigenschaften des Klienten oder der Klientin. Aufgrund dieser Sichtweise wird eine Festlegung auf eine bestimmte Art (z. B. Down-Syndrom) oder einen bestimmten Grad von Behinderung für diese Studie konsequenterweise hinfällig. Es geht nicht darum, eine Untersuchung zu machen, die im vorn herein festlegt, dass sie mit leicht intellektuell beeinträchtigten oder schwer mehrfachbehinderten Menschen arbeitet, sondern es wird der Alltag beobachtet und es wird davon ausgegangen, dass Behinderung ein Phänomen ist, das in einer Kommunikationssituation entsteht.

2.2 Selbstbestimmung: eine kritische Betrachtung der Begriffsentwicklung

Selbstbestimmung in Wohninstitutionen für Menschen mit intellektueller Behinderung ist seit den siebziger Jahren des zwanzigsten Jahrhunderts ein Thema. Insbesondere die Enthospitalisierungs- und die Independent-Living-Bewegung in den USA bzw. die Selbstbestimmt-Leben-Bewegung in Deutschland haben sich mit dieser Thematik befasst und Forderungen gestellt. In der Schweiz hat sich bislang noch keine Independent-Living Gruppe gebildet. Die Gruppe Mitsprache ist aber eine Organisation, bei der Menschen mit intellektueller Beeinträchtigung für sich sprechen können. Der Selbstbestimmungsbegriff ist insbesondere im Wohnheim wichtig. Das Konzept und die Begriffe Selbstbestimmung/Autonomie, Partizipation und Inklusion sind auch in der Schweiz verbreitet. Es gibt kaum mehr ein Wohnheim, das sich nicht im Leitbild die Förderung der Partizipation und der Autonomie der betreuten Personen zum Ziel setzt. Das zeigt auch ein Positionspapier der INSOS Schweiz (2014), dem nationalen Branchenverband der Institutionen für Menschen mit Behinderung: INSOS sieht ihren Auftrag darin, die Partizipation und Autonomie ihrer Bewohnerinnen und Bewohnern zu fördern:

> „INSOS Schweiz verspricht sich von der Konvention eine Konkretisierung des Schweizer Behindertenrechts sowie eine einfachere Umsetzung dieser rechtlichen Grundlagen. Zudem sieht sich INSOS Schweiz in der bisherigen Arbeit bestätigt: Der Branchenverband legt grosses Gewicht auf die Themen Autonomie, Teilhabe und Inklusion im institutionellen Bereich. Die Ratifizierung der Konvention betrachtet der Verband aber auch als Auftrag, dafür zu sorgen, dass die Mitgliedsinstitutionen ihre Arbeit hinsichtlich der Konvention überprüfen und weiterentwickeln."

In diesem Abschnitt zeigt sich ein Sachverhalt, dem man häufig begegnet, wenn man sich mit der professionellen Betreuungsarbeit in der Praxis auseinandersetzt – sowohl in Büchern als auch im Gespräch mit Fachpersonen aus der Praxis: Die Begriffe Autonomie, Teilhabe und Inklusion werden verwendet, ohne dass sie explizit unterschieden werden. Dieser kurze Abschnitt der ethnischen Grundsätze der INSOS widerspiegelt den Diskurs in der Praxis. Auch andere Quellen aus der Schweiz zeigen, dass z. B. der Selbstbestimmungsbegriff zwar oft verwendet wird, dies aber sehr unterschiedlich und ungenau geschah. Im Zuge der Professionalisierung der Arbeit mit Menschen mit Behinderung gab es auch eine breite Beschäftigung und Auseinandersetzung von Praktikerinnen und Praktikern im Rahmen ihrer Abschlussarbeiten an Fachhochschulen oder höheren Fachschulen in der Schweiz (Anderegg, 2000; Braun, 2000; Krapf und Betschart, 2000; Ruch, 2000; Stoll-Zurbuchen, 2000; Marthaler, 2001; Rohr, 2002; Rosa, 2003; Surber Simmen, 2004, u. a.) oder in Form von Praxisratgebern (Göhring-Lange, 2010). Diese Auseinandersetzung ist grundsätzlich zu begrüssen. Bei einer Durchsicht dieser Literatur zeigt sich, dass folgende Begriffe immer wieder im Zentrum der Arbeiten stehen: Selbstbestimmung, Empowerment, Normalisierungsprinzip, Assistenz oder autonomieunterstützende Pädagogik. In vielen dieser Arbeiten fehlt jedoch die kritische Auseinandersetzung mit den Begriffen und deren theoretische Differenzierung.

Selbstbestimmung von Menschen mit intellektueller Beeinträchtigung ist im deutschsprachigen Raum in heil- und sonderpädagogischen Publikationen ein wichtiger Begriff: „Nicht zuletzt im Rahmen der Hilfen für Menschen mit Behinderungen wird heute wohl kaum ein Begriff so häufig verwendet." (Sack, 2005, p. 61) Weingärtner (2006) bezeichnet den Begriff Selbstbestimmung als „zentralen Begriff der Geistigbehindertenpädagogik". Katzenbach (2004, p. 134) geht weiter und fordert als Erkenntnis einer umfassenden Literaturanalyse zum Selbstbestimmungsbegriff ein neues „Paradigma der Behindertenpädagogik". Er stellt aber auch eine gewisse Verwirrung um den Selbstbestimmungsbegriff fest. Er meint, „dass der Begriff der Selbstbestimmung [...] meist eigentümlich unbestimmt bleibt" (Katzenbach, 2004, p. 134). Dafür sieht er drei verschiedene Gründe: Erstens entwickelte sich der Begriff aus einer politischen Bewegung heraus, die den Begriff an seinem politischen Nutzen und nicht an seinem theoretischen Gehalt gemessen habe. Zweitens sei der sonderpädagogische Diskurs über Selbstbestimmung häufig ungenau geführt worden, oder der Begriff wurde jeweils nur aus historischer Perspektive betrachtet. Ein weiterer Grund sei, dass er oft als Negativbegriff zu Fremdbestimmung oder Abhängigkeit definiert wurde. Es wurde versäumt, die Eigenschaften des Selbstbestimmungsbegriffs an und für sich auszuarbeiten. Die folgenden Kapitel zeigen verschiedene Bedeutungen von Selbstbestimmung aus dem deutsch- und englischsprachigen Raum.

2.2.1 Selbstbestimmung als individuelles Lebensgefühl in Kompetenzstufen

Selbstbestimmung wird von Haeberlin (1996, p. 486) als individuelles Lebensgefühl, als intrapsychische Eigenschaft eines Menschen verstanden:

> „Selbstbestimmung [...] ist ein subjektives Lebensgefühl und als solches nicht beobachtbar und messbar. Selbständigkeit ist durch geplante Ausbildung optimierbar [...] Selbstbestimmung hingegen als individuell erfassbares Lebensgefühl ist nicht im gleichen Sinn durch (sonder-)pädagogische Massnahmen machbar. Denn diese haben notwendigerweise immer eine fremdbestimmte Komponente, die im Widerspruch zur Selbstbestimmung steht."

Dieses Verständnis begreift Selbstbestimmung als individuelle Eigenschaft, die an die Kompetenzen eines Menschen gebunden ist; eine psychologische Kompetenz also, die weder beobachtbar noch messbar ist. Walther (1998) hat die Idee der Kompetenzen aufgegriffen und nimmt für die Selbstbestimmung eine Gliederung in drei Stufen vor: Selbstverantwortung, Selbstbestimmung und Selbständigkeit.

Selbstverantwortung Der Ursprung von Selbstbestimmung wird im Willen des Menschen gesehen. Wille ist der „Inbegriff des menschlichen Vermögens der Selbstbestimmung, d.h. jener Aktivität, aufgrund derer der Mensch als Ich frei entscheidet und handelt" (Walther, 1998, p. 82). Der Wille erzeugt stets ein Objekt, nämlich das Gewollte und schafft dadurch eine neue Wirklichkeit, mit der die Person in Beziehung treten muss. Sie selbst wird so zum Urheber einer neuen Wirklichkeit durch Wollen und muss dafür die Verantwortung übernehmen. „Wollen verweist also auf Verantworten" (Walther, 1998, p. 83). Ein weiteres Element, das zur Selbstverantwortung dazugehört, ist das Sich-Wählen. Das heisst die Person, die Selbstverantwortung wahrnehmen kann, tritt in ein Verhältnis zu sich selbst und nimmt sich selber an. Selbstverantwortung heisst demnach die Dimension der Selbstbestimmung, wenn die Fähigkeiten Wollen, Verantworten und Sich-Wählen bei einem Menschen gegeben sind.

Selbstbestimmung Der Wille eines Menschen kann realisiert werden, wenn Entscheidungen getroffen werden. Entscheiden meint, dass aus mindestens zwei Varianten ausgewählt wird. Weil dies eine kognitive Tätigkeit ist, braucht die Entscheidungsfindung Wissen über die Dinge und Zusammenhänge, die entschieden werden müssen. „Wissen ist die Ressource und Entscheiden die Tätigkeit. Wissen heisst, Informationen zu haben über die Dinge, über sich selbst, über andere und darüber, wie alles zusammenhängt" (Walther, 1998, p. 83). Selbstleitung heisst die Dimension der Selbstbestimmung, wenn Entscheidungsfähigkeit bei einer Person vorausgesetzt wird.

Selbständigkeit Die dritte Stufe der Selbstbestimmung realisiert sich in der Handlung bzw. dem Tun. Um zu handeln, braucht es das Können. „Können heisst Erfahrungen haben, Wissen, wie etwas bewirkt werden kann, Handlungsmuster haben" (Walther, 1998, p. 83). Die höchste Stufe der Selbstbestimmung heisst Selbständigkeit und meint, dass die Person selber handeln kann.

2.2.2 Selbstorganisation und Selbstgestaltung

Osbahr (2000), der das Problem der Kontextabhängigkeit der Selbstbestimmung ebenfalls erkannt hat, verwendet für die Definition von Selbstbestimmung einen systemisch-konstruktivistischen Ansatz. Er sieht Selbstbestimmung als Recht, „in wichtigen Belangen des eigenen Lebens selbst Entscheidungen zu treffen. Selbstbestimmung zeigt sich demgemäss als (graduelle) Wahl- und Entscheidungsautonomie sowie als Umweltkontrolle, und zwar im Sinne eines Prozesses" (Osbahr, 2000, p. 133).

Dadurch, dass alle Menschen aufeinander bezogene Wesen sind, finden eigene Handlungsspielräume ihre Grenzen dort, wo diejenigen der anderen beginnen: „Selbstbestimmung heisst also nicht egoistische Interessendurchsetzung, sondern bedeutet: ein Stück selbstorganisierte und selbstgestaltete Lebensweise in sozialem Bezug zu verwirklichen" (Osbahr, 2000, p. 135). Hiermit weist Osbahr auf die wichtige Erkenntnis aus der Systemtheorie hin, dass jede Handlung in einem sozialen Kontext stattfindet und somit durch diesen gerahmt wird. Ein weiterer Punkt, auf den Osbahr aufmerksam macht, ist, dass Selbstbestimmung „unteilbar" ist. Er nimmt damit die Forderung von Feuser auf, dass das Recht auf Integration für alle Menschen gilt und demnach unteilbar ist (Feuser, 2005). Dasselbe gilt aus der Sicht von Osbahr auch für Selbstbestimmung. Das heisst, dass Selbstbestimmung für alle Menschen gültig ist – unabhängig von ihrer Schädigung bzw. Beeinträchtigung. Jedoch geht bei Osbahr (2000) mit dieser Erkenntnis einher, dass die Verwirklichung individuell nur graduell erfüllt werden kann. Es kann in Weiterführung von Walther (1998) festgehalten werden, dass Selbstbestimmung für jeden Menschen möglich und nicht an ein Mindestniveau des Wissens oder Könnens gebunden ist. Das basale Bedürfnis, seinen Willen auf seine Weise auszudrücken, kann jeder Mensch verwirklichen. Osbahr (2000) rezipiert das Modell von Walther (1998) und ergänzt es mit systemtheoretisch-konstruktivistischen Denkweisen. Er verwendet die Kategorien von Walther (Bedürfnisse/Wille, Auswählen/Entscheiden/Wissen und Können/Handeln) und „übersetzt" diese in systemtheoretische Begriffe:

Bedürfnisse/Wille Während bei Walther die Motive und der Wille Ursprung jeder Selbstbestimmung ist, sieht Osbahr die Fähigkeit zu einer System-Umwelt-Differenzierung sowie zur Beobachtung als Grundlage für die Selbstorganisation und damit zur Selbstbestimmung. Das heisst, ein Individuum muss sich selber als Differenz einer Umwelt erkennen können, um sich so selber zu erkennen. Andererseits ist Beobachten im systemtheoretischen Sinne: „[...] das Handhaben einer Unterscheidung zur Bezeichnung der einen und nicht der anderen Seite" (Luhmann, 2004, p. 143).

Auswählen/Entscheiden/Wissen Beobachtung befähigt zur Fähigkeit Unterscheidungen zu treffen und zu Selbstbewusstsein.

Können/Handeln Handlungsfähigkeit bildet sich dadurch heraus, dass ein selbstorganisiertes System fähig ist, eigene Verhaltensweisen oder Zustände als selbstbewirkt auszudifferenzieren.

Insgesamt gelingt es dem Autor, die Begriffe von Walther in einen systemisch-konstruktivistischen Rahmen zu stellen. Jedoch bleibt er auf der Stufe des psychischen Systems bei der Neukonzeption der Ideen von Walther bzw. fokussiert weiterhin auf die Kompetenzen des Individuums, die gefördert werden müssen. In der systemisch-konstruktivistischen Seite steckt jedoch ein grösseres Potential, um den Selbstbestimmungsbegriff weiterzuentwickeln. Es ist keine tiefgreifende Auseinandersetzung mit den Begriffen der Systemtheorie, wie Autopoiesis, Differenz, Operation, Kommunikation (siehe Kapitel 3). Osbahr (2000) geht einen Schritt weiter und erkennt Möglichkeiten für eine Umsetzung von Selbstbestimmung. Auf vier verschiedenen Ebenen kann Selbstbestimmung verwirklicht werden:

- Entscheidungskompetenz entwickeln
- Handlungskompetenz erweitern
- Sozialkompetenz und Kommunikationsfähigkeit erweitern
- Erwachsenenbildung ausbauen/ Entpädagogisierung des Alltags

2.2.3 Selbstbestimmung des Subjekts

Waldschmidt setzt sich mit dem Begriff Selbstbestimmung in seiner historischen Dimension auseinander und sieht ihn als eine überlieferte Kategorie, die eng verknüpft ist mit der Moderne: „Die moderne Identität, die der individuellen Autonomie den Boden bereitet, hat sich in einem langwierigen geschichtlichen Prozess ausgeprägt" (Waldschmidt, 1999, p. 28). Ihre Idee basiert auf einer historischen Rückschau von der Vormoderne über die Renaissance bis in die heutige neoliberale Gesellschaftsform. „Wenn sie [Behinderte, Erg. des Verfassers] Selbstbestimmung für sich verlangen, dann fordern sie im Grunde das, was ihnen vom Anspruch des bürgerlichen Zeitalters her als Behinderte zwar nicht, jedoch als Menschen durchaus zusteht. Sie fordern ihren Subjektstatus ein." (Waldschmidt, 1999, p. 42). Für die Autorin ist die Forderung nach Selbstbestimmung für alle Menschen eine adäquate Konsequenz, die in einer neoliberalen, auf Vernunft und Universalität ausgerichteten Welt, nicht abgewiesen werden kann. Jedoch macht sie auch auf die Gefahren aufmerksam:

> „Im Behindertenbereich mit seiner feudalistischen Prägung hat also der Selbstbestimmungsbegriff durchaus seine Berechtigung. Jedoch trifft die Forderung nach mehr Autonomie als nachholende und verzögerte Befreiung auf die fortgeschrittene Individualisierung der erweitert liberalen Moderne. Für die Mehrheit der Bevölkerung geht es schon längst nicht mehr um Emanzipation. [...] Der verallgemeinerte Individualismus birgt somit für behinderte Menschen zwei Enden, die schwerlich zusammen zu halten sind. Er ermöglicht ihnen einerseits [...] die Emanzipation; andererseits konfrontiert er sie mit der schlichtweg unerfüllbaren Anforderung, ganz allein auf sich gestellt zu sein." (Waldschmidt, 1999, p. 44)

Selbstbestimmung ist gerade in den sogenannten feudalistischen Strukturen der Heil- und Sonderpädagogik eingeschränkt, denn „trotz aller Bemühungen um Enthospitalisierung, Gemeindeorientierung und Deinstitutionalisierung ist die feudalistische Struktur des Asylmodells weiter gültig, ist die Lebenslage Behinderung auch heute noch von äusseren Bedingungen geprägt, unter denen die Betroffenen eher unterworfene Objekte als handelnde Subjekte ihres Lebens sind" (Waldschmidt, 1999, p. 42).

Insgesamt gelingt es Waldschmidt, die soziale Dimension des Selbstbestimmungsbegriffs historisch aufzuzeigen und ihn auch mit dem Subjektbegriff zu verknüpfen. Sie grenzt jedoch auch seinen Gültigkeitsbereich ein, nämlich dort, wo die beschriebenen feudalen Strukturen noch vorhanden sind und Menschen mit Behinderung nicht als Subjekte ihres eigenen Lebens gesehen werden. „Der Kern des Selbstbestimmungsgedankens lässt sich, so Waldschmidt, in dem Wunsch ausmachen, ‚so leben zu wollen, wie alle anderen'. Die hierfür in Anspruch genommenen Begründungsformen sind die in der Aufklärung gewonnenen Prinzipien der Gleichbehandlung und des Universalismus" (Katzenbach, 2004, pp. 136–137).

2.2.4 Rahmenbedingungen von Selbstbestimmung

Weingärtner (2006) setzt sich mit den Rahmenbedingungen von Selbstbestimmung bei Menschen mit schwerer intellektueller Beeinträchtigung auseinander. Er hat dazu eine Beobachtungsstudie in einem Klassenzimmer, wo Menschen mit schwerer intellektueller Beeinträchtigung unterrichtet werden, durchgeführt. In der Studie werden fünf Aspekte des Umfeldes beschrieben, die die Selbstbestimmung der beobachteten Personen beeinflussen. Diese Aspekte werden an dieser Stelle dargestellt und diskutiert.

Mehr an Fremdbestimmung bei Menschen mit schwerer intellektueller Beeinträchtigung
Menschen mit einer schweren intellektuellen Beeinträchtigung sind in ihrer Lebensspanne einem Mehr an Fremdbestimmung ausgesetzt. Denn die institutionellen Strukturen der Betreuungsangebote (Heime) erzeugen Fremdbestimmung. Menschen mit einer schweren intellektuellen Beeinträchtigung leben in den meisten Fällen in solchen Einrichtungen – auch in der Schweiz (Adler u. a., 2011). Zudem steht der Förderungsaspekt beim Personal im Zentrum. Dies birgt die Gefahr, in einer zu fest definierten Zielorientierung die Selbstbestimmung zu übergehen. Die individuelle Schädigung und die damit einhergehende Notwendigkeit von umfassenden pflegerischen Massnahmen tragen ihren Anteil zur Fremdbestimmung bei (Weingärtner, 2006, pp. 60–63).

Notwendige Anerkennung von Selbstbestimmung durch andere
Mit diesem Aspekt unterstreicht Weingärtner die Wichtigkeit der Anerkennung von Selbstbestimmung durch das Umfeld, begründet durch das Angewiesensein der Menschen mit schwerer intellektueller Beeinträchtigung. „Die Anerkennung der Selbstbestimmungsidee heisst, die eigenen Ideen des häufig, besser wissenden Pädagogen oder Pädagogin zurückzunehmen. Ein Mensch mit schwerer intellektueller Beeinträchtigung wird in seiner Selbstbestimmung anerkannt, wenn seine Äusserungen und Wünsche so viel Berücksichtigung finden, wie die von Menschen ohne Behinderung im gleichen Lebensalter" (Weingärtner, 2006, p. 64).

Machtgefälle

Das Machtgefälle zwischen Menschen mit schwerer intellektueller Beeinträchtigung und ihren Betreuungspersonen ist vorhanden. Es zeigen sich zudem Machtgefälle, die in sich das Potential zum Machtmissbrauch bergen. „Die Idee der Selbstbestimmung für Menschen mit schwerer intellektueller Beeinträchtigung kann bezüglich des Machtgefälles nur bedeuten, dass sich die Pädagogen und Pädagoginnen zurücknehmen und versuchen, auf ‚gleicher Augenhöhe' mit den Menschen mit schwerer intellektueller Beeinträchtigung umzugehen" (Weingärtner, 2006, p. 66).

Dynamische Balancierungen

Der Selbstbestimmungsbegriff wird relativ und nicht absolut gesehen. Und zwar als Balance zwischen Fremd- und Selbstbestimmung. Diese Balance zeigt sich in Bezug zu zwei Dimensionen. Einerseits ist Selbstbestimmung relativiert in Bezug auf bestimmte Lebensbereiche: Die Aussage „in wesentlichen Bereichen des eignen Lebens meint, es gibt nicht ein ‚Entweder oder' von Selbstbestimmung, sondern ein ‚Mehr oder Weniger', je nachdem in welchen Bereichen Selbstbestimmung möglich ist. Wobei die Bedeutsamkeit einzelner Bereiche wie etwa Selbstbestimmung über den Aufenthaltsort, Nahrungsaufnahme, soziale Kontakte usw. subjektiv unterschiedlich sein können. Zudem kann es sein, dass die jeweiligen Lebensbereiche nicht permanent, sondern temporär selbstbestimmt werden" (Weingärtner, 2006, p. 34). „Zum anderen findet Selbstbestimmung [...] meist im sozialen Raum statt und wird insofern durch das legitime Selbstbestimmungsrecht und dem selbstbestimmten Handeln der anderen relativiert. So gesehen steht die Idee der Selbstbestimmung keineswegs einer sozialen Integration im Wege, vielmehr thematisiert sie unterschiedliche Machtausstattungen" (Weingärtner, 2006, p. 34).

Es geht weiter um eine Ausbalancierung zwischen Selbstbestimmung und Fremdbestimmung:

> „Übersteigt die Fremdbestimmung dauerhaft die Selbstbestimmung, dann besteht die Gefahr, dass ein Mensch verkümmert, er ängstlich wird und letztendlich seine Identität in Gefahr gerät. Ist das Leben nur selbstbestimmt, besteht die Gefahr, dass gar keine Bindungen eingegangen werden können, kein Austausch in sozialen Gruppen stattfinden kann usw. Die Balance zwischen Selbstbestimmung und Fremdbestimmung ist dynamisch und ermöglicht ein Anpassen an die verschiedenen Bedingungen." (Weingärtner, 2006, p. 68)

2.2.5 Selbstbestimmung in der Beziehung

Theunissen (1999) konzipiert Selbstbestimmung als Element einer Beziehung. Diese gehört zwar wesenhaft zum Menschen und lässt sich sowohl biologisch als anthropologisch begründen. Jedoch ist Selbstbestimmung nicht absolut zu sehen bzw. anzustreben, sondern immer in einem Bezug zur Umwelt des betreffenden Menschen. Der Selbstbestimmungsbegriff soll also nicht missverstanden werden „als einen grenzenlosen, libertären Individualismus" (Theunissen, 1999, p. 105), sondern die Bindung und Hinwendung zur menschlichen und nichtmenschlichen Welt „bietet die Möglichkeit, Lebensautonomie sinnstiftend und sinnerfüllt zu verwirklichen" (Theunissen, 1999, p. 105). Und er kommt zum Schluss, dass sich Selbstbestimmung als eine Beziehungskategorie erweist, „die den ganzen Menschen und seine Beziehung zur Welt miteinschliesst [...]. Selbstbestimmung konstituiert sich auf der Grundlage personaler und sozialer Ich-Ansprüche, und je balancierter ihr Zusammenspiel ist, desto günstiger sind die Chancen für subjektive Zufriedenheit und psychische Gesundheit einzuschätzen" (Theunissen, 1999, p. 105). Mohr (2004, p. 33) vertritt die Ansicht, dass sich „Selbstbestimmung nur im Rahmen kommunikativer und sozialer Beziehungen vollziehen und entwickeln [kann], d.h. nur wenn Initiativen eines Menschen von seiner sozialen Umwelt adäquat beantwortet werden."

2.2.6 Selbstbestimmtes Verhalten

Ein für diese Arbeit wichtiger Beitrag zum Theoriediskurs kommt aus den USA, wo „Self-determination" schon in den 1990er Jahren in Form von Studien mit grossen Stichproben untersucht wurde (u. a. Wehmeyer, 1995). Ziel war es, Selbstbestimmung mit Hilfe von validierten Fragebogen in grossen Populationen von Menschen mit leichter intellektueller Beeinträchtigung zu messen. Dazu wurde die ARC's Self-Determination Scale entwickelt. Diese wird bei den empirischen Ergebnissen im Kapitel 4.4 noch ausführlich behandelt. Wehmeyer (1995) leistete auch einen Beitrag zur Theoriediskussion, indem er sich zur Schwierigkeit äussert, selbstbestimmtes Verhalten zu definieren:

> "There is a temptation to define self-determination in terms of specific behaviors like problem-solving, assertiveness or decision-making. This temptation is strong because the image of a self-determined person conjured up by most people is that of a successfull person using such behaviors. However, after further reflection it becomes evident that self-determination cannot be defined as a set of behaviors for two reasons: (1) any behavior can be self-determined; and (2) both the occurence and non-occurrence of a behavior can be self-determined." (Wehmeyer, 1995, p. 20)

Es kann also nicht darum gehen, ein Set von einzelnen Verhaltensweisen als selbstbestimmt zu klassifizieren, sondern vielmehr darum, Verhaltensprozesse in Interaktionen zu beschreiben und sie dahingehend zu qualifizieren, ob sie förderlich oder nicht förderlich für die Selbstbestimmung einer bestimmten Person wirken. Das hat zur Folge, dass nicht die Selbstbestimmung an sich, sondern die Verhaltens- und Kommunikationsweisen beobachtet und dahingehend klassifiziert werden, ob sie für die Selbstbestimmung der Person mit einer intellektuellen Beeinträchtigung förderlich oder hinderlich ist. Dazu wird eine sogenannt funktionale Theorie der Selbstbestimmung herangezogen, die besagt „dass sowohl Eigenschaften der Umwelt [Gelegenheiten für Selbstbestimmung, Inklusion] als auch personale Faktoren [Behinderung, Geschlecht] zu einer Steigerung der Selbstbestimmung beitragen" (Shogren u. a., 2007). Selbstbestimmung hängt demnach von drei Faktoren ab:

- die individuelle Kapazität, die durch Lernen und Entwicklung beeinflusst wird,
- die Gelegenheit, die durch das Umfeld sowie Erfahrungen beeinflusst wird, und
- Unterstützung und Hilfsmittel, die eine Auswirkung auf die Selbstbestimmung haben.

Dazu listet Wehmeyer (1998) exemplarisch auf:

"The construct of self-determination typically includes the components of choice-making; decision making; problem solving; goal setting and attainment; self-advocacy; self-efficacy; self-knowledge and understanding; self-observation, evaluation, and reinforcement; independence; risk taking, and safety; self-instruction; and internal locus of control".

2.2.7 Fazit zum Selbstbestimmungsbegriff

Der Selbstbestimmungsbegriff existiert in ganz verschiedenen Definitionen. Diese unterschieden sich nicht zuletzt in Bezug auf seine soziale Dimension. Die Entwicklungsgeschichte des Begriffs zeigt, dass er immer „sozialer" geworden ist, dass also seine soziale Dimension immer wichtiger geworden ist. Insbesondere die oben beschriebenen Definitionen von Osbahr (2000), Theunissen (1999), Weingärtner (2006) und Wehmeyer/Shogren (2007) streichen dies heraus. Jedoch kann der Selbstbestimmungsbegriff nie ganz losgelöst von seiner anderen konstituierenden, der subjektiv-individuellen, Dimension (Haeberlin (1996), Walther (1998), Waldschmidt (1999)) betrachtet werden. Im Jahr 2014 wurde in der Schweiz die Behindertenrechtskonvention der Vereinten Nationen (BRK) ratifiziert. Im selben Jahr publizierte Wohlgensinger (2014) eine Dissertationsschrift, bei der sie das Verhältnis zwischen Behinderung und Menschenrechten untersucht. Die Autorin scheint in weiser Voraussicht, dass die Ratifizierung gemacht und die Umsetzung mit Schwierigkeiten behaftet sein würde, eine wissenschaftliche Abhandlung vorzulegen, die die Leserschaft über die Entwicklung und die Bedeutung der Behindertenrechtskonvention aufklärt. Sie identifiziert darin ein mit dem Selbstbestimmungskonzept verbundenes Dilemma für Menschen mit intellektueller Beeinträchtigung.

„Die Darstellung des Menschenbildes der BRK hat gezeigt, dass – trotz aller Betonung der ausschlaggebenden Rolle der Barrieren – auch die Fähigkeit zur Selbstbestimmung besonderer Aufmerksamkeit bedarf. Die Berufung darauf, dass der Mensch zur Vernunft und Verantwortung fähig ist, hilft in der konkreten Situation ähnlich wenig weiter wie einer Rollstuhlfahrerin zu sagen, dass der Durchschnittsmensch gehen kann. Für die gelingende (und auch verantwortbare) Inanspruchnahme der vielfältigen Rechte muss auch von den konkreten persönlichen Möglichkeiten ausgegangen werden." (Wohlgensinger, 2014, p. 129f.)

In diesem Zitat ist zusammengefasst, das enthalten, was sich bereits vorher bei der Darstellung der verschiedenen Bedeutungen von Selbstbestimmung gezeigt hat. Selbstbestimmung ist und bleibt trotz der oben geschilderten Versuche, ein auf das Individuum beschränkter Begriff. Zwar kann der Kontext von Selbstbestimmung betrachtet werden und ein Augenmerk darauf gelegt werden, unter welchen Umständen und Bedingungen Selbstbestimmung besser gelingt als unter anderen. Jedoch bleibt immer eine individuelle Komponente, da der Wille und die Motive einer Person im Zentrum stehen; diese sind nun einmal individuell entsteht und sich aufgrund intrapsychischer Vorgänge realisiert, die als sogenannte „Blackbox" (Watzlawick, Beavin und Jackson, 2000) nicht zugänglich ist für Aussenstehende. Er kann deshalb auch nicht beobachtet werden – weder von einer Forschungs- noch von einer Betreuungsperson. Es bleibt dann Raum für Spekulation, ob eine Handlung einer Person aufgrund ihres persönlichen, freien Willen geschah und sie selbstbestimmt gehandelt hat, oder ob dies nicht der Fall ist. Selbstbestimmung ist zwar vom Kontext und der sozialen Umwelt beeinflusst, aber per se eine individuelle subjektive Angelegenheit.

Mit dieser Analyse wird deutlich, dass Selbstbestimmung keine ideale Begrifflichkeit darstellt für die alltägliche Arbeit als Betreuungsperson oder für ein Forschungsprojekt. Denn, wie Wohlgensinger (2014) feststellt, ist der Begriff für die Beurteilung der konkreten persönlichen Situation von Menschen mit intellektueller Beeinträchtigung wenig hilfreich, da nicht immer auf alle Entscheidungen und Wahlmöglichkeiten hin die nötige intellektuelle Fähigkeit vorausgesetzt werden kann.

Im Jahre 2013 hat der Autor der vorliegenden wissenschaftlichen Studie einen Artikel verfasst zum Thema „Selbstbestimmung von Menschen mit geistiger Behinderung im Wohnheim" (Meier, 2013). Es war der Versuch, Selbstbestimmung als beobachtbares, systemisches Konzept zu fassen und so für die Arbeit mit den Videodaten in der vorliegenden Arbeit nutzbar zu machen. Die Erkenntnisse im damaligen Artikel sind jedoch nach der intensiven empirischen Datenanalyse und einer erneuten Auseinandersetzung mit dem Selbstbestimmungsbegriff zu revidieren. Auch in Gesprächen mit Fachkolleginnen und -kollegen hat sich gezeigt, dass sich die Idee, Selbstbestimmung liesse sich ausschliesslich über Beobachtung erfassen, nicht aufrechterhalten lässt. Diese Schwierigkeit hat sich dann auch bei der Arbeit mit dem Datenmaterial dieser Studie offenbart. Immer wieder stiess das Forschungsteam auf die gleichen Fragen: Kann der Grad an Selbstbestimmung aus einem Videobild geschlossen werden? Woran kann Selbstbestimmung ohne zu spekulieren erkannt werden? Das heisst, Selbstbestimmung als Ausdruck des Willens einer Person ist als Konzept für eine Beobachtung nicht brauchbar. Ein Verhalten kann nicht als selbstbestimmt bewertet werden, ohne die Intention des Handelnden zu kennen. Daher kann man den Selbstbestimmungsbegriff für eine Beobachtung mit einem konversationsanalytischen Vorgehen nicht benutzen. Es braucht einen Perspektivenwechsel und eine Formulierung eines neuen Konzeptes. Gerade, weil die Interaktion im Zentrum der vorliegenden Untersuchung steht, braucht es diesen Perspektivenwechsel. In einer Interaktion beobachtbar sind nur die sozial relevanten Informationen, also Kommunikationen (Luhmann, 1987); weder biologische bzw. chemische noch psychische Prozesse sind über Beobachtung erfassbar.

Nach dieser grundlegenden Erfahrung wurde beschlossen, ein neues Konzept zur Analyse zu suchen. Mit dem neu entwickelten Konzept der Aktiven Partizipation wurde eine valable Alternative gefunden. Dies ist vor allem deshalb wichtig, da nicht alle an der Untersuchung teilnehmenden Menschen sich (zum Beispiel in einem Interview) dazu äussern können, ob etwas selbstbestimmt oder nicht selbstbestimmt war. Weiter wird auch in Frage gestellt, ob Selbstbestimmung in Bezug auf eine bestimmten Situation von einer Person selber wahrgenommen bzw. rekonstruiert werden kann oder ob Selbstbestimmung eben nicht eher ein „zu grosses Phänomen" ist, das situationsunabhängig wahrgenommen wird. Zwar kann man Aussagen dazu machen, ob man sich generell mehr oder weniger selbstbestimmt fühlt; schwieriger jedoch ist das Abrufen von Erinnerungen zu konkreten Situationen, in denen man sich (nicht) selbstbestimmt gefühlt hat. Das Paradox, das in der Aussage „Selbstbestimmung fördern zu wollen" (Hawkins, Redley und Holland, 2011) enthalten ist, zeigt genau die Schwierigkeit des Selbstbestimmungsbegriffs. Man kann nicht bei jemandem Selbstbestimmung fördern, ohne dass man fremdbestimmt auf diese Person einwirkt. Es ist aber möglich Partizipation und Aktivität zu ermöglichen und zu fördern. Für die Beschreibung eines im Kontext gesehenen Phänomens bzw. eines beobachtbaren Interaktionsverhältnisses ist es sinnvoll andere Begrifflichkeiten zu wählen.

Aus diesen Gründen wurde es in der Entstehung dieser Studie – als Beobachtungs- und Videoprojekt – besser von der Aktiven Partizipation eines Menschen mit intellektueller Beeinträchtigung an verschiedenen Lebensbereichen auszugehen. Dieses Konzept wird als Orientierungspunkt zur Beurteilung von Interaktionssituationen herangezogen. Als (aussenstehender) Beobachter scheint eine Einschätzung dazu, ob jemand in einer Situation aktiv partizipiert zutreffender und einfacher zu sein als zur Frage, wie stark die Selbstbestimmung in spezifischen Situationen ausgeprägt ist; hier würde man sich dem Vorwurf der Spekulation aussetzen. Daher wird nach einer Analyse des Selbstbestimmungsbegriff, vorgeschlagen, diesen sowohl für die Forschung als auch für die tägliche Betreuungsarbeit durch das Konzept der Aktiven Partizipation zu ersetzen. In den nachfolgenden Kapiteln wird diese Ausgangsidee weiterentwickelt und begründet. Zunächst werden die Begriffe Partizipation/Teilhabe und Inklusion/Exklusion eingeführt; bevor im Kapitel 2.4 das Konzept der Aktiven Partizipation dargestellt wird. Dieses dient als theoretisches Modell für die empirische Forschung in dieser wissenschaftlichen Arbeit.

2.3 Partizipation, Teilhabe und Inklusion

Sowohl in der deutschsprachigen Fassung der Behindertenrechtskonvention der Vereinten Nationen (BRK) als auch in der deutschsprachigen Version der Internationalen Klassifikation der Funktionsfähigkeit, Behinderung und Gesundheit (ICF) wird der Begriff „Teilhabe" benutzt. Die Behindertenrechtskonvention der UN wurde im Mai des Jahres 2014 auch in der Schweiz ratifiziert. Eine zentrale Forderung darin ist, dass den Menschen mit Behinderung Inklusion und Gleichberechtigung ermöglicht wird. Zudem ist ein formuliertes Ziel „die volle und wirksame Teilhabe an der Gesellschaft und Einbeziehung in die Gesellschaft" (Schweizerische Eidgenossenschaft, EDI, 2014, Art. 3). Teilhabe wird als „Einbezogensein in eine Lebenssituation" (Deutsches Institut für Medizinische Dokumentation und Information, (DIMDI), 2005) verstanden und umfasst folgende Lebensbereiche: Lernen und Wissensanwendung, allgemeine Aufgaben und Anforderungen, Kommunikation, Mobilität, Selbstversorgung, häusliches Leben, interpersonelle Interaktionen und Beziehungen, bedeutende Lebensbereiche und Gemeinschafts-, soziales und staatsbürgerliches Leben. In allen diesen Lebensbereichen können Menschen mit und ohne Behinderung teilhaben oder nicht.

Nach der Prüfung der einschlägigen Literatur zur Theorie Partizipation in den Bereichen Soziologie sowie Heil- und Sonderpädagogik, zeigt sich, dass sich der Partizipationsbegriff aus dem von Luhmann formulierten Konzept der Inklusion/Exklusion ableiten lässt. Aus der theoretischen Festlegung von Gesellschaft als System, das über Kommunikation organisiert wird, folgt, dass der Begriff Integration durch den der Inklusion ersetzt werden muss Luhmann (1998). Luhmann (2005) definiert Inklusion in einer anderen Publikation folgendermassen:

„Inklusion bezieht sich auf die Art und Weise, in der Menschen im Kommunikationszusammenhang als relevant erachtet und damit als Personen behandelt werden. Exklusion liegt umgekehrt vor, wenn die Chance zur Kommunikation verweigert, die betreffende Person nicht als mitwirkungsrelevant anerkannt wird." (Luhmann, 2005, p. 239).

Inklusion kann als eine Art und Weise bezeichnet werden, wie Menschen als Personen adressiert werden. Die vollumfassende Integration einer Person ist aus systemtheoretischer Perspektive nicht möglich. Dadurch, dass die Gesellschaft keine Einheit bzw. kein einheitliches Sozialsystem ist, sondern aus funktional differenzierten Teilsystemen (z. B. Wirtschaftssystem, Rechtssystem, Erziehungssystem) besteht, kann eine Person nur funktionsspezifische Inklusionsrollen einnehmen. Bei Inklusion wird stets die andere Seite, nämlich Exklusion, mitgedacht.

„Im Gegensatz zum Integrationsbegriff beschreibt die Leitunterscheidung Inklusion/ Exklusion kein positives gesellschaftliches Ziel, sondern charakterisiert wertneutral den spezifischen Teilhabemodus" (Wansing, 2006, p. 39f.) Inklusion ist der Prozess, „wenn Personen in themenspezifischer Kommunikation berücksichtigt werden" (Wansing, 2006, p. 40). Insofern geht Inklusion weiter als Integration und drückt eine andere Perspektive bei der Beobachtung von Gesellschaftsprozessen aus: „Inklusion bezieht sich auf das spezifische Verhältnis von Gesellschaft als funktionsspezifische Kommunikation und Mensch (organische, neuronale und psychische) als Umwelt von Gesellschaft" (Wansing, 2006, p. 39).

In den gesellschaftlichen Teilsystemen werden die Menschen, als Umwelt, berücksichtigt (Inklusion) oder eben nicht berücksichtigt (Exklusion). Das zeigt sich zum Beispiel dann, wenn ein Mann mit Down-Syndrom aufgrund seiner intellektuellen Beeinträchtigung nicht am politischen System und nicht am regulären Erziehungssystem teilhaben kann, also als nicht relevant erachtet und daher exkludiert wird. Wobei er vom Hilfesystem und vom Sonderschulsystem kommunikativ eingehend berücksichtigt und damit inkludiert wird.

Auch im englischsprachigen Raum versteht sich Inklusion als ein Konzept, bei dem es um Partizipation, Wahlmöglichkeiten und Beziehungen geht und nicht mehr nur um örtliche Integration: „Conceptually, inclusion has evolved from an aspiration linked to place to one tied to participation, choice, and relationships" (Gomez, 2013, p. 4). Herzog (2013, p. 4) spricht daher passend von der Gefahr einer diskursiven Exklusion: „Mithilfe der Diskursforschung kann der Exklusionsbegriff sowohl theoretisch stringent begründet, als auch empirisch bearbeitet werden. Diskursive Exklusion meint die diskursiv konstruierte Möglichkeit, in einem spezifischen sozialen Kontext als nicht partizipationsrelevant anerkannt zu werden." Herzog (2013) beobachtet eine „kommunikative Wende der Soziologie", welche es erlaubt, sich mit kommunikativen Prozessen von Ein- und Ausschluss zu beschäftigen. Kommunikationsprozesse von Personen, die von einem Ausschluss bedroht sind, können dadurch in den Blick genommen werden. Für die vorliegende Fragestellung eignet sich ein konversationsanalytisches Vorgehen besser als ein diskursanalytisches. Da es um die im Alltag stattfindenden Prozesse geht und die untersuchten Personen nicht über die Analyse eines Diskurses erfasst werden können, weil sie in einem öffentlichen Diskurs eben gerade nicht teilhaben (können).

Die Unterscheidung Inklusion/Exklusion ist in der Forschung mit Personen mit Behinderung zu einem wichtigen Konzept geworden. Es besteht gerade bei Menschen mit einer Behinderung eine ständige Exklusionsdrift, also die Gefahr nicht oder unzureichend als relevant berücksichtigt zu werden. Dieser Exklusionsdrift wird mit Massnahmen der sozialen Hilfe und der Fürsorge begegnet (Fuchs, 1997; Fuchs, 2000). Gesellschaft besteht aus verschiedenen Ebenen; daher kann Partizipation auch auf verschiedenen Ebenen passieren oder verunmöglicht werden. Mohr (2011) bezugnehmend auf Bleidick (1999) nennt drei Ebenen, wo Partizipation stattfinden oder eben verhindert sein kann:

- auf der Ebene der unmittelbaren Ich-Du-Beziehung
- auf der Ebene der Gruppe bei Ausgliederungsprozessen in Familie, Schule und Gemeinde
- im gesamtgesellschaftlichen Bezugssystem der Aussonderung

Verdonschot u. a. (2009) legen eine generelle und umfassende Definition von Partizipation vor. Partizipation wird definiert als die Möglichkeit im Alltag über Interaktion mit anderen in dem Umfeld, in dem sie leben, teilzuhaben. Sie zeigt sich in vier Lebensbereichen:

- Leben zu Hause
- Zwischenmenschliche Beziehungen (formell und informell)
- Aktivitäten im den Hauptbereichen Bildung und Arbeit
- Gemeinschaftlicher und gesellschaftlicher Lebensbereich

In der vorliegenden Arbeit wird Teilhabe in den zwischenmenschlichen Lebensbereichen zu Hause – das Leben zu Hause und die interpersonellen Beziehungen bzw. die unmittelbare Ich-Du-Beziehung – in den Fokus genommen.

Teilhabe wird von Wansing (2006) unter anderem als „Gestaltung von Kommunikation" definiert. Gerade für die vorliegende Studie ist die Ebene der konkreten Interaktion und Kommunikation im Alltag bzw. die alltäglich gestaltete Ich-Du-Beziehung im wissenschaftlichen Interesse. In diesen Lebensbereichen kann es zu Einschränkungen und Schwierigkeiten im kommunikativen Austausch kommen. Beim Menschen mit intellektuellen Beeinträchtigungen ist es wichtig, dass sie in ihrem direkten Umfeld Partizipation verwirklichen können. Sie müssen ihre Bedürfnisse ausdrücken können – in welcher Kommunikationsform auch immer.

Sie müssen ihre Präferenzen bei Entscheidungen kommunizieren können und sie müssen soviele Aktivitäten wie möglich selber durchführen können. Diese Forderungen sind in der Behindertenrechtskonvention mitenthalten (Schweizerische Eidgenossenschaft, EDI, 2014).

Partizipation in Kommunikationssituationen ist die basale Voraussetzung zur Verwirklichung von Selbstbestimmung, Wohlbefinden und Lebensqualität im Alltag. Mit der Definition von Partizipation als Gestaltung von Kommunikation und der Fokussierung auf die Ebene der Ich-Du-Beziehung rückt die wichtige Frage ins Zentrum: Wie kann die Interaktion durch die Beteiligten gestaltet werden, damit Teilhabe der Menschen mit intellektueller Beeinträchtigung möglich ist?

Die Verwendung des deutschen Begriffs Teilhabe – u. a. in der BRK – als Übersetzung des englischen Begriffs „participation" aus ICF und BRK bringt eine Schwierigkeit mit sich. Etymologisch enthält der Begriff Partizipation ein Element des Aktiven, nämlich „einen/ den Teil" „nehmen" im Sinne des Lateinischen „pars capere". Dieses Element ist im Teilhabebegriff verloren gegangen. Nehmen ist ein aktives Verb und drückt aus, dass jemand aktiv teilnimmt. In der deutschen Übersetzung wird aus dem Nehmen ein Haben, das eine Umdeutung ins Passive ist. Zudem ist der Begriff Teilhabe zu wenig präzis und sagt nichts über die Rolle und die Art der Beteiligung der einzelnen Akteure im Teilhabeprozess aus. Deren Anteil bzw. Rolle im Interaktionsprozess wird im Teilhabebegriff nicht berücksichtigt. Es ist nicht klar, wer was macht, sondern Teilhabe ist als Ergebnis eines Prozesses definiert.

Um der oben angeführten Komplexität und Dynamik gerecht zu werden, wird vorgeschlagen, Teilhabe durch Partizipation zu ersetzen. Partizipation hat zwei Seiten, die Rolle des Partizipierenden und die Rolle desjenigen, der Partizipation ermöglicht. Beide Seiten sind wichtig und im Zusammenspiel ergeben sie das wechselseitige Geschehen von Partizipation. Obwohl es für diese Studie wichtig ist, dass Partizipation das Ergebnis eines gemeinsamen Interaktionsprozesses ist, können die Rollen, bzw. Anteile am „Endergebnis" durch diese begriffliche Differenzierung angemessener beschrieben und untersucht werden.

2.4 Aktive Partizipation

Die ICF setzt die Begriffe Aktivität und Partizipation ins Zentrum ihres Behinderungsverständnisses (Hollenweger, 2011). Feuser (2011b, p. 7) beschreibt den Entstehungsprozess der ICF folgendermassen:

> „Das beschriebene, Teilhabe konstituierende Grundverhältnis verdeutlicht sich schon im Rahmen der Entwicklung der ICIDH in der Ablösung der Begriffe ‚Disability' und ‚Handicap' 1999 durch die WHO und deren Ersetzung durch die Begriffe ‚Activity' und

‚Participation'. Sie drücken das Verhältnis personenbezogener Möglichkeiten zu handeln in Relation zum erzielbaren Grad hinsichtlich Art und Umfang sozialer Teilhabe an verschiedenen Lebensbereichen aus, wiederum in Relation zu Teilhabe fördernden bzw. hemmenden Kontextfaktoren."

Die Entwicklung von Disability und Handicap hin zu Partizipation und Aktivität einerseits und andererseits die Verknüpfung von Aktivität und Partizipation als relationale Faktoren ermöglicht Differenzierung. Bereits 1999 wurde der Wechsel der Begriffe und damit einhergehend der Wechsel der Grundpositionen von der WHO vollzogen. Aus „disability" wurde „activity" und aus „handicap" wurde „participation". Die Änderung der zentralen Begriffe und Grundpositionen wird in Abbildung 2 ersichtlich.

Abbildung 2: Definitionen der WHO 1980 und 1999 (in Anlehnung an Feuser (2011c))

WHO 1980	WHO 1999
Impairment Beeinträchtigung, Substanzverlust oder Veränderung einer psychischen oder anatomischen Struktur.	**Impairment** Strukturelle organische Schädigung oder physiologische bzw. psychische funktionelle Störungen.
Disability Störung/Beeinträchtigung; partielle oder vollständige Reduktion üblicher Fähigkeiten/Fertigkeiten durch Schädigung.	**Activity** Personenbezogener Umfang der Möglichkeiten zu handeln hinsichtlich Art, Dauer und Qualität und deren Begrenzungen.
Handicap Beeinträchtigung, Substanzverlust oder Veränderung einer psychischen oder anatomischen Struktur.	**Participation** Art und Umfang sozialer Teilhabe an verschiedenen Lebensbereichen im Verhältnis zu organischen Schädigungen, Funktionsstörungen, Handlungsmöglichkeiten und anderer Kontextfaktoren, die Teilhabe fördern oder hemmen.

Im Mittelpunkt der vorliegenden Studie steht die Aktive Partizipation – als Verknüpfung von Aktivität und Partizipation –, die in verschiedenen Lebensbereichen möglich bzw. unmöglich wird. Der „soziale Ort", wo dies geschieht, ist die Interaktion im Alltag; wird also ständig und unentwegt reproduziert: „Teilhabe konstituiert sich in allen Lebenslagen und Lebensbereichen und über alle Lebensaltersstufen hinweg in auf Anerkennung und Kompetenz basierten Kooperationsverhältnissen" (Feuser, 2011b).

Aktivität wird verstanden als Tätigkeit im Sinne von Aneignung der objektiv realen Welt durch ein Subjekt:

"Die anskizzierten Zusammenhänge verdeutlichen, dass die Erkenntnis der objektiven Realität – und damit die Erschliessung für diese – durch die subjektive Sinnbildung konstituiert ist. Die im Erkenntnisprozess konstituierbaren Bedeutungen können ihrerseits als durch Tätigkeit geschaffene wie kulturhistorisch verankerte und tradierte Elemente der auf gattungsspezifische Entsprechung hin angelegten Orientierung des Subjekts auf und in seiner Welt verstanden werden." (Feuser, 1999)

Wichtige Elemente dieser Definition sind: Tätigkeit ist die Aneignung der objektiven Welt durch ein Subjekt; dieses füllt die Welt der Objekte mit Bedeutung, wodurch subjektiver Sinn für das Individuum generiert wird. Dieses Verständnis geht auf den Tätigkeitsbegriff von Leontjew (1982) zurück. Die Bedeutung von Tätigkeit – als Aneignung eines Subjektes der Objekte in der Welt – streicht Jantzen (2007, p. 20) in folgender Aussage heraus: "Weder gibt es Subjektivität ohne Tätigkeit, noch ist die objektiv-reale Welt (die äussere Natur, soziale Zusammenhänge, die anzueignenden eigenen Tätigkeitsformen und das eigene Selbst) ohne Tätigkeit erfahrbar." Entwicklung eines Menschen kann als "handelnde Anpassung" und "Aneignung von Welt [...] durch das aktiv tätige, sich mit seiner personellen und dinglichen Umwelt auseinandersetzende und sie umgestaltende Individuum verstanden werden" (Feuser, 2005, p. 105).

Wird der Begriff der Aktivität mit den Erkenntnissen von Feuser und Jantzen verbunden, kann daraus ein wichtiges Konzept für die Heil- und Sonderpädagogik entstehen: Akitvität verstanden als Sinn und Bedeutung generierende Tätigkeit, die die Aneignung der Welt durch ein Subjekt ermöglicht. Der Begriff der Aktivität wird verknüpft mit der Partizipation – als Adressierung einer Person und Gestaltung von Kommunikation – und zur Aktiven Partizipation zusammengefasst.

Als Definition kann festgehalten werden: Aktive Partizipation ist das Interagieren in kooperativer, sinngenerierender Tätigkeit von mindestens zwei Personen, die sich gegenseitig als relevant adressieren. Beide Agierenden haben die Möglichkeit, die Kommunikationssituation zu gestalten und sich über Kommunikation an ebendieser zu beteiligen. Zusammengefasst umschreibt Aktive Partizipation die Möglichkeit, als relevante Person in einer Interaktion dabei – inkludiert und nicht exkludiert – zu sein (Partizipation) und über Tätigkeit subjektiven Sinn zu generieren und die Interaktion zu gestalten (Aktivität).

Dieses Konzept schliesst an den aktuellen Diskurs an (ICF, BRK), und die darin verwendeten Begriffe Aktivität und Partizipation werden theoretisch begründet. Der Begriff entspricht zudem den systemtheoretischen Grundannahmen, er stellt Interaktion und Kommunikation in den Fokus und ermöglicht so die Beobachtung und Beschreibung – und somit die Erforschung – des Zusammenhandelns von verschiedenen Agierenden in alltäglichen Situationen. Wie oben dargestellt, gibt es verschiedene Varianten, wie Selbstbestimmung verstanden werden kann.

Es zeigt sich jedoch, dass Selbstbestimmung immer eine individuelle, intrapsychologische und motivationale Komponente aufweist, die nicht beobachtbar ist. Denn eine Person selbst nutzt die zur Verfügung stehenden Entscheidungs- und Selbstbestimmungsmöglichkeiten aufgrund ihrer aktuellen Präferenzen und ihrem Willen. Diese subjektiven und intrapsychischen Prozesse sind als Beobachter nicht sichtbar. Es braucht daher einen Perspektivenwechsel von der Selbstbestimmung zur Aktiven Partizipation. Das heisst der Fokus wird auf das Verhältnis der Interaktionspartner gelegt, das sich auf der Ebene der Kommunikation als Aktivität und Partizipation zeigt. Es stellt sich nicht die Frage, was der eigentliche Wille bzw. die aktuelle Präferenz einer Klientin oder eines Klienten ist, sondern ins Zentrum rückt die Frage: Wie muss eine Interaktion organisiert werden, damit die Person aktiv an eben dieser partizipiert? Das heisst, dass nicht die einzelnen Personen und deren Eigenschaften beobachtet werden, sondern soziale Interaktionen bzw. das Verhältnis zwischen den Menschen mit intellektueller Beeinträchtigung und den Betreuungspersonen sind Forschungsgegenstand und werden analysiert.

2.5 Wohnen in Einrichtungen

Die Teilnehmenden dieser Untersuchung leben alle in einem Wohnheim. Eine Studie in der Schweiz zeigt, dass 40–50% der Personen, die von Geburt an behindert sind im Alter von 45 Jahren in Einrichtungen leben. Bei Menschen mit intellektueller Beeinträchtigung ist dieser Prozentsatz höher. So leben bspw. 75% der über Vierzigjährigen mit einer intellektuellen Beeinträchtigung in einem Wohnheim (Adler u. a., 2011). Für Deutschland wird die Zahl der erwachsenen Personen mit Behinderung, die in einer Einrichtung wohnen auf 94'000 geschätzt (Seifert, 2000).

> „Nur rund 6% dieses Personenkreises wohnt gemeinde-integriert in betreuten Gruppen oder Einzelwohnungen, über 90% wird in Heimeinrichtungen mit Rundumversorgung betreut, 1% in Dorfgemeinschaften, fast 2% in sonstigen Wohnformen. Für den Rest gibt es keine Angaben." (Seifert, 2000, p. 163f.)

Wohnen bietet den Menschen mehr als nur ein Zuhause. Der Wohnort ist der Ort, an dem der Mensch unterschiedliche Bedürfnisse befriedigen möchte.

> „Zahlreiche wichtige Bedürfnisse, wie die nach Interaktion und Kommunikation, emotionaler Bindung, sozialer Zugehörigkeit, Privatheit und Intimität, Selbstbestimmung und Persönlichkeitsentfaltung, Aktivität und Ruhe werden über das Wohnen erfüllt." (Beck, 2001, p. 346)

Zudem ist Wohnen gemeinhin der Lebensbereich, in dem die Möglichkeiten zur freien Gestaltung und Entfaltung am grössten ist. „Wie kaum ein anderer Lebensbereich bietet das Wohnen Möglichkeiten der freien Entscheidung und der selbstbestimmten sozialen, kreativen, zeitlichen Gestaltung und Nutzung." (Beck, 2001, p. 248)

In dieser weitgefassten Definition von Wohnen sind die relevanten Begriffe „Interaktion und Kommunikation" und „Aktivität" enthalten. Gerade im Bereich Wohnen sind die Möglichkeiten am grössten einzuschätzen, um das zu tun, was man tun möchte. Es gibt keine Verpflichtungen, wie bei der Arbeit, in der Schule oder an anderen öffentlichen Orten. Das eigene Zuhause ist der Ort, wo man sein Leben auf die Art und Weise gestalten sollte, wie man möchte, und wo persönliche Entfaltung möglich sein sollte.

Insofern macht eine Untersuchung der Möglichkeiten von Partizipation und Aktivität an diesem Ort besonders Sinn. Ein weiterer Grund, warum Untersuchungen im Wohnheim, wo Menschen mit intellektueller Beeinträchtigung zu Hause sind, besondere Relevanz hat, liefert Sonnenberg (2007, p. 10):

„An der Art und Weise, wie Wohneinrichtungen gestaltet sind, lässt sich ablesen, welchen Stellenwert die Gesellschaft den Bewohnerinnen und Bewohnern zuweist. Der historische Wandel von Wohnformen für Menschen mit geistiger Behinderung verdeutlicht den Wandel der Einstellung der Gesellschaft gegenüber dieser Zielgruppe. Eine Frage, die sich direkt an diesen Gedanken anschliesst, ist die nach einem Zusammenhang von politisch realisierten und somit anerkannte Angeboten an Wohnformen für Menschen mit geistiger Behinderung und den politisch geforderten Wohnformen von Vertretern der Behindertenhilfe."

3 Theorie: Systemtheorie, Interaktion und Kommunikation

3.1 Grundlagen der Systemtheorie

Es gibt unterschiedliche Prägungen und Ausdifferenzierungen von „Systemtheorie". Allen gemeinsam ist ihre besondere Perspektive auf die Welt und ihr spezifisches Erkenntnisinteresse:

> „Es werden Systeme statt isolierter Objekte, Beziehungen statt dinglicher Eigenschaften und dynamische Bewegungen statt statischer Dinglichkeit erfasst; zirkuläre, d.h. rekursive Prozesse werden an Stelle geradlinig kausaler, Wahrscheinlichkeit statt Determinismus beschrieben." (Simon, 1988)

Ein System ist zunächst einmal ein „Aggregat von Objekten und Beziehungen zwischen den Objekten und ihren Merkmalen" (Watzlawick, Beavin und Jackson, 2000, p. 116). Eine Interaktion ist ein offenes System mit den gleichen Eigenschaften wie andere offene Systeme. Die Eigenschaften sind: Ganzheit, Übersummation, Rückkoppelung und Äquifinalität (Watzlawick, Beavin und Jackson, 2000, p. 119ff.).

Ganzheit meint, dass jeder Teil eines Systems mit den anderen Teilen so verbunden ist, „dass eine Änderung in einem Teil eine Änderung in allen Teilen und damit dem ganzen System verursacht" (Watzlawick, Beavin und Jackson, 2000, p. 119). Die Beziehung unter den Objekten ist so stark, dass das System als ein Ganzes betrachtet wird, das zusammenhängend und untrennbar ist.

Übersummation Daraus folgt, dass ein System nicht die Summe seiner Bestandteile ist, sondern, eben mehr. Diese Eigenschaft wird Übersummation genannt. Daher muss bei einer Analyse nicht das einzelne Teil betrachtet werden, sondern das ganze, das mehr ist als die Summe seiner Teile. Das führt einen auf die Frage der Organisation.

Rückkoppelung umschreibt, dass komplexe soziale Systeme nicht über Kausalitäten geregelt werden, sondern sich in sogenannte Rückkoppelungskreise aufteilen lassen. Das heisst, Interaktionsprozesse werden nicht in Ursache und Wirkungszusammenhängen betrachtet, sondern in zirkulären Rückkoppelungsprozessen, in denen A auf B wirkt und umgekehrt. So kann eine grössere Komplexität der Interaktion zweier Akteure oder Akteuerinnen erfasst werden.

Äquifinalität meint, dass Ergebnisse eines Prozesses nicht durch die Anfangszustände eines Systems vorbestimmt sind, sondern durch die Prozesse an und für sich, die zu diesen Ergebnissen geführt haben.

Eine weitere Eigenschaft von Systemen ist, dass sie autopoietisch und damit operativ geschlossen sind. Autopoiesis beschreibt, wie ein lebendes System sich selbst erhält. Der Begriff wurde von Maturana (2008) geprägt. Dabei wird das Leben als Prozess gefasst, bei dem sich lebende Systeme, als unabhängige Einheiten ständig selbst produzieren. Ein Organismus muss, um sich am Leben zu erhalten, bestimmte Aktivitäten vollbringen. Dazu zählen Aktivitäten, die intern ablaufen (Stoffwechsel) oder Verhaltensweisen, die zur Aufrechterhaltung des Systems vollzogen, werden müssen (Energiezufuhr). Dadurch dass diese körperlichen Prozesse funktionieren, erhalten sich diese Strukturen aufrecht und der Organismus bleibt am Leben:

> „Autopoiesis heisst in der Definition von Maturana, dass ein System seine eigenen Operationen nur durch das Netzwerk der eigenen Operationen erzeugen kann. Und das Netzwerk der eigenen Operationen ist wiederum erzeugt durch diese Operationen. [...] Das System erzeugt sich selber [...] Es kann keine Operation aus der Umwelt importieren, kein fremder Gedanke gelangt in meinen Kopf." (Luhmann, 2004, p. 109f.)

Das System ist selbstreferntiell organisiert. Durch diese Selbstbezüglichkeit des Systems ergibt sich die operative Geschlossenheit eines Systems. Herausgefunden wurde diese Erkenntnis bei einem Experiment mit Tauben. Es wurde deren Farbwahrnehmung untersucht. Das Ergebnis war, dass keine Korrelation zwischen Retina und der subjektiven Farbwahrnehmung besteht; die externe Quelle selber (in diesem Fall die Farbe) ist nur eine Art Auslöser. Erkenntnis war,

> „dass sich die Farbwahrnehmung ausschliesslich der Koordination zwischen Nervenarealen im Gehirn und solchen auf der Retina verdankt, zu dem theoretischen Kerngedanken ausgebaut, dass das Nervensystem ein geschlossenes System ist, das nicht in der Lage ist, Information aus der Wirklichkeit aufzunehmen" (Krohn und Cruse, 2005, p. 282).

Im Zentrum der vorliegenden Arbeit steht die Dyade zwischen der Betreuungsperson und der betreuten Person mit intellektueller Beeinträchtigung im Wohnheim. Diese wird aus einer systemtheoretischen Perspektive analysiert. Kieserling (1999, p. 7) bemängelt, dass es zwischen der theoretischen Ausrichtung der Soziologie und der empirischen Konversationsanalyse[3] kaum Bezüge gibt. Es wird versucht, diesen Bezug in der vorliegenden Arbeit herzustellen. Die engen Zusammenhänge zwischen der Systemtheorie und der Konversationsanalyse hat Hausendorf (2004, p. 138f.) bereits gezeigt. Er vertritt die Ansicht, dass die Systemtheorie besonders geeignet sei, um die mit Hilfe der

---

3   Diese Analysemethode der qualitativen Forschung wird im Kapitel 5.6.4 beschrieben.

Konversationsanalyse gefundenen empirischen Befunde zu erklären und theoretisch zu rahmen:

„Der [...] Rückgriff auf in erster Linie systemtheoretische und ethnomethodologische Entwürfe gewinnt seine Bedeutung vor diesem Hintergrund: Als eine Theorie, die es sich zum Ziel setzt, die Unwahrscheinlichkeit alltäglicher Kommunikationsabläufe ‚contraphänomenologisch' vorzuführen und theoretisch zu explizieren, inspiriert die Systemtheorie in besonderer Weise dazu, den Erklärungs- und Explikationsbedarf für die empirische Erkundung sinnlich wahrnehmbarer Erscheinungsformen der Interaktion zu erzeugen und sukzessive auszubauen."

Die Systemtheorie wurde von Luhmann (2010) selber in die Erziehungswissenschaft eingebracht und von Vertretern der Erziehungswissenschaft rezipiert (Herzog, 2006; Oelkers und Tenorth, 1992; Rotthaus, 2010; Scheef, 2009). Die systemtheoretische Denktradition Luhmann'scher Prägung ist auch in der Heil- und Sonderpädagogik aufgenommen worden (Feuser, 2001; Fuchs, 2000; Speck, 2008; Wansing, 2006; Wetzel, 2004; Wetzel, 2007).

Ein Vorteil dieser Sichtweise ist, dass auf moralisierende Beurteilungen verzichtet wird. Es werden Prozesse analysiert, die (zum Beispiel) zu einer Behinderung oder zu Inklusion oder Exklusion führen. Diese Prozesse werden mit einer bewussten Nüchternheit beschrieben und für die Forschung zugänglich gemacht. Zudem wird die Kommunikationssituation als soziales System in besonderem Masse berücksichtigt und fokussiert. Diese Theorie bietet die Chance für eine nichtwertende Beobachtung. Im Zentrum steht zunächst die empirische Beschreibung der Alltagswirklichkeit. Gerade eine solche offene, unbefangene Herangehensweise wird bei der Datenanalyse von Videomaterial wichtig. Denn Offenheit ist auch ein zentrales Konzept der Konversationsanalyse. Die moralische Bewertung im Sinne einer Habermaschen „herrschaftsfreien Kommunikation" (Habermas, 1997) wird nicht gemacht, sondern im Zentrum stehen die Prozesse, wie es zu einem Interaktionsverhältnis zwischen Betreuungspersonen und Klientinnen und Klienten kommt, welche Folgen dieses hat und wie sich dieses beobachten und beschreiben lässt.

3.2 Interaktion als soziales System unter Anwesenden

Bereits Ende der 1950er Jahre hat sich der Soziologe Erving Goffman bereits mit Interaktionen im Allgemeinen (Goffman, 2003), mit den Verhältnissen in „totalen Institutionen" (Goffman, 2007) und der besonderen Situation von Menschen mit einem Stigma (u. a. Menschen mit Behinderung) (Goffman, 1967) beschäftigt. Daraus sind interessante Beschreibungen entstanden. Stets wurden die Folgen einer besondere Form der Interaktion oder Situation auf die betroffenen Menschen untersucht und ausführlich dargelegt. Diese Studien wurden in der Heil- und Sonderpädagogik rezipiert (Cloerkes, 2000; Feuser, 2001; Feuser, 2006; Jantzen, 2007; Thimm, 1975) und haben eine Wende in der Betrachtung von Behinderung eingeleitet. Insofern, dass der Alltag und die Interaktionen von Menschen mit Behinderung bewusst in den Fokus der Untersuchung genommen wurden.

Eine Interaktion unter zwei anwesenden Personen wird in der Sozialpsychologie als Dialog bezeichnet. Dieser ist nicht nur einfach eine momentane Situation, die wichtig ist; vielmehr ist der Dialog entwicklungs- und sozialpsychologisch ein bedeutendes Element in der Entwicklung eines Menschen. Spitz hat in vielen Studien (Spitz, 1976b; Spitz, 1976a; Spitz, 1972) zeigen können, dass bei der menschlichen Entwicklung dem Dialog eine grosse Relevanz zufällt.

Der Dialog ist der „Beitrag der Umwelt zur Entstehung, Entwicklung und schliesslich Festigung von Ich, Selbst, Charakter und Persönlichkeit" (Spitz, 1976b, p. 25). In der Konsequenz heisst das für Spitz, dass der Mensch, dem man den Dialog als Säugling verwehrt, „asozial" wird und „geistig tot ist". Ohne Dialog kann sich ein Mensch nicht entwickeln. Ähnliches hat auch Feuser (2001) in Studien zur Isolation und Hospitalisierung von erwachsenen Menschen mit schweren intellektuellen Beeinträchtigungen aufzeigen können. Wenn die Interaktion bzw. der Dialog fokussiert wird, werden nicht die einzelnen Personen und deren Einstellungen und psychischen Voraussetzungen betrachtet, sondern das interaktive Zusammenwirken der beiden im Wechselspiel. Es geht darum anzuschauen, wie ein Interaktionsprozess abläuft mit dem Vorher (Ursachen) und dem Nachher (Folgen, Konsequenzen) von bestimmten kommunikativen Prozessen:

> „Wenn [...] die Grenzen dieser Untersuchung weit genug gesteckt werden, um die Wirkungen eines solchen Verhaltens auf andere, die Reaktionen dieser anderen und den Kontext, in dem all dies stattfindet, zu berücksichtigen, so verschiebt sich der Blickpunkt von der künstlichen Monade auf die Beziehung zwischen den Einzelelementen grösserer Systeme. Das Studium menschlichen Verhaltens wendet sich dann von unbeweisbaren Annahmen über die Natur des Psychischen den beobachtbaren Manifestationen menschlicher Beziehungen zu. Das Medium dieser Manifestationen ist die menschliche Kommunikation." (Watzlawick, Beavin und Jackson, 2000)

Es geht dabei nicht um eine dauerhafte Beziehung, sondern „eine Interaktion kommt nur zustande, wenn mehrere Personen füreinander wahrnehmbar werden und daraufhin zu kommunizieren beginnen. Das Ende dieses Kommunikationsprozesses markiert das Ende der Interaktion" (Kieserling, 1999, p. 15). Interaktion konstituiert sich demnach über Kommunikation, wobei Kommunikation verstanden wird als Konzept, bei dem verschiedene aufeinanderfolgende Prozesse gemeint sind „[...] bei denen Menschen einander beeinflussen" (Ruesch und Bateson, 1995, p. 17). Gemeint ist „[...], dass alle Handlungen und Ereignisse kommunikative Aspekte haben, sobald sie von einem menschlichen Lebewesen wahrgenommen wurden" (Ruesch und Bateson, 1995, p. 17). Es ist für eine Studie, die auch Menschen mit schweren intellektuellen Beeinträchtigungen in die Analyse einbezieht, wichtig, dass Kommunikation auf einer grundlegenden Ebene definiert wird. Denn es gibt ganz verschiedene Kommunikationsformen und -mittel, die angewendet werden können, um sich auszudrücken und verstanden zu werden. Spitz (1976a, p. 12) verfasste eine plausible und für alle menschlichen Lebensformen geltende Definition basaler Kommunikation:

> „Mit ‚Kommunikation' soll jede erkennbare, bewusste oder unbewusste, gerichtete oder nicht-gerichtete Verhaltensänderung bezeichnet werden, mittels derer ein Mensch (oder mehrere Menschen) die Wahrnehmung, Gefühle, Affekte, Gedanken oder Handlungen anderer absichtlich oder unabsichtlich beeinflusst."

Eine solche Definition ist pragmatisch und hilfreich für die Analyse. Da sowohl Ton- als auch Bildaufnahmen bei der Analyse berücksichtigt werden können, wird jegliche Art von Verhaltensänderung, die kommunikativen Charakter haben kann, in der Analyse angeschaut.

Sowohl Interaktion als auch Kommunikation haben in der Systemtheorie einen wichtigen Zusammenhang mit dem sozialen System. (Luhmann, 1987, p. 555) definiert die Gesellschaft als „das umfassende Sozialsystem, das alles Soziale in sich einschliesst". Ein System ist das, was es tut. Es besteht nicht aus Dingen (z. B. Menschen), sondern aus Operationen. Biologische, psychische und soziale Systeme operieren jeweils auf ihre eigene Art und Weise. „Biologische Systeme leben. Psychische Systeme operieren in Form von Bewusstseinsprozessen wie Wahrnehmung und Denken. Und die charakteristische Operationsweise sozialer Systeme […] ist Kommunikation" (Berghaus, 2011, p. 38). Ein Interaktionssystem ist ein solches soziales System. „Interaktionssysteme bilden sich, wenn die Anwesenheit von Menschen benutzt wird, um das Problem der doppelten Kontingenz durch Kommunikation zu lösen" (Luhmann, 1998).

Wichtig für eine systemtheoretische Definition von Interaktion sind die zwei Begriffe „Anwesenheit" und „Kommunikation". Dabei ist festzuhalten, dass Anwesenheit nicht als Statusmerkmal von Personen gemeint ist, sondern sie ist ein Effekt der Interaktion selber (Kieserling, 1999, p. 18). Für ein Interaktionssystem wie auch für alle anderen Systeme gelten die Basisprinzipien System/Umwelt-Differenz und Autopoiesis. D.h. nur ein System, das diesen beiden Prinzipien folgt, kann gemäss Luhmann (1987) als System bezeichnet werden und kann sich selber aufrechterhalten.

Das erste Leitprinzip meint, dass sich Systeme über deren Differenz zur Umwelt konstituieren. Das heisst, sie „erhalten sich durch Erzeugung und Erhaltung einer Differenz zur Umwelt und sie benutzen ihre Grenzen zur Regulierung dieser Differenz. [...] In diesem Sinne ist Grenzerhaltung [...] Systemerhaltung" (Luhmann, 1987, p. 35). Dabei werden System und Umwelt in enge Relation zu einander gesetzt. Die beiden Grössen sind aufeinander bezogen bzw. können als zwei Seiten einer Medaille gesehen werden. (Berghaus, 2011, p. 41) Und zwar in dem Sinne, dass die „Umwelt vielmehr Voraussetzung der Identität des Systems [ist], weil Identität nur durch Differenz möglich ist" (Luhmann, 1987, p. 243).

Das zweite Leitprinzip, nach welchem Systeme operieren, ist die Autopoiesis. Ein autopoietisches System – wie die Interaktion eines ist – produziert und reproduziert sich selbst mit den eigenen Mitteln des Systems. Das heisst für die Interaktion, dass sie ausschliesslich über Kommunikation aufrechterhalten wird. Beispielsweise gelangt kein Gedanke der an einer Interaktion Beteiligten, der ja im psychischen System angesiedelt ist, von ebendiesem in das soziale System. Zudem ist das soziale System das einzige System, das diesen Operationstypus verwendet. Es ist selbstreferentiell-geschlossen, d.h. es kann sich selber nur aufrechterhalten, mit den Mitteln, die es selber reproduziert. Das bedeutet jedoch keineswegs, dass das System autark ist, sondern es ist für Informationen – aber nicht für Operationen – aus der Umwelt offen. Durch strukturelle Kopplung mit anderen Systemen gelangen Informationen an das System heran, die es stören und so eine Veränderung des Systems in Gang setzen können. Diese Veränderung passiert jedoch wieder mit den systemeigenen Mitteln.

Das Bewusstsein als psychisches System und die Kommunikation als soziales System stellen sich gegenseitig Informationen bereit, die das jeweils andere dringend benötigt (Luhmann, 1987, pp. 62–63). Eine Interaktion als soziales System wird ausschliesslich mittels Kommunikation aufrechterhalten. Gedanken als Operationen des psychischen Systems oder biologische Prozesse spielen für die Interaktion nur als Umwelten, die operativ getrennt sind, eine Rolle. Die dargelegte operative Geschlossenheit eines Interaktionssystems hat folgende wichtige Konsequenz:

> „Es ist der Verzicht auf Möglichkeiten der unilateralen Kontrolle. Es mag Einflussdifferenzen, Hierarchien, Asymmetrisierungen geben, aber kein Teil des Systems kann andere kontrollieren, ohne selbst der Kontrolle zu unterliegen [...]. Die Sicherstellung einer trotzdem noch asymmetrischen Struktur (etwa: in den systeminternen Machtverhältnissen) bedarf daher immer besonderer Vorkehrungen." (Luhmann, 1987, p. 63)

Wie oben dargestellt entsteht ein Interaktionssystem – wie das zwischen einer Betreuungsperson und einem Menschen mit Behinderung – über die Aufrechterhaltung von Kommunikation. Da Kommunikation das Element von sozialen Systemen ist, wird ein System nicht durch die Personen selbst, sondern durch die

Kontinuität der Kommunikation aufrechterhalten. Die Person nimmt nicht in seiner Gesamtheit, d.h. mit allen seinen biologischen und psychischen Prozessen an der Interaktion teil. In der Interaktion nutzt eine Person bzw. ein Interaktionsteilnehmer seine biologischen und psychischen Voraussetzungen als ein Mittel um seine Funktion aufrechtzuerhalten. Nur die sozialen Aspekte, also die kommunikativ geäusserten Aspekte, sind für die Interaktion relevant. Kein intern ablaufender Gedanke einer Person oder eine psychologische Persönlichkeitsstruktur einer Person ist für die Aufrechterhaltung des Interaktionssystems massgeblich. Für ein funktionierendes Interaktionssystem wird „nur" Kommunikation vorausgesetzt und sichergestellt.

Interaktion ist eine von vielen Varianten der sozialen Systembildung über Kommunikation. Das spezifische am Interaktionssystem ist, dass die Kommunikation unter körperlich Anwesenden stattfindet. Dies hat einen erheblichen Einfluss, insofern, als das „Wahrgenommen-Werden", die Ausgangslage verändert. Die Interaktionsteilnehmenden nehmen wahr, dass sie wahrgenommen werden, und jede und jeder muss davon ausgehen, dass ihr oder sein Verhalten als Kommunikation aufgefasst werden kann. Diese Erkenntnis führt bei Watzlawick, Beavin und Jackson (2000) zum Paradoxon, dass man eben nicht nicht kommunizieren kann. „Man muss Abwesenheit wählen, wenn man Kommunikation vermeiden will" (Luhmann, 1987).

Simon (2009, p. 100) weist daraufhin, dass es sich bei einer Interaktion um einen Typus sozialer Systeme handelt, bei dem die doppelte Kontingenz in Lehrbuchform erscheint. Denn jede Wahrnehmung könnte falsch sein. Alles, was wahrgenommen wird, könnte einerseits anders gemeint sein und andererseits anders wahrgenommen werden. Jede und jeder weiss zwar, dass er oder sie wahrgenommen wird, aber nicht, wie er oder sie wahrgenommen wird. Dabei beobachtet er oder sie, dass das Verhalten von anderen „als Mitteilung von Informationen" rezipiert wird. Die Kombination von Wahrnehmung und Kommunikation, die in einer Interaktion sehr schnell und konkret abläuft, ist das Erkennungsmerkmal einer Interaktion.

Dabei ist sie an die „Grenzen des Wahrnehmbaren" (Luhmann, 1987, p. 563) geknüpft. Jedoch wird nicht alles Wahrnehmbare für die Interaktion sozial relevant, sondern es bedarf eines Selektionsvorgangs. Durch die Anwesenheit der Personen, werden gemeinsam die Selektion der Wahrnehmungen gesteuert und so „Aussichten auf soziale Relevanz markiert" (Luhmann, 1987, p. 564). Anwesend ist der, der als Anwesender behandelt wird und dadurch an der Kommunikation beteiligt ist. Entweder als SprecherIn oder als Verstehende/r. „[…] daher als jemand, mit dessen möglicher aktiver Beteiligung man rechnen muss" (Luhmann, 1998, p. 815).

Ein spezifisches Merkmal des Interaktionssystems ist der „Zwang zur Serialität" (Kieserling, 1999, p. 37). Damit ist gemeint, dass jeweils zu einer bestimmten Zeit nur ein Thema - die Thematisierungskapazität ist in einer Interaktion hochselektiv und begrenzt - in einer Interaktion behandelt werden kann, die Redezeit automatisch knapp wird und die Verteilung der Redezeit unter den Anwesenden zum Problem wird. Differenzierung ist also in der Interaktion nur nacheinander möglich.[4]

Die Interaktion innerhalb einer Organisation ist eine besondere Form der Interaktion. Zunächst bezeichnet Interaktion alle sozialen Systeme, die unter körperlich Anwesenden abläuft; Organisationen entstehen, wenn es sich um stete Entscheidungsfindung unter der Bedingung formalisierter Zweckbildung und Mitgliedschaftsregelung handelt. (Luhmann, 2000). Es gibt eine Wechselwirkung zwischen der Interaktion und der sie umgebenden Organisation. Das Interaktionssystem ist zwar autonom, insbesondere aufgrund seiner geringen Komplexität, aber die Interaktion in Organisation wird eingeschränkt. Es wird - um Komplexität zu reduzieren - nicht alles zum Thema gemacht, sondern nur spezifische, für die Organisation bzw. deren Entscheidungen wichtige Aspekte, werden interaktiv bearbeitet. Jedoch führt diese Einschränkung paradoxerweise zu einer Erhöhung der Komplexität:

> „Durch Organisation werden Interaktionen auf spezifische Funktionen wie gerichtliche Streitentscheidung, Erziehung oder Forschung hingelenkt und dadurch in bestimmten Hinsichten zu unwahrscheinlicher Sensibilität verfeinert, in anderen Hinsichten dagegen mehr oder minder abgestumpft." (Kieserling, 1999, p. 335)

Umgekehrt schränkt die Interaktion auch die Möglichkeiten der Organisation ein. Denn wegen dem zugrundgelegten Autopiesekonzept der Interaktion, kann sie im Arbeitsprozess auch – von der Organisation nicht wahrnehmbar – informell ablaufen. Die Hauptaufgabe bzw. Operationsweise einer Organisation ist das Treffen von Entscheidungen; eine Organisation konstituiert sich also über Entscheidungen. Kieserling (1999, p. 351) schreibt: „Die Entscheidung ist vor der Entscheidung eine andere als nach der Entscheidung, und sie ist für den Entscheider eine andere Entscheidung als für den Betroffenen". Entscheidungen werden im Organisationssystem stets kommuniziert und als Kommunikationen beobachtet. Das

---

4   Es wäre interessant zu schauen, wie die Interaktionsteilnehmenden im Wohnheim mit diesem Problem umgehen: zum Beispiel mit der Gleichzeitigkeit von Reden oder von Schweigen, denn beides wird vom Interaktionssystem missbilligt. In solchen Lagen gewinnen insbesondere interaktionsexterne Differenzen (Status, Geschlecht, [Behinderung, Erg. des Verfassers]) an Bedeutung (Kieserling, 1999, pp. 41–42).

bedeutet, dass Entscheidungen immer kontingent sind und auch anders hätten ausfallen können oder dass man sich nicht hätte entscheiden müssen.

3.3 Kommunikation als dreifache Selektion

Kommunikation ist die Operationsweise des sozialen Systems, auch die des Interaktionssystems. Es besteht aus der Information, der Mitteilung und dem Verstehen (Luhmann, 1998, p. 815). Nur wenn Kommunikation stattfindet, entsteht ein soziales System. Kommunikation meint jedoch nach Luhmann (1987, p. 193) nicht die Übertragung von Information vom Sender zum Empfänger, sondern der Kommunikationsprozess wird anders definiert.

Zentral sind Sinn und Selektion: Kommunikation ist immer ein selektives Geschehen: Es wird aus den vorhandenen Möglichkeiten etwas ausgewählt und anderes weggelassen. Dies geschieht mit der Zuschreibung von Sinn. Das heisst, etwas wird ausgewählt, weil es Sinn macht. Kommunikation ist ein dreiteiliger Selektionsprozess unter dem Medium Sinn: „Es geht nicht nur um Absendung und Empfang mit jeweils selektiver Aufmerksamkeit, vielmehr ist die Selektivität der Information selbst ein Moment des Kommunikationsprozesses" (Luhmann, 1987, pp. 194–195). Es lassen sich in Interaktionsprozessen (mindestens) zwei Personen und drei Akte beobachten und beschreiben:

Selektion einer Information Die Person, die eine Information sendet – von Luhmann Alter genannt – wählt aus der Fülle der Möglichkeiten bzw. Selektionshorizonten aus, was für sie informativ bzw. nicht informativ ist. Information beruht auf Eigenleistungen des Systems und besteht nicht aus objektiven Daten der Umwelt. Es ist eine Konstruktion durch Alter. Eine Information ist „a difference that makes a difference" (Bateson, 1990) also eine Differenz, die vom Beobachter als so wesentlich eingeschätzt wird, dass sie einen Informationswert erhält.

Selektion einer Mitteilung Wenn Alter etwas als Information konstruiert hat, wird ein Verhalten ausgewählt, das diese Information mitteilt (Luhmann, 1987, p. 195). Es entsteht für Alter eine Differenz zwischen der Information an sich und der Art wie sie mitgeteilt wird, denn es gibt verschiedene Möglichkeiten, wie der Sender dies machen kann. „Die Selektion bezieht sich sowohl auf das Was als auch auf das Wie" (Berghaus, 2011, p. 81). Die sendende Person wählt aus, welcher Inhalt, wie mitgeteilt werden soll.

Selektives Verstehen oder Missverstehen dieser Mitteilung und ihrer Information Entscheidend für das Gelingen eines Kommunikationsprozess ist das Verstehen. „Begreift man Kommunikation als Synthese dreier Selektionen, als Einheit aus Information, Mitteilung und Verstehen, so ist die Kommunikation realisiert, wenn und soweit das Verstehen zustande kommt" (Luhmann, 1987,

p. 203). Dabei geht es bei Luhmann nicht um das inhaltliche Verstehen, sondern darum, den Sinn der Kommunikation zu begreifen, was bedingt, dass eine Mitteilung als Mitteilung begriffen wird. Das heisst, dass man versteht, dass der Sender über viele Informationen verfügt, dass er daraus etwas als Mitteilung ausgewählt hat und dass einem viele andere Informationen nicht mitgeteilt wurden. (Berghaus, 2011, pp. 77–79). Verstehen ist aber auch sehr durch den Kontext beeinflusst. Nach Roth (1997, p. 335) ist Verstehen dann möglich, wenn „für einen bestimmten kommunikativen Kontext ein spezifischer konsensueller Bereich im Sinne von Maturana (1982) existiert." Damit ist ein Bereich gemeint, in dem die verschiedenen individuellen Gehirne einem Signal dieselbe Bedeutung zuordnen. Ob und wie man sich versteht, wird dann in einem Prozess von Versuch und Irrtum herausgefiltert.

Wenn alle drei Selektionsprozesse zwischen Alter und Ego erfolgreich vollzogen sind, entsteht ein Kommunikationsprozess. Daraus folgt, dass Kommunikation nicht als Summe von Handlungen von Einzelpersonen verstanden werden kann, sondern sie ist das Zusammenspiel von Alter und Ego bzw. die Synthese von Information, Mitteilung und Verstehen. Das bedeutet, dass das Verstehen darüber entscheidet, ob Kommunikation zustande kommt oder nicht. Dies zeigt sich in der Anschlusskommunikation. Daraus kann abgeleitet werden, ob die Kommunikation verstanden worden ist:

> „Wenn auf eine kommunikative Handlung eine weitere folgt, wird jeweils mitgeprüft, ob die vorausgehende Kommunikation verstanden worden ist. […] Der Test kann negativ ausfallen und gibt dann oft Anlass zu einer reflexiven Kommunikation über Kommunikation." (Luhmann, 1987, p. 198)

Erfolgreiche Kommunikation wird nicht dadurch definiert, dass es eine inhaltliche Übereinstimmung bzw. inhaltlichen Konsens gibt, sondern erfolgreich ist die Kommunikation dann, „wenn sie erfolgt und weiter erfolgt" (Berghaus, 2011, p. 106). Wenn also an den Sinn der Kommunikation vom Gegenüber angeschlossen wird.[5]

---

5 Anschlussfähigkeit kann zum Beispiel heissen, dass Einflussmöglichkeiten bereitgestellt werden und zwar so, dass sie genutzt werden kann. Eine Frage ist, wie kommuniziert werden muss, dass Anschluss bzw. Einfluss für die Person mit intellektueller Beeinträchtigung möglich ist.

Kommunikation wird als selektiver Prozess auf drei Ebenen verstanden. Das bedeutet für den Kommunikationsprozess, dass er kontingent ist und zwar in doppelter Hinsicht. Jede der drei Selektionen ist aus der Sicht des Sozialsystems Interaktion beliebig und könnte auch anders ausfallen. „Kontingent ist etwas, was weder notwendig noch unmöglich ist; was also so, wie es ist […] sein kann, aber auch anders möglich ist" (Luhmann, 1987, p. 152). Dies ist Grundbedingung für Kommunikation, denn wenn alles klar und eindeutig festgelegt wäre, gäbe es keine Anschlussmöglichkeit, und die Kommunikation würde zusammenbrechen; man müsste nicht mehr kommunizieren. Diese doppelte Kontingenz ist in jedem sozialen System immanent, sie setzt einen Prozess in Gang, der dieses Problem hinterlässt. Am Problem der doppelten Kontingenz setzt die Kommunikation an, und durch Kommunikation wird eine Lösung herausgearbeitet:

> „Es entsteht ein Zirkel: ‚Wenn Du tust, was ich will, tue ich, was Du willst'. Im statischen Zustand würde in diesem Zirkel jede Seite die andere blockieren. Aber durch Zeit wird die Zirkularität asymmetrisch durchbrochen: Der, der zuerst handelt, der Schnellste bekommt das Heft in die Hand." (Berghaus, 2011, p. 110)

3.4 Sinn als Universalmedium

Sowohl soziale als auch psychische Systeme (Personen) operieren nach dem Universalmedium Sinn. Es wird also so kommuniziert, wie kommuniziert wird, weil dies so (mehr oder weniger) Sinn macht. Dieses stattet „das je aktuell vollzogene Erleben oder Handeln mit redundanten Möglichkeiten aus" (Luhmann, 1987, p. 94). Denn alle nicht gewählten aber potentiellen Möglichkeiten der Kommunikation werden miterarbeitet. Sinn ist nicht beobachterunabhängig, sondern wird in der Kommunikation selbst mitkonstruiert. Es muss aus vielen Möglichkeiten eine bestimmte ausgewählt werden, die sinnvoll erscheint. Dabei geht es jedoch nicht um die Differenz von Sinn oder Unsinn, sondern um aktualisierten Sinn versus potenziellen Sinn. Weil eine Entscheidung für eine bestimmte Option, die anderen nicht ausschliesst, sondern, sondern sie in die Potenzialität verweist. Es gibt drei Sinndimensionen, nach denen psychische und soziale System beobachten, ordnen und die Welt beschreiben (Berghaus, 2011, p. 124):

Sachdimension Sinnvollerweise wird nach innen/aussen unterschieden, also danach, was dazugehört und was nicht; um welche Themen es gerade geht versus um welche Themen es gerade nicht geht.

Zeitdimension Sinnvollerweise wird alles, was man tut, sagt und beobachtet, nach früher/später, vorher/nachher bzw. Vergangenheit/Zukunft geordnet.

Sozialdimension Sinnvollerweise wird zwischen der eigenen Perspektive und den Perspektiven der anderen, nach Ego und Alter unterschieden.

3.5 Fazit: Systemtheorie und Behinderung

Die Begriffe der Systemtheorie helfen, die erkenntnistheoretische Perspektive für die Forschung zu schärfen. Interaktion als Kommunikation unter Anwesenden, Kommunikation als dreifache Selektion und Sinn als Universalmedium sind wichtige Aspekte der beobachteten Interaktion. So wird klar, was angeschaut und analysiert wird: Es geht nicht um einen Austausch von Signalen zwischen zwei Personen, sondern ins Zentrum der Betrachtung rückt ein dynamisches Interaktionssystem – später Interaktionsverhältnis genannt –, das nach bestimmten Regeln funktioniert. Diese Regeln und Muster können beobachtet und analysiert werden.

Zudem streicht die Systemtheorie die Wichtigkeit der aktuellen Situation heraus. Diese ist entscheidend für das, was in der Welt passiert. Die beiden Interaktionspartner bestimmen über Kommunikation, was passiert und was nicht; und was sinnhaft bzw. nicht sinnhaft ist. Die aktuelle Interaktionssituation als Kommunikation unter Anwesenden wird so zu einer wichtigen Einflussgrösse für soziale Realität. Sie wird als viel wichtiger eingeschätzt als Einstellungen, Eigenschaften und Gedanken der Interaktionsteilnehmenden. Diese werden zur Umwelt des sozialen Systems gezählt und sind vom sozialen System operativ getrennt. Das psychische System (Gedanken, Einstellungen) kann also nur bedingt beeinflussend auf das Sozialsystem (Kommunikationssituation) einwirken.

Es stellt sich die Frage, wie es aus systemtheoretischer Sicht dazu kommt, was gemeinhin als Behinderung verstanden wird. Die Systemtheorie hat darauf eine plausible Antwort. Aus der Sicht ihrer Vertreter wird Behinderung als Kopplungsproblem in einer Kommunikationssituation zwischen zwei verschiedenen psychischen Systemen beschrieben (Wetzel, 2004, p. 67). Damit ist gemeint, dass das generelle Problem der Kopplung von Bewusstsein und Kommunikation im Falle von Behinderung eine spezifische Schwierigkeit besitzt. Für ein Sozialsystem, wie die Interaktion eines ist, ist funktionierende Kommunikation wichtig, denn sonst fällt es zusammen. Behinderung strapaziert die gewohnten Bedingungen der Möglichkeit von Kommunikation. Das geschieht zum Beispiel dann, wenn jemand eingeschränkt sehen oder hören kann, wenn Wahrnehmungsstörungen oder Sinnverarbeitungsstörungen (wie z. B. bei Menschen mit einer intellektuellen Beeinträchtigung) auftreten.

Die Ursachen für die Strapazierung des Sozialsystems werden dabei üblicherweise im behinderten Individuum verortet. Diese Vorkommnisse hemmen bzw. erschweren die Möglichkeit einer gelingenden Kommunikation, denn gemäss Fuchs (2000) müssen für gelingende Kommunikation folgende Bedingungen erfüllt sein:

- Kommunikation funktioniert nur, wenn in ihrer Umwelt Wahrnehmungsverarbeitung möglich ist, denn ein Sozialsystem kann nicht wahrnehmen. Es braucht dazu fähige psychische Systeme. Bei Menschen mit intellektuellen Beeinträchtigungen wird gerade diese Kompetenz in Frage gestellt; darauf muss kommunikativ reagiert werden.
- Kommunikation kann nur funktionieren, wenn in ihrer Umwelt Sinnverarbeitung vorausgesetzt werden kann, dass also das, was kommuniziert wird, nichtkommunikativ bzw. intrapsychisch bearbeitet und verstanden wird. Auch hier können Menschen mit intellektuellen Beeinträchtigungen die Kommunikation belasten, denn nicht immer ist klar, ob das, was von der einen Person kommuniziert wird, intrapsychisch „sinnvoll" von der anderen verarbeitet wird.
- Kommunikation funktioniert nur, wenn die relevanten Prozessoren ihrer Umwelt ihre interne Zeit mit der Zeit des Sozialsystems in Übereinstimmung bringen können. In vielen Fällen ist ein Merkmal von Menschen mit intellektueller Beeinträchtigung, dass sowohl psychische als auch kommunikative Prozesse langsamer ablaufen.
- Kommunikation funktioniert nur, wenn die Differenz von Mitteilung und Information als Differenz erkannt und verstanden wird. Es kann nicht immer vorausgesetzt werden, dass Menschen mit intellektuellen Beeinträchtigungen den Unterschied zwischen dem, was gesagt wird, und dem, was gemeint ist, verstehen.

Wenn eine dieser belastenden Bedingungen der Möglichkeit für Kommunikation auftreten, gerät das Sozialsystem – also die Interaktion – unter Druck, und es müssen spezielle Massnahmen zur Aufrechterhaltung des Systems getroffen werden oder Kommunikation wird abgebrochen oder vermieden.

Diese Strapazen (Fuchs, 2000; Wetzel, 2004) erzeugen zudem eine „Exklusionsdrift" (Fuchs, 2000), die für die betroffenen Individuen von Eliminierung über Wegsortierung bis zur caritativen Behandlung (zum Beispiel in einem Wohnheim) reichen können. Da aber in der modernen Gesellschaft ein Inklusionsgebot aller Individuen gilt, muss Exklusion verhindert werden (Fuchs, 2000).

Ein Sozialsystem kann auf Belastungen auf verschiedene Weisen reagieren. Eine davon ist die Differenzierung. „Die anfallende Komplexität bzw. die Belastung wird durch die Entstehung von speziellen Einrichtungen, die die sachlichen, zeitlichen und sozialen Bedingungen schaffen, unter denen belastete Kommunikation möglich ist. Einrichtungen, die zeitgedehnt operieren, Aufmerksamkeitspotentiale umlenken auf schwierige Adressaten für Kommunikation, Personal haben, das Routinen entwickelt hat im Umgang mit idiosynkratischem Verhalten" (Fuchs, 2000).

In der vorliegenden empirischen Studie steht die Interaktion zwischen zwei Personen innerhalb einer Organisation im Mittelpunkt. Es geht nicht um die Menschen und ihre Beeinträchtigungen[6] bzw. um die Eigenschaften der Betreuungsperson, sondern im Zentrum steht deren Interaktionsverhältnis – das als Kommunikationsprozess, der zwischen den beiden stattfindet – beobachtbar ist.

Sozialstrukturelle Bedingungen, wie Art und Weise der Wohneinrichtung, Grad der Behinderung, Alter oder Ausbildung der Betreuenden sind für diese Untersuchung nicht relevant. Sie werden als Umwelt der Interaktion mitbeobachtet, aber nicht explizit in den Blick genommen. Der Fokus dieser Untersuchung liegt auf den Eigenheiten und Spezifitäten der beobachtbaren Verhältnisse im Alltag zwischen betreuenden und betreuten Personen im Wohnbereich. Hierbei können die Eigenschaften der Personen oder der Umwelt kommunikativ geäussert und damit wichtig werden. Dann werden sie mitanalysiert, aber nicht als objektivierbare Fakten, sondern als beeinflussende Faktoren aus der Umwelt des Interaktionssystems.

Behinderung kann für diese Untersuchung folgendermassen gefasst werden: Eine Einschränkung der Aktiven Partizipation bei einer Person, die durch eine Einschränkung ihrer intellektuellen Fähigkeiten und dadurch belasteten Kommunikationssituation entstehen kann. Aus einer intellektuellen Beeinträchtigung einer Person kann, wenn das Umfeld, nicht angemessen kommunikativ auf diese Beeinträchtigung reagieren kann, eine Behinderung dieser Person in der Aktivität und der Partizipation entstehen. Die Personen, die sich an dieser Studie beteiligt haben, werden – durch die Forschenden und die Betreuungspersonen – als Menschen mit intellektueller Beeinträchtigung bezeichnet. Dies ist eine Zuschreibung bezüglicher ihrer intellektuellen Fähigkeiten, sagt aber nichts aus, über deren Behinderung oder Möglichkeiten in Aktivität und Partizipation.

---

6   Wie es zu Behinderungen kommt, wird nicht aus den Eigenschaften der betroffenen Personen und ihrer Beeinträchtigungen abgeleitet, sondern es soll aufgezeigt werden, wie es über interaktionale Prozesse zu Behinderungen im Alltag kommt.

4 Aktueller Stand der empirischen Forschung

Die empirische Forschung zu Aktiver Partizipation und Interaktion in Wohneinrichtungen für Menschen mit intellektueller Beeinträchtigung lässt sich in sieben Forschungsschwerpunkte einteilen. Es gibt Studien,

- zur Selbstbestimmung von Menschen mit Down-Syndrom (Kapitel 4.1),
- zur Lebensqualität von Menschen in Wohneinrichtungen (Kapitel 4.2),
- zur Professionalität der Betreuungspersonen in Wohneinrichtungen (Kapitel 4.3),
- die sich mit der Messung von Selbstbestimmung auseinandersetzen (Kapitel 4.4),
- die selbstbestimmtes Verhalten untersuchen (Kapitel 4.5),
- die Beobachtungen in Institutionen für Menschen mit Behinderung durchführten (Kapitel 4.6) und
- zur Partizipation und Teilhabe von Menschen mit Behinderung (Kapitel 4.7).

Alle diese Forschungsfelder haben einen impliziten oder expliziten Zusammenhang mit der Thematik der Aktiven Partizipation für Menschen mit einer intellektuellen Beeinträchtigung in der Interaktion mit deren Betreuungspersonen, also dem Untersuchungsgegenstand der vorliegenden Arbeit.

4.1 Selbstbestimmung von Menschen mit Down-Syndrom

Gameren-Oosterom u. a. (2013) kommen in einer Studie zur Autonomie von Jugendlichen mit Down-Syndrom zum Schluss, dass Autonomie für diese immer noch schwierig zu realisieren ist: „Less than 10% had achieved basic skills such as basic cooking and paying in a shop. It is difficult for DS people to master all the skills necessary to live independently. Ninety percent of adolescents with DS experience significant problems in social functioning." Es stellt sich die doppelte Frage, ob sie es nicht können, oder ob das Umfeld so mit diesen Personen umgeht, dass sie ihre Unabhängigkeit nicht erlernen können. Diese Frage wird in der Studie aus den Niederlanden nicht beantwortet.

4.2 Befragungen zur Lebensqualität

Anfang dieses Jahrhunderts hat sich im deutschsprachigen Raum eine Forschungstradition herausgebildet, die Studien aus den USA folgend u. a. (Schalock, 1997) die Lebensqualität von Menschen mit einer intellektuellen Beeinträchtigung in Institutionen untersuchten (Beck, 2000; Seifert, Fornefeld und Koenig, 2001; Sonnenberg, 2007; Berns, 2002; Dworschak, 2004, u. a.). Sie stellen eine hohe Übereinstimmung zwischen Selbstbestimmung und der Lebensqualität fest. Exemplarisch sei hier eine Aussage von Seifert, Fornefeld und Koenig (2001, p. 268) angefügt: „Kontrolle über die eigenen Lebensumstände zu haben und den Alltag im jeweiligen sozialen Kontext weitgehend selbstbestimmt gestalten können, trägt wesentlich zum individuellen Wohlbefinden bei."

Diese Erkenntnis zeigt einerseits, dass Selbstbestimmung ein wichtiger Faktor für die Lebensqualität von Menschen mit einer Behinderung ist. Andererseits kann man daraus folgern, dass Selbstbestimmung theoretisch und forschungslogisch im Bereich der Lebensqualität anzusiedeln ist. Jedoch wurde hier nur ein eingeschränkter Bereich, aus einigen wenigen Items oder Fragen, untersucht. Es wäre daher durchaus sinnvoll in spezifischen Studien die Thematik Selbstbestimmung breiter und tiefer zu erforschen.

Eine kanadische Studie kommt nach einer Befragung von 182 Teilnehmenden mit leichter intellektueller Beeinträchtigung (die nicht stationär betreut werden) aus verschiedenen Ländern zum Schluss, dass ein hoher Zusammenhang zwischen der Selbstbestimmung und der Lebensqualität besteht (Lachapelle u. a., 2005, p. 743).

Sonnenberg (2007) legt ihren Fokus auf die Selbstbestimmung von Menschen, die in einer Einrichtung leben. Sie untersucht den Zusammenhang zwischen der Zufriedenheit und der Selbstbestimmung in Wohneinrichtungen und kommt zu folgendem Ergebnis:

> „[...] die Annahme, dass zwischen erlebter Selbstbestimmung und Zufriedenheit eine positive Beziehung besteht, kann mit Hilfe der qualitativen Verfahren bestätigt werden. Es konnte ausserdem ein Zusammenhang zwischen Unzufriedenheit und unzureichend realisierten Möglichkeiten der Selbstbestimmung nachgewiesen werden. Es kann insgesamt Folgendes festgehalten werden: 1. Selbstbestimmung ist Teil des Konzeptes von Zufriedenheit. 2. Die Abwesenheit von Selbstbestimmung und unzureichend realisierte Möglichkeiten der Selbstbestimmung lösen Unzufriedenheit aus. 3. Selbst- und Mitbestimmung machen einen grossen Teil der Wünsche der Bewohnerinnen und Bewohner an die Mitarbeiterinnen aus." (Sonnenberg, 2007, p. 181)

Kritisch betrachtet werden kann bei der Studie von Sonnenberg die Befragung als Untersuchungsmethode. Auch wenn Beck (2000, zit. nach Sonnenberg (2007)) nachweisen konnte, dass viele Menschen mit einer intellektuellen Beeinträchtigung auskunftfähig sind, eignet sich die Befragung nicht in allen Fällen als Forschungsmethode. So sind Menschen, die aufgrund ihrer kognitiven oder sprachlichen Möglichkeiten nicht teilnehmen können, von vornherein ausgeschlossen und können nicht teilnehmen. Jedoch zeigt sich, dass die Befragung ein gutes Erhebungsinstrument darstellt für Menschen, bei denen dies möglich ist (gos 2002, zit. nach Sonnenberg (2007), und sie grosse Wirkung zeigt:

> „Das Wahrnehmen und Ernst nehmen der Bewertungen und Rückmeldungen von Bewohnerinnen und Bewohnern fördert deren Selbstbewusstsein und Würde. Die grosse Bedeutung von sicht- und spürbaren Veränderungen aufgrund von erhobenen Sichtweisen wurde [...] bestätigt." (Sonnenberg, 2007, p. 38)

4.3 Untersuchungen zur Professionalität in Wohneinrichtungen für Menschen mit intellektueller Beeinträchtigung

Ein zentrales Werk der Selbstbestimmungsdebatte ist das Buch „Vom Betreuer zum Begleiter" (Hähner und Theunissen, 1998), das eine Neuorientierung der professionellen Behindertenhilfe unter dem Paradigma der Selbstbestimmung fordert. Im Vorwort erläutern die Autoren ihr Vorhaben genauer. Sie legen ihren Fokus auf die Veränderungen des fachlichen Handelns, die nach einer Forderung des Kongresses der Bundesvereinigung Lebenshilfe „Ich weiss doch selbst, was ich will! Menschen mit geistiger Behinderung auf dem Weg zu mehr Selbstbestimmung" 1994 selbstverständlich, möglich wurde.

> „Deshalb richtet sich unser Buch nicht an Menschen mit geistiger Behinderung, sondern es ist von Fachleuten für Fachleute geschrieben. Und unabwendbar ist richtig: Wenn das Leitbild der Selbstbestimmung in den nächsten Jahren mehr zum Tragen kommen soll, wird sich die Rolle der Professionellen fundamental verändern müssen" (Hähner und Theunissen, 1998, p. 7).

Eine empirische Untersuchung zu diesem Thema wurde von Rock (2001) verfasst. Mittels einer qualitativen Befragung von Professionellen arbeitet sie deren arbeitsbezogenen Deutungsmuster heraus. Dabei erkennt sie sieben Spannungen, die sich in der Arbeit mit geistig behinderten Menschen und der Forderung nach Selbstbestimmung zeigen:

- Die Spannung von Autonomie und Fürsorge,
- Die Spannung von Autonomie und Verantwortlichkeit,
- Die Spannung von Autonomie und einer pragmatisch auf Arbeitserleichterung und Entlastung ausgerichteten Handlungsorientierung,
- Die Spannung von Autonomie und Anpassung an gesellschaftliche Normalitätsstandards,
- Die Spannung von Autonomie und Organisationserfordernissen,
- Die Spannung von Autonomie und Förderung,
- Die Spannung von Autonomie und eigenem Leitungsanspruch.

Das Ausbalancieren dieser Spannungen oder Widersprüche ist für professionelles Handeln unter der Leitidee der Selbstbestimmung wichtig. Das erfordert zunächst, dass sie erkannt werden müssen. „Als ein notwendiges Moment sonderpädagogischer Professionalität unter der Leitidee der Selbstbestimmung erweist sich somit die Fähigkeit und die Bereitschaft zur Selbstreflexion" (Rock, 2001, p. 187).

Sie wirft Hähner und Theunissen (1998) vor, dass sie die Widersprüche sonderpädagogischer Professionalität ausblenden und in ihrem Text ideale Forderungen von Handlungsansätzen präsentieren, die bei den Fachpersonen in der Praxis, die diese Widersprüche wahrnehmen, eher Missmut und das Gefühl der Unzulänglichkeit hervorrufen. Damit wird „die als wesentlich erachtete positive Aufgeschlossenheit gegenüber der Leitidee der Selbstbestimmung [...] so eher unterminiert als gefördert" (Rock, 2001, p. 187). Ein weiterer Vorwurf verläuft dahingehend, dass bei ihnen fachliches Handeln insbesondere abhängig von persönlichen Eigenschaften und moralischen Einstellungen der Professionellen sei. Dadurch wird eine Veränderung dieses fachlichen Handelns in die Persönlichkeit und das subjektive Wollen hineinverlegt. Ihre empirische Untersuchung hat aber ergeben,

„dass MitarbeiterInnen aus Einrichtungen der Behindertenhilfe bezüglich der Ermöglichung und Unterstützung von Selbstbestimmung über gegensätzliche Handlungsorientierungen verfügen; diese wurzeln – wie mit der anschliessenden professionstheoretischen Interpretation gezeigt werden konnte – in Dilemmata und Widersprüchen, die im Beruf selbst angelegt sind." (Rock, 2001, p. 186)

Heller, Miller und Factor (1999) haben sich mit der Frage beschäftigt, wie Einflüsse aus dem professionell-organisatorischen Umfeld, Selbstbestimmung beeinflussen. Die Autorinnen kommen zu zwei Schlussfolgerungen: Erstens haben Personen, die in gemeindenahen Wohnformen und nicht in Pflege- oder Wohnheimen leben mehr Möglichkeiten zur Selbstbestimmung. Zweitens leben Personen in kleinen Wohneinheiten selbstbestimmter als jene in grossen Wohneinheiten (Heller, Miller und Factor, 1999). Jedoch stellt sich die Frage, welche anderen Einflussfaktoren im Wohnheim wirken. In einer Längsschnittstudie mit 58 Erwachsenen mit intellektueller Behinderung kamen Heller, Miller und Factor (1999) zu bemerkenswerten Resultaten. Menschen mit intellektueller Beeinträchtigung haben weniger Gelegenheiten zur Mitbestimmung, im Sinne von Entscheidungen, die getroffen werden können. Zudem können sie nur „Entscheidungen von relativ geringer Tragweite (wie Kleider auswählen)" (Heller, Miller und Factor, 1999, p. 455) treffen. Die Bewohnenden waren am ehesten einbezogen in Entscheidungen zu Essen(szeiten), sozialen Aktivitäten und Dekoration der Zimmer (Heller, Miller und Factor, 1999, p. 455).

4.4 Quantitative, standardisierte Messungen von Selbstbestimmung

Shogren u. a. (2008) setzen sich mit zwei Instrumenten auseinander, die in den USA entwickelt wurden, um Selbstbestimmung in Form von Fragebogen an grossen Untersuchungspopulationen zu messen. Sie vergleichen die American Institutes for Research Self-Determination Scale (ARC's SDS) mit der American Institutes for Research Self-Determination Scale (AIR-S). Beide Skalen versuchen Selbstbestimmung von Schülerinnen und Schülern bzw. Studentinnen und Studenten mit einer Behinderung zu messen oder Interventionen zur Erhöhung der Selbstbestimmung zu evaluieren. Eine empirische Auseinandersetzung mit Selbstbestimmung sehen sie bislang noch zu wenig umgesetzt: „while the literature base pertaining to self-determination and students with disabilities has expanded dramatically, the empirical foundation for theory and practice has grown at a slower rate" (Shogren u. a., 2008, p. 94). Als Ursache dafür sehen die Autorinnen und Autoren die grosse Mannigfaltigkeit an theoretischen und konzeptuellen Sichtweisen von Selbstbestimmung in der Literatur, die in Konfusion und Missverständnissen endet, statt in Klarheit und Nützlichkeit. Die zwei Fragebogen werden zunächst einzeln dargestellt und dann miteinander verglichen. Wehmeyer (1995) entwickelte im Rahmen seiner Dissertation die ARC's Self-Determination Scale. Diese Skala ist ein Instrument zur Messung der Selbstbestimmung von erwachsenen Studenten und Studentinnen mit einer Behinderung - insbesondere mit einer leichten geistigen Behinderung. Wehmeyer (1995, p. 22) definiert Selbstbestimmung als „acting as the primary causal agent in one's life and making choices and decisions regarding one's quality of life free from undue external influence or interference." Selbstbestimmung ist durch zwei Merkmale definiert. Erstens in dem man der primär Handelnde und Ursache in seinem Leben ist und zweitens in dem man man Auswahlen treffen und entscheiden kann in Belangen, die die eigene Lebensqualität betreffen. Und dies frei von unangemessenen äusseren Einflüssen oder Einmischungen. Ein Verhalten oder ein Ereignis ist dann selbstbestimmt, wenn es mit folgenden Charakteristiken beschrieben werden kann:

1. Das Individuum handelte autonom
2. Die Verhaltensweisen waren selbst-reguliert
3. Die Person initiierte und reagierte auf Ereignisse auf eine psychologisch kompetente Weise
4. Die Person handelte auf eine selbstverwirklichende Weise[7].

---

7 Die Übersetzung der Begriffe aus dem Englischen wurde bislang – nach Erachten des Autors – nicht angemessen gelöst.

Dieses Instrument wurde entwickelt, um die Selbstbestimmung von Studentinnen und Studenten zu ermöglichen und zu erhöhen. Zu diesem Zweck wurde ihnen ein Mittel zur Verfügung gestellt, um erstens ihre Meinung über sich und ihre Selbstbestimmung zu evaluieren. Um Zweitens in der Zusammenarbeit mit Erziehenden und anderen ihre individuellen Stärken und Begrenzungen in Bezug auf Selbstbestimmung zu identifizieren und drittens eine Selbsteinschätzung des Fortschritts in ihrer Selbstbestimmung über eine bestimmte Zeitspanne machen zu können. Zudem kann die ARC's Self-Determination Scale von Forschenden dazu verwendet werden, einschränkende und ermöglichende Faktoren für die Selbstbestimmung in der Umwelt, in Interventionen oder im Lehrmaterial zu evaluieren (Wehmeyer, 1995, p. 8). Das Verfahren wurde mit 408 Teilnehmenden durchgeführt. Für die Analyse konnten die Angaben von 312 Teilnehmenden verwendet werden. Der Hauptgrund für die grosse Anzahl fehlender Werte ist, dass viele Fragen von vielen Studienteilnehmenden nicht beantwortet werden konnten. Die Stichprobe bestand schliesslich aus 137 Männern (Durchschnittsalter 37.55) und 165 Frauen (Durchschnittsalter 36.68). Diese wurden in zwei dichotome Gruppen aufgeteilt: Personen mit einem Resultat unterhalb des Mittelwertes (30) wurden der Gruppe der hohen Selbstbestimmung, jene mit einem Wert oberhalb des Mittelwertes der Gruppe der niedrigen Selbstbestimmung zugeteilt. Es waren schliesslich 166 Leute in der Gruppe der hohen Selbstbestimmung (Durchschnittsalter 35.69) und 146 in der Gruppe der niedrigen Selbstbestimmung (Durchschnittsalter 37.82). Dem Verfahren werden insbesondere für die Zielgruppe der leicht intellektuell beeinträchtigten Menschen gute Gütekriterien zugeschrieben. Es ist aber für Menschen mit schwereren Beeinträchtigungen nicht geeignet bzw. sogar unbrauchbar.

Die AIR Self-Determination Scale (Mithaug, 1993; Mithaug, 1996) wurde auf einem anderen theoretischen Hintergrund aufgebaut. Als Basis diente die „self-determined learning theory". Diese ist zwar ähnlich wie die von Wehmeyer (1995) verwendete funktionale Selbstbestimmungstheorie, aber nicht identisch (Shogren u. a., 2008, p. 95). Der Fokus liegt bei diesem Erhebungsinstrument auf dem Prozess in dem Studierende zu selbstbestimmten Lernenden werden. Selbstbestimmung hängt hierbei von den individuellen Kapazitäten und den gegebenen Möglichkeiten im Umfeld der Studierenden ab: „Capacity refers to the knowledge, abilities, and perceptions that enable students to become self-determined; opportunity refers to chances provided to students to apply their knowledge and abilities related to self-determination" (Shogren u. a., 2008, p. 95). Dieses Verfahren berücksichtigt sowohl die individuellen Charakteristika eines Individuums als auch den Prozess, der zu Selbstbestimmung führt (Shogren u. a., 2008, p. 96).

Dafür wurden 407 Studierende (und mit dem AIR-E auch deren Erziehende) mit diesem Verfahren nach ihren Kapazitäten und Möglichkeiten für Selbstbestimmung befragt. Anschliessend wurden die Resultate mit denen der Arc's SDS verglichen und Zusammenhänge erörtert. Der Zusammenhang zwischen den einzelnen Items der beiden Verfahren und auch der Schlusswert, also der Selbstbestimmungsgrad, wurden miteinander in Beziehung gesetzt. Der Gesamtwert von SDS und AIR-S korreliert dabei nur moderat (mit $r = 0.5$). Weiter zeigte sich, dass die fremd- (AIR-E) und selbstberichtete (AIR-S) Selbstbestimmung nicht übereinstimmen und sich nur ganz schwache und zum Teil negative Korrelationen zeigen (Shogren u. a., 2008, p. 100). Von den Autorinnen und Autoren wird ein weiterer Forschungsbedarf erkannt. Sie kommen nach dieser Studie zum Schluss, dass beide Verfahren und deren theoretischer Hintergrund andere Aspekte vom Konstrukt Selbstbestimmung messen bzw. betrachten:

"This finding has significant implications for understanding the construct of self-determination and for future research using student self-report measures of self-determination. The SDS and the AIR-S represent two of the more widely available measures of students' relative level of self-determination; however, they appear to be assessing different aspects of self-determination, aspects that are, logically, linked to differences in the theoretical frameworks on which the assessments were based." (Shogren u. a., 2008, p. 104)

Die Ergebnisse der Vergleichsstudie von Shogren u. a. (2008) haben auf die vorliegende Untersuchung erheblichen Einfluss. Beide Verfahren haben sich nicht bewährt und sind für den Kontext der vorliegenden Studie nicht sinnvoll. Dies aus unterschiedlichen Gründen: Ein grosses Problem ist der sprachlichkulturelle Kontext, der in den USA ein anderer ist als in der Schweiz. Zudem zeigt der Vergleich der beiden Verfahren, dass Selbstbestimmung nicht mit einem einzelnen der beiden Instrumente gemessen werden kann, sondern, dass nur unterschiedliche Aspekte des Selbstbestimmungskonstruktes gemessen werden. Weiter ist das Verfahren explizit für Menschen mit Behinderung im Erziehungsbereich konzipiert und insbesondere für Schülerinnen und Schüler bzw. Studentinnen und Studenten angewendet worden. Zudem ist das Verfahren für Menschen mit einer leichten intellektuellen Beeinträchtigung konzipiert und daher gerade für Menschen mit einer mittleren oder schweren intellektuellen Beeinträchtigung nicht geeignet. Eine eins-zu-eins Adaption scheint daher schwierig zu sein.

Jedoch können die Erkenntnisse aus dieser Studie für dieses Projekt sehr wertvoll sein, da die Ergebnisse aber auch Schwierigkeiten, die sich ergaben für eine Studie, wie der vorliegenden Untersuchung in einem Zusammenhang stehen können. So macht dies deutlich, dass das zu entwickelnde Verfahren nur einen

Aspekt von Selbstbestimmung messen kann, nämlich die Aktive Partizipation in der Interaktion in einer Betreuungsinstitution im Wohnbereich. Zudem schärft es das Bewusstsein dafür, dass ein anschliessender Vergleich der Ergebnisse – wenn überhaupt – nur mit Zurückhaltung erfolgen kann. Daraus folgernd gilt es, sich darauf zu konzentrieren, das Verfahren intern zu validieren und nicht eine übergeordnete Validierung – z. B. durch einen Vergleich mit einem der Befragungsinstrumente (ARC's SDS oder AIR-S) - anzustellen. Dies kann eventuell nach einer eingehenden Überprüfung und Verfeinerung des entstehenden Verfahrens in einer zukünftigen Studie geschehen.

4.5 Selbstbestimmtes Verhalten

In einer Studie von Wehmeyer, Kelchner und Richards (1996) wurden in Form von selbstberichteten Verhaltensbeschreibungen die Charakteristiken von selbstbestimmtem Verhalten von Menschen mit intellektueller Beeinträchtigung erhoben. Für die Autorin und die Autoren besteht selbstbestimmtes Verhalten aus vier Komponenten: „In operational terms, self-determined actions reflect four essential characteristics: autonomy, self-regulation, psychological empowerment, and self-realization" (Wehmeyer, Kelchner und Richards, 1996, p. 632). Es sind dies dieselben Begriffe (übersetzt: Autonomie, Selbstregulation, psychologisches Empowerment und Selbstverwirklichung), die bereits oben für die ARC's Selbstbestimmungsskala beschrieben wurden. Dieses Konzept wird von Wehmeyer, Kelchner und Richards (1996) auch für die Beurteilung von Verhalten hinzugezogen. Mit Hilfe verschiedener Selbstbeurteilungsinstrumente werden diese vier Komponenten von selbstbestimmtem Verhalten gemessen und mit dem „National Consumer Survey Total Score" verglichen, das ein Mass für die Selbstbestimmung einer Person ist.

Sie kommen zum Schluss, dass ihr Vorgehen, selbstbestimmtes Verhalten anhand der von ihnen verwendeten Begriffe zu operationalisieren, durchführbar ist. So ist ihr Fazit, dass Personen, die sich selbstbestimmt verhalten, (aufgrund ihrer Selbstbeurteilung) auch selbstbestimmt sind (Wehmeyer, Kelchner und Richards, 1996, p. 639).

Der Zusammenhang von selbstbestimmtem Verhalten und selbstbestimmtem Sein wird also in dieser Studie an einer grossen Fallzahl (N=407) und mit verschiedenen statistischen Verfahren bestätigt. Hier gilt es ebenso festzuhalten, dass dieses Ergebnis nur für Menschen mit einer leichten intellektuellen Beeinträchtigung gilt, da hier die Befragungsmethode zur Anwendung kam und nur Menschen mit einer leichten intellektuellen Beeinträchtigung einbezogen wurden. Zudem bezieht sich die Aussage über das Verhalten auf eine Selbstbeurteilung der befragten Personen. Insofern kann angenommen werden, dass Menschen, die ihr Verhalten als selbstbestimmt einschätzen, sich selber auch als selbstbestimmt wahrnehmen. Dieses Ergebnis ist keineswegs überraschend, denn durch die Art der Erhebungsmethode und -durchführung wird ein solches Ergebnis nahezu hervorgerufen, sodass sich die Frage stellt, ob dies nicht ein wissenschaftliches Artefakt – im Sinne eines Zirkulärschlusses – ist.

4.6 Beobachtungen in Institutionen für Menschen mit intellektueller Beeinträchtigung

Insbesondere im englischsprachigen Raum gibt es einige Studien, die über Beobachtung die Interaktion zwischen professionellen Betreuungspersonen und Menschen mit intellektueller Beeinträchtigung analysieren (Antaki, Young und Finlay, 2002; Antaki, Finlay und Walton, 2007b; Antaki, 2012; Antaki und Kent, 2012; Antaki, 2013; Cullen u. a., 1983; Repp, Barton und Brulle, 1987; Felce u. a., 1991; Hile und Walbran, 1991; Felce und Repp, 1992; Golden und Reese, 1996; McConkey, Morris und Purcell, 1999; Bradshaw, 2001; Chan und Yau, 2002; Finlay u. a., 2008; Pilnick u. a., 2010; Hostyn u. a., 2011) In den Studien werden sowohl quantitative als auch qualitative Aspekte der Interaktion im Wohnheim untersucht. Insgesamt wurde in einer Studie festgestellt, dass nur wenig Interaktion in Wohninstitutionen stattfindet (Cullen u. a., 1983).

Weitere wichtige Erkenntnisse dieser Studien sind, dass die meiste Betreuungszeit für die Überwachung (ohne gleichzeitigen kommunikativen Austausch) gebraucht wurde, und dass es nur sehr wenig Förderung (1min pro Stunde) und Interaktion gab (2min pro Stunde). Zudem tendieren die professionellen Betreuungspersonen dazu, instruierend oder kontrollierend zu sein (Hile und Walbran, 1991).

Andere Studien (Bradshaw, 2001; McConkey, Morris und Purcell, 1999) kommen zum Ergebnis, dass die Betreuenden die Komplexität ihrer Kommunikation und die Kommunikationsform nicht den Fähigkeiten der betreuten Personen anpassen. Bradshaw (2001) zeigt, dass 45% der kommunikativen Aktivitäten ausserhalb der Verständnismöglichkeit bzw. -kapazität der betreuten Personen stattfindet. Zudem stellt sie fest, dass insbesondere Anweisungen und geschlossene Fragen formuliert werden. Vorgeschlagen wird von den Autorinnen und Autoreneine verstärkte Kommunikation mit non-verbalen Signalen und das Stellen von offenen Fragen (McConkey, Morris und Purcell, 1999).

Eine andere Studie aus dem deutschsprachigen Raum kommt jedoch zum Schluss, „dass die Begleitpersonen auf die jeweiligen kommunikativen Kompetenzen der begleiteten Personen achteten und darauf eingingen" (Mohr, 2008,

p. 246) So konnte die Studie aufzeigen, dass die Begleitpersonen bei Menschen mit schwerer intellektueller Beeinträchtigung vor allem über Körperkontakt und Berührungen kommunizieren und verbale Kommunikation vergleichsweise selten vorkommt.

Andere Untersuchungen befassten sich mit der Frage, wie die Anzahl Betreuenden mit der Interaktionsquantität zusammenhängt. Wie sich zeigte, korreliert die Interaktionsqualität und -quantität nicht mit mehr Personal; wichtiger sind die Umstände, weshalb und wie es zu einer Erhöhung kommt. Zudem zeigte sich: Je kleiner die Gruppe ist, desto besser ist die Interaktionsqualität zwischen Betreuenden und betreuten Personen, egal wie viele Betreuende es hat. Als optimale Gruppengrösse wird 1–4 Menschen mit einer Behinderung gesehen (Felce u. a., 1991).

Eine weitere Studie untersucht, wie junge Menschen mit einer intellektuellen Beeinträchtigung Fragen beantworten, und wie der Fragestil von Fachpersonen ist, und zwar beim Übergang in eine Einrichtung für Erwachsene. Die Schlussfolgerung der Autorinnen und Autoren ist, dass die Fachpersonen sich in einem Dilemma wiederfinden, dass sie personenzentriert und Selbstbestimmung ermöglichend mit den Jugendlichen kommunizieren möchten, dass aber gleichzeitig die Wünsche, die von den Jugendlichen geäusserten Wünsche häufig, nicht umsetzbar sind (Pilnick u. a., 2010).

Drechsler (2004) untersuchte die Lebensqualität von Menschen mit einer intellektuellen Beeinträchtigung in unterschiedlichen Wohnformen. Sie versuchte „Lebensqualität aus den verbalen und nonverbalen Äusserungen der Probanden in einer vergleichbaren Situation zu erschliessen" (Drechsler, 2004, p. 161). Zu diesem Zweck geht sie – unter Bezugnahme auf das Kommunikationskonzept von Watzlawick, Beavin und Jackson (2000) – davon aus, dass Kommunikation „neben dem Aspekt des Informationsaustauschs [...] durchaus als Indikator von Gruppenprozessen bzw. des ‚Funktionierens' gruppeninterner Übereinkünfte und Strukturen gelten kann" und weiter heisst es: „[...] eine als gelungen definierte Kommunikation lässt (positive) Rückschlüsse auf die Lebenswelt im engeren Sinne [...] zu et vice versa" (Drechsler, 2004, p. 162). Es wird nicht begründet oder weiter ausgeführt, wie sie vom pragmatischen Aspekt der Kommunikation nach Watzlawick, Beavin und Jackson (2000) dazu kommt, durch die Anzahl und die Qualität von gelungener Kommunikation auf die Lebensqualität zu schliessen. Zudem bleibt sie nicht konsequent in ihrer theoretischen Ausrichtung. Denn eine konsequent systemisch verstandene Kommunikationsanalyse kann sich nicht auf eine einzelne teilnehmende Person an einer Interaktion beschränken. Kommunikation wird von Watzlawick, Beavin und Jackson (2000) als Beziehungsspiel oder als Wechselspiel von mindestens zwei Interaktionsteilnehmenden konzipiert. Da die Autorin aber einen Bewohner oder eine Bewohnerin ins Zentrum ihrer

Analyse stellt und dessen bzw. deren Art zu kommunizieren untersucht, kann sie weder die interaktive Kommunikations- noch die Lebensqualität analysieren. Sie erkennt zwar die Art, wie ein Mensch Signale sendet, nicht aber, ob resp. wie Kommunikation als interaktiver Prozess gelingt oder nicht. Somit kann durch eine solche Forschungsanlage auch die Qualität der Kommunikation oder Beziehungsqualität und damit einhergehend die Lebensqualität von Menschen mit einer intellektuellen Beeinträchtigung nicht erhoben werden. Aus der Einengung auf einen einzelnen Kommunikationsteilnehmenden lässt sich zudem der prozesshafte Charakter einer Interaktion – wie Watzlawick, Beavin und Jackson (2000) ihn verstehen – nicht erschliessen. Zwei Wohnformen wurden in Bezug auf die Art der Kommunikation verglichen. Hierbei schnied die Wohngruppe im Vergleich zur Psychiatrie besser ab. Das Resümee der Autorin fällt folgendermassen aus:

> „Alle Beobachtungen lassen darauf schliessen, dass eine Wohngruppe ein wesentlich günstigeres kommunikatives Klima aufweist als die Lebenswelt psychiatrische Station. Die Anzahl der als emotional positiv besetzt anzusehenden zwischen-menschlichen Kommunikationen sowohl im sprachlichen als auch im nichtsprachlichen Bereich liegt in den Wohngruppen um ein Vielfaches höher als auf den Stationen. [...] Die Bewohnerinnen und Bewohner der Wohngruppen kommunizieren verbal, bezogen auf die Anzahl der Äusserungen, mehr als doppelt so viel wie die Menschen mit geistiger Behinderung in der Psychiatrie. Dieses Ergebnis lässt mit grosser Sicherheit darauf schliessen, dass die Bedingungen für verbale Kommunikation innerhalb einer gemeindeintegrierten Wohngruppe wesentlich besser sind als in einer Langzeitstation einer psychiatrischen Klinik. Ähnliches gilt für den Bereich der nonverbalen Kommunikation, der sich hier auf den Bereich des Mimischen beschränkt." (Drechsler, 2004, pp. 172–175)

Interessant sind die Folgerungen, die Drechsler für eine angemessene Umsetzung einer neuen Wohnkonzeption für Menschen mit (schwerer) intellektueller Beeinträchtigung zieht. Sie thematisiert die Spannung zwischen dem Selbstbestimmungsrecht aller Menschen bei der Wahl ihres Wohnortes und dem wissenschaftlichen Erkenntnisstand, dass normalisierte Wohnformen die Lebensqualität der Menschen mit intellektueller Beeinträchtigung verbessern. „Eine Lösung, die in einem Belassen des status quo bestehen würde, kann jedoch schon aufgrund des wissenschaftlichen Erkenntnisstandes über normalisierte Wohnformen nicht in Frage kommen. Eine Art Umsiedelungsprojekt gegen den Willen der betroffenen Menschen muss jedoch aus Gründen der Selbstbestimmung ebenso abgelehnt werden" (Drechsler, 2004, p. 186).

Reuzel u. a. (2013) arbeiten in ihrer Studie Interaktionsmuster zwischen dem Betreuungspersonal und Erwachsenen mit leichter intellektueller Beeinträchtigung heraus. Sie verwenden ein Beobachtungsverfahren mit Videokamera und werten das Datenmaterial quantitativ aus. Es werden Codes definiert, deren

Häufigkeit gezählt wird. Haupterkenntnis für die Autorinnen und Autoren ist, dass die Interaktionen zwischen dem Betreuungspersonal und den Klientinnen und Klienten durch das Personal dominiert werden.

Eine andere Studie (Jingree, Finlay und Antaki, 2006) untersucht die Interaktion zwischen Betreuungspersonen und Menschen mit einer Lernbehinderung in einer Bewohnerbesprechung. Dort wird herausgestrichen, dass zwar einige Publikationen (Goble, 1999; Goodley, 2000) vorliegen, jedoch die alltägliche Interaktion bislang noch nicht so sehr als Einflussfaktor analysiert wurde. Wie aber eine Studie von Hugman (1991) zeigt, kontrollieren die Betreuungspersonen die Interessen der Bewohnerinnen und Bewohner in der Interaktion über Sprache und soziale Beziehung. Zudem zeigen doch einige später entstandene Studien (Rapley und Antaki, 1996; Antaki, 2001; Antaki, Young und Finlay, 2002) einerseits wie wichtig einerseits die alltägliche Interaktion als Einflussfaktor ist, aber andererseits auch, dass die Interaktion zwischen betreuenden und betreuten Personen insbesondere geprägt ist durch eine Imbalance bezüglich Wissen und Status. Dies, obwohl die Fachpersonen in diesen Studien - teilweise explizit - angehalten wurden, „empowernd" zu arbeiten. Jingree, Finlay und Antaki (2006, pp. 219–222) machen eine mikroanalytische Konversationsanalyse von Besprechungen mit Bewohnerinn und Bewohnern im Wohnheim. Die Ergebnisse können folgendermassen zusammengefast werden:

Ignorieren Viele Situationen wurden beobachtet, in denen die Betreuungspersonen die Kommunikationsversuche der Bewohnerinnen und Bewohner ignorierten oder kaum anerkannt haben. Dies war insbesondere dann der Fall, wenn es um die Äusserung von Anliegen oder Einstellungen ging. So zeigen die Autorinnen und Autoren an mehreren Interaktionssequenzen, dass nach der Frage der Betreuungsperson, ob jemand irgendwelche Änderungsvorschläge habe, ein Antwortversuch einer Person ignoriert wird. Es entspricht nicht der Idee, dass die Bewohnenden zur Mitsprache aufgefordert werden sollen. Zwar besteht das Ziel, alle zu Wort kommen zu lassen, jedoch wird durch das schnelle Aufrufen zum Reden vom einen zum anderen der eine Beitrag ignoriert. Als er schliesslich anerkannt wird, wird die negative Beschwerde von der Betreuungsperson in eine positive Aussage verdreht.

Umgang mit Opposition Vorschläge zu machen und über Bedürfnisse zu sprechen sind die Hauptziele der Bewohnerbesprechung. Jedoch zeigt sich eine Spannung zwischen der Ermunterung der Bewohnenden, ihre Auswahlen zu treffen und sie zu einer Auswahl zu führen, die von der Betreuungsperson – aus welchen Gründen auch immer – bevorzugt wird. Dies widerspricht dem Ziel, die Bewohnenden zur freien Meinungsäusserung zu ermuntern. An einem Beispiel wird dies gezeigt: Im Vorfeld einer Weihnachtsparty soll das Programm vorbesprochen werden. Die Sequenzen zeigen, dass zwei der Bewohnenden gegen eine Disco sind, und dass einer sich äussert, er könne nicht am Tanz teilnehmen. Zum Schluss sagt die Betreuungsperson: „So, es wird also eine Disco geben an der Weihnachtsparty!" Den Autorinnen und Autoren scheint es schon von Anfang an klar gewesen zu sein, dass es eine Disco gibt.

Hervorbringen der Philosophie der Institution In vielen Beispielen wird gezeigt, dass die Betreuungspersonen über Fragetechniken die Philosophie der Institution hervorbringen. So werden zum Beispiel die Erzählaufforderungen so gesetzt, dass eine bestimmte intendierte Antwort von den Bewohnenden gegeben wird. Oder es gibt auch Fälle, bei denen die Antwort von den Betreuungspersonen bereitgestellt und damit vorweggenommen wird. So wird über die Rolle der Betreuungsperson diskutiert. Eine Bewohnerin wird zu ihrer Beziehung zu einer bestimmten Betreuungsperson befragt. Sie antwortet mit „alright", worauf die Betreuungsperson entgegnet: „ah so she's a friend". Das „alright" wird von der Betreuungsperson sofort in die Frage nach einem Freund umformuliert, was jedoch nicht der Aussage der Frau mit Behinderung entspricht. Damit wird Antwort auf die Frage von der Betreuungsperson in die Richtung des Verständnisses ebendieser gelenkt.

Die Autorinnen und Autoren halten als Fazit fest, dass trotz des Bestrebens, die Bewohnerinnen und Bewohner bei der Besprechung einzubinden, die Macht Gesprächsbeiträge anzuerkennen oder zu ignorieren beim Fachpersonal liegt. Da die Betreuungspersonen mit verschiedenen, sich widersprechenden Anforderungen und Rollen (als Lehrperson, Begleitperson, Anwalt/Anwältin, Institutionsvertretung) konfrontiert sind, resultieren spezifische Kommunikationsmuster, die oben beschrieben wurden. Diese unterschiedlichen Rollen führen zu verschiedenen, sich teilweise widersprechenden Agenden, nach denen die Betreuungspersonen handeln. Durch die Gesprächsführung in den verschiedenen Rollen als Betreuungsperson, bzw. als Förderer oder Förderin der Unabhängigkeit, haben die Fachpersonen die Antworten der Bewohnerinnen und Bewohner verändert. Antworten, Meinungen und Gefühle wurden konstruiert, die von den Antwortenden ursprünglich gar nicht geäussert wurden (Jingree, Finlay und Antaki, 2006). Diese Studie zeigt spezifische Muster in der Bewohnerbesprechung auf.

Das sind sehr interessante Ergebnisse und für die vorliegende Studie ein Beispiel, dass die Verknüpfung zwischen der Thematik „Aktive Partizipation" und der Konversationsanalyse zu spannenden Ergebnissen führen kann. Leider wurden in der Studie von Jingree, Finlay und Antaki (2006) ausschliesslich Sitzungen mit Bewohnerinnen und Bewohnern analysiert. In dieser Dissertation wird die gesamte Bandbreite von alltäglichen Interaktionen zwischen dem Fachpersonal und Menschen mit intellektueller Beeinträchtigung untersucht.

Antaki und seine Mitarbeitenden haben weitere Studien zur Konversationsanalyse im Wohnheim mit interessanten Ergebnissen durchgeführt. So zeigt eine Studie auf, dass es im Wohnheim unterschiedliche Varianten gibt, wie das Betreuungspersonal Auswahlmöglichkeiten präsentiert. Antaki, Finlay und Walton (2009) finden fünf Arten von Wahlmöglichkeiten, die alle dazu dienen die Interessen der Betreuungsperson zu verfolgen: Beispielsweise wurde eine Wahlmöglichkeit präsentiert in Bereichen, die die Bewohnenden im Moment nicht interessieren (Toilettengang; Vereinbarung, zu einer bestimmten Zeit ein Bad zu nehmen, wenn es in den Zeitplan der Betreuungsperson passt); die Möglichkeit zu wählen wurde offeriert, um im Nachhinein eine Handlung schönzureden (ein ungeliebter erzwungener Gang zur Waage wird als Auswahl präsentiert); eine Auswahl wurde präsentiert, um von der Institution vorgegebene Items auf einer Liste abzuhaken (Menüplanung, Ferienplanung). Alle diese Möglichkeiten zu wählen, werden von den Autoren als zweifelhaft beurteilt. Sie werden als Varianten zur Kontrollausübung gedeutet, die in Form einer Wahlmöglichkeit getarnt sind. Diese Art der Kommunikation verweist auf die grosse Diskrepanz zwischen den Forderungen des Alltags und der Agenda der Betreuungspersonen einerseits, und andererseits der Forderung nach Selbstbestimmung für die Bewohnenden, die in den Leitlinien vieler Institutionen festgehalten ist. Für das Verstehen der gegebenen Wahlmöglichkeiten sind Untersuchungen nötig, die den Alltag und dessen Komplexität in den Fokus nehmen:

> "Analyses of real-time interactions reveal the complexities of offering choice. and the pervasive, not always helpful, influence of basic organizational imperatives on the delivery and understanding of choice in mundane reality." (Antaki, Finlay und Walton, 2009)

In einer anderen Studie analysierten Antaki u. a. (2006) ein Gruppengespräch von Selbstvertretungsgruppen und einer Begleitperson. Auch hier kommen die Autoren nach einer detailgenauen Beschreibung und Analyse zum Schluss, dass der so genannte Vermittler bzw. die nichtbehinderte Person direktiv auf Entscheidungen hinsteuert. Von der Problemidentifikation bis zur Lösung des Problems wirkt die Person steuernd auf die Menschen mit Behinderung ein (die „richtige" Problemdefinition anstreben; zur richtigen Antwort hin fragen („piloting to the right answer"); Handlungen zur Lösung vorschlagen ohne Vorschläge der Teilnehmenden einzuholen; Personalisierung eines Themas um die richtige Antwort hervorzubringen; Bestätigung der getroffenen Entscheidung als gute Entscheidung). Zusammengefasst heisst das:

> "The self-advocacy group did indeed go through all the steps in the decision cycle, but at each step it was the facilitator who directed affairs. In the case we saw, the facilitator

'guided' the discussion with the following conversational practices: using yes/no questions, pursuing an answer beyond the first response(s) given by the group members, explicitly nominating a new stage in the cycle, disattending irrelevant talk, hinting and using leading questions that strongly point to the required answer, shaping a response in a series of progressively limiting questions, using personalized questions that mobilized information from the members' own lives, and finally inviting confirmation of the decision taken as a good one." (Antaki u. a., 2006, p. 30)

Die Autoren halten zwei Aspekte fest: Alle vom Vermittler angewandten direktiven Kommunikationstaktiken erlauben im Prinzip die Beteiligung der Teilnehmenden, rahmen jedoch diese Teilhabemöglichkeit erheblich. Zudem zeigt der Vermittler, dass er ein Interesse daran hat, die Gesamtgruppe anzuhören; und er war nur gelegentlich unaufmerksam.

Noch interessanter ist das zweite Beispiel in dieser Untersuchung. In diesem wurde eine Besprechung mit Bewohnerinnen und Bewohnern in einem Wohnheim konversationsanalytisch untersucht (Antaki u. a., 2006). Hier wird der Beginn der Sitzung einseitig von den Betreuungsperson gesteuert: Die Bewohnenden werden informiert, dass sie Geld bekommen haben und damit aus gehen werden. Die Art des Ausgehens wurde schon im vornherein entschieden, die Bewohnenden werden nur noch nach ihrer Bestätigung im Ja/Nein-Modus gefragt, wobei die Formulierung stark Ja-evozierend ist. Immerhin werden die Bewohnenden dann nach möglichen Orten des Ausgehens gefragt.

"In this second case from a residents' meeting, the facilitators employed a markedly more directive style, which short-circuited the business at hand. The practices they used included the following: they proposed topics unilaterally; they used yes/no questions; disambiguated unclear answers in a way that progressed the meeting's business; overrode residents' suggestions; deferred problem-raising to other times and other personnel; oriented to the interaction as fulfilling preplanned agenda items from a script; and solicited final confirmation of the meeting's achievements from each other, not the residents. They: were sarcastic (jocularly or not) to the residents; ignored an audible complaint about staff behavior; overtly coached institutionally preferred forms of address; made critical asides about the residents; and referred to residents, or addressed them, in what could be seen as an infantilizing way." (Antaki u. a., 2006, p. 47)

Zusammenfassend wird zu den beiden Typen von Gruppengesprächen im Wohnheim für Erwachsene mit Behinderung ernüchternd fesgestellt:

"The two styles of management that we found departed from the ideal in the following ways. In what we called the "directive guidance style", the staff facilitator respected the general aim of making the meeting a decision-making one, but taking the initiative in each step of the decision-making process. The other style was still furtheraway from the normative ideal of what groups aiming to encourage empowerment should do. In 'short-circuit style', the staff facilitators left little room for the residents to propose topics or contribute to the discussion on their own terms. Our examples show staff taking responsibility for the effectiveness of the meeting, running through the agenda, and for producing decisions that can be taken out of the meeting. Although these products ostensibly fit into the goals of the meeting, the process itself disempowers the group in both cases. In both sequences, the staff assume responsibility for getting the business of the meeting achieved, for deciding what utterances are reasonable, for having the answers that members must work towards. Using Goodley's terminology, these are examples of "deficit" interventions (which presume incompetence on the part of members), because the staff opened no space for the residents to run the meeting themselves. The second sequence particularly provides examples of talking over and missing the point, where the staff shut down spaces in which issues of members' concerns might have been airedand explicitly evaluated and reformulated members' utterances. In this sequence, institutional goals obstructed any space for group members to express themselves." (Antaki u. a., 2006, p. 2)

In einer anderen Studie untersucht Antaki (2012), wie Menschen mit einer intellektuellen Beeinträchtigung gesagt wird, was sie tun sollen und warum sie etwas tun sollen. Die Autorin und der Autor gehen davon aus, dass die Beziehung zwischen den Betreuungspersonen und den Bewohnenden – und insbesondere die Zuschreibung von Rechten – stark beeinflusst ist durch die Art, wie die Betreuungspersonen in ihren Bitten „entitlement" und „contingency" verwenden. Mit „entitlement" wird der Anspruch gemeint, der in einer Bitte mitgeäussert wird. Als „contingency" wird die Möglichkeit, etwas anders zu machen, bezeichnet. In einer Bitte kann also der Anspruch mitgesagt werden, wie und was gemacht werden soll, oder aber der Raum wird offen gelassen für Unvorhergesehenes und die Möglichkeiten und Vorschläge des Gegenübers. Es wird in der Studie der Frage nach gegangen, wie das Betreuungspersonal das institutionelle Dilemma löst, die Klientinnen und Klienten zu einer bestimmten Tätigkeit zu bewegen und gleichzeitig die Autonomie zu respektieren. Sie kommen zum Schluss: Die Betreuungspersonen tendieren dazu, auszudrücken, was sie gerne wie gemacht haben möchten. Die Möglichkeit für Unvorhergesehenes wird nicht in Betracht gezogen. Die Betreuungspersonen kommunizieren insbesondere mit Imperativen. Jedoch wird heraus gestrichen, dass die Interaktion nie unterdrückend oder unfreundlich war. Trotzdem war die Interaktion stets geprägt von der institutionellen Kraft, die Dinge erledigt zu haben, wenn Aufgaben ausgeführt werden mussten (Antaki, 2012).

4.7 Untersuchungen zu Partizipation und Teilhabe

Es gibt einige Studien, die sich mit Teilhabe und Partizipation von Menschen mit Behinderung auseinandersetzen. Diese beschäftigen sich in den meisten Fällen mit Partizipation in ausgewählten Teilbereichen der Gesellschaft (z. B. in der

Arbeitswelt (Parpan-Blaser u. a., 2014; Schellenberg und Häfeli, 2013) oder in der Gemeinde (Erhardt und Grüber, 2011)).

In einer Schweizer Studie wurde untersucht, ob und wie Menschen mit einer intellektuellen Beeinträchtigung als Freiwillige an der Gesellschaft partizipieren (können). Die Autorin und der Autor kommen zum Schluss, dass ein solches Freiwilliges Engagement auch in der Schweiz stattfindet, dies aber sehr selten und nur in ganz ausgewählten Bereichen möglich ist.

„Durch das Engagement erfahren sie [die Menschen mit intellektueller Beeinträchtigung, Erg. des Verfassers] Anerkennung, sie lernen neue Leute kennen, können sich weiterbilden und Selbstvertrauen entwickeln. Gleichzeitig leisten sie einen wichtigen Beitrag für die Gesellschaft" (Wicki und Meier, 2014, p. 155).

Aktive Partizipation als begriffliche und theoretische Verknüpfung von Aktivität und Partizipation im Alltag im Wohnheim wird in keiner Studie direkt untersucht. Qian u. a. (2014) arbeiten jedoch mit einem ähnlichen Konzept. Sie untersuchen den Einfluss von individuellen und organisationalen Faktoren auf das Engagement von Menschen mit intellektueller Behinderung im Wohnheimalltag. Engagement wird definiert als Ausmass, in dem eine Person aktiv und sinnvoll mit alltäglichen Aktivitäten oder sozialen Interaktionen beschäftigt ist. Im Gegensatz dazu steht, nichts zu tun zu haben oder herausforderndes Verhalten zu zeigen. Studien zeigen, dass Engagement im Alltag mit Lebensqualität korreliert (Felce und Perry, 1995). Über direkte Beobachtungen und Fragebogen wurden die Daten erhoben und quantitativ ausgewertet. Insgesamt haben 78 Personen mit intellektuellen Behinderungen teilgenommen. Im Durchschnitt waren die Personen in 12% der Zeit in sozialen und in 35% in nicht sozialen Aktivitäten engagiert. Unterstützung durch Betreuungspersonen erhielten sie in 4% der beobachteten Zeit. Korrelationsanalysen zeigen, dass generell ein tiefes Level an Engagement besteht und zudem Menschen mit schweren intellektuellen Behinderungen besonders wenig im Alltag engagiert sind (sozial und nicht sozial). So wurden Menschen mit einer schweren intellektuellen Behinderung nur zu 3% in sozialen Interaktionen eingebunden. Jedoch zeigte sich auch, dass Personen mit angepassten (adaptiven) Fähigkeiten, durch kompetente Betreuungspersonen unterstützt, signifikant mehr in sozialen Aktivitäten eingebunden waren. Zudem sind jüngere Personen signifikant häufiger in sozialen Aktivitäten engagiert.

4.8 Bedeutung des empirischen Forschungsstandes für diese Arbeit

Offensichtlich wurde bereits viel geforscht zum Thema Selbstbestimmung im Wohnheim für Erwachsene mit Behinderung, insbesondere mit intellektueller

Beeinträchtigung. Selbstbestimmung ist ein zentraler Begriff bei der Forschung im Wohnbereich von Menschen mit Behinderung. Auch zum Thema Partizipation wurden Studien durchgeführt. Dabei ist Partizipation in vielen Studien eine Dimension von Lebensqualität, die in verschiedenen Teilbereichen der Gesellschaft betrachtet wird.

Methodisch wurde das Themenfeld sehr vielfältig untersucht. Durchgeführt wurden Fragebogenuntersuchungen mit Menschen mit intellektueller Beeinträchtigung, Befragungen von Betreuungspersonen, teilnehmende Beobachtungen und auch Videobeobachtungen. Zur Auswertung wurden sowohl quantitative als auch qualitative Methoden genutzt. Zudem gibt es interessante Studien aus dem Bereich der Konversationsanalyse, die alltägliche Kommunikationsprozesse im Wohnheim sehr detailliert analysiert haben und zu weiterführenden Erkenntnissen gekommen sind.

Die vorliegende Arbeit versucht, eine Verbindung zu schaffen zwischen der Thematik der Partizipation und der Untersuchung des konkreten Kommunikationsprozesses im Alltag. Es gibt noch keine Studien, die das Thema Aktivität und Partizipation von Menschen mit intellektueller Beeinträchtigung in alltäglichen Kommunikationssituationen im Wohnheim untersucht haben. An dieser Stelle wird angesetzt, um einen erweiterten Beitrag zu leisten.

"These findings bear important implications for developing interventions that aim to enhance social engagement given that consumer personal characteristics are impossible (age) to change, but staff competence can be improved through staff training and supervision"[8]. (Qian u. a., 2014, p. 10)

In der vorliegenden Studie werden die Prozesse untersucht, wie alltägliche Kommunikationssituationen zu Aktivität und Partizipation führen. Insbesondere die Kompetenz und das Verhalten der Betreuungspersonen spielt gemäss den Ergebnissen von Qian u. a. (2014) eine wichtige Rolle und wird daher besonders berücksichtigt. Wie kommunizieren und verhalten sich die Betreuungspersonen in den alltäglichen Interaktionen und wie reagieren die Klientinnen und Klienten darauf?

Die folgende Frage wird mit dieser Studie beantwortet: Wie ist Aktive Partizipation im Alltag möglich, welche Kommunikationsprozesse führen wahrscheinlicher zu Aktiver Partizipation, welche eher nicht?

Die Analyse entlang dieser Fragen soll zur Erschliessung der Forschungsdesiderate beitragen, die sich bei der Betrachtung des Forschungsstandes gezeigt haben. Alle Studien (ausser den Beobachtungsstudien und Konversationsanalysen) sind

---

8   Das Thema Bildung, Ausbildung und Forbildung wird im Kapitel 8.4 genauer betrachtet.

entweder vom Urteil bzw. der Beurteilung von Selbstbestimmung oder Partizipation durch die Betreuungspersonen abhängig. Dies kann zu grossen Verzerrungen führen, da sie unter anderem sich selber beurteilen, was das Problem der sozialen Erwünschtheit beinhaltet. Zudem finden im Alltag Prozesse statt, die von den Akteurinnen und Akteuren nicht bewusst wahrgenommen werden. Solche Sequenzen können über eine Befragung nicht erfasst werden.

Der Überblick über den Forschungsstand offenbart zudem die Unbeobachtbarkeit des Selbstbestimmungsbegriffs. Selbstbestimmung kann nicht über eine Beobachtungsperson von aussen beurteilt werden. Es ist eine subjektive und individuelle Aussage nötig, um den Grad an Selbstbestimmung in einer bestimmten Handlung zu beurteilen. Daher werden in Beobachtungsstudien entweder alternative Konzepte verwendet (z. B. Engagement) oder nur ausgewählte Aspekte des Selbstbestimmungskonzeptes untersucht (z. B. decision making). Alternativ werden Fragebogen-Studien nur mit „auskunftsfähigen" Menschen mit leichter intellektueller Beeinträchtigung durchgeführt.

Nicht zuletzt aufgrund dieser Erkenntnisse wird in dieser Arbeit nicht mit dem Selbstbestimmungskonzept gearbeitet. Es wurde das Konzept der Aktiven Partizipation herausgearbeitet (siehe Kapitel 2.4). Dieses bietet die Möglichkeit,

- eine Beobachtungsstudie zum Thema Einfluss und Einbezogensein – also Aktive Partizipation – von Erwachsenen mit intellektueller Beeinträchtigung durchzuführen,
- Analysen im „real-stattfindenden" Alltag der betroffenen Menschen,
- das Verhältnis – als Kommunikationsprozess – der beiden Akteuere oder Akteurinnen detailliert zu untersuchen,
- auch Menschen mit einer schweren intellektuellen Beeinträchtigung in die Studie einzubeziehen,
- unbewusst ablaufende Prozesse zu beobachten und zu analysieren, da man nicht auf eine Auskunft bzw. eine Beurteilung durch die Beteiligten angewiesen ist.

5 Methode

5.1 Ethische Überlegungen

Fallstudien mit Kameraaufnahmen sind aus forschungsethischer Hinsicht eine enorme Herausforderung für Forschende und Teilnehmende. Einerseits entstehen sensible Daten und die Zusicherung von Anonymität ist bei einer kleinen Untersuchungsgruppe schwieriger zu bewerkstelligen. Daher gilt es bei dieser Methode besondere Achtsamkeit auf rechtliche und ethische Aspekte zu richten. Denn diese Art der Datenerhebung stellt „einen erheblichen Eingriff in die Privatsphäre aller beteiligten Personen dar" (Wettstein u. a., 2011, p. 4).

Ethische Überlegungen sind ein wichtiges Anliegen jeglicher Forschung. Bei Menschen mit intellektuellen Beeinträchtigungen kommt ihnen besondere Bedeutung zu. Im Rahmen der vorliegenden Untersuchung war sehr wichtig, ethische Aspekte bewusst zu reflektieren und sie so gut als möglich zu bearbeiten. Dazu wurde ein standardisiertes Verfahren entwickelt.

Diese Achtsamkeit steht auch im Zusammenhang mit der gewählten Datenerhebungsmethode der Videoaufnahme. Denn diese Art der Datenerhebung stellt einen erheblichen Eingriff in die Privatsphäre aller beteiligten Personen dar. Daraus folgt, dass alle Personen, die potentiell gefilmt werden können (alle Bewohnerinnen und Bewohner einer Wohneinheit und deren gesetzliche Vertretungen, sowie alle Fachpersonen, die auf einer Wohneinheit tätig sind) informiert wurden und von allen an der Beobachtung potentiell beteiligten Personen, eine Einverständniserklärung[9] vorliegen musste, bevor mit der Erhebung gestartet wurde. Zudem wurde die gesamte Wohninstitution darüber informiert, dass während einer gewissen Zeit gefilmt wird (z. B. mittels eines Aushanges oder über Sitzungen).

Es wurde festgehalten, dass das Datenmaterial ausschliesslich für die Forschung verwendet und zu keinen anderen Zwecken benutzt werden darf. Das heisst, das Datenmaterial wird nur vom Forschenden selber und einer Kollegin angeschaut und analysiert. Das Datenmaterial wird vom Autor an einem sicheren und nur für ihn zugänglichen Ort gespeichert und gesichert. Zwei Jahre nach der Publikation wird das gesamte Videomaterial gelöscht.

Bei der Publikation der Studie werden die Aussagen und Personen so anonymisiert, dass kein Rückschluss auf die teilnehmenden Personen bzw. Institutionen gemacht werden kann.

---

9   siehe Kapitel C im Anhang.

Es gibt keine objektiven und universellen Standards oder Verfahren, um herauszufinden, ob jemand entscheidungsfähig ist und versteht, was gemeint ist und einen so genannten „informed consent" geben kann (Arscott, Dagnan und Stenfert Kroese, 1999). Ebenso fehlen solche Standards für die Zustimmung an der Teilnahme an einem Forschungsprojekt. Trotzdem war es wichtig, nicht nur die gesetzlichen Vertretungen um Erlaubnis zu bitten, sondern auch die Menschen mit intellektueller Beeinträchtigung nach ihrem Einverständnis zu fragen. Hier musste auf die Erfahrung und den Rat der Gruppenleitenden und Bezugspersonen vertraut werden, die bestätigt haben, dass in einem Gespräch diese Frage geklärt wurde und dann je nach Resultat eine Art Unterschrift auf das Papier der Einverständniserklärung gesetzt wurde. So konnte auch das Einverständnis aller Mitbewohnerinnen und Mitbewohner und der Kamerabrillenträgerinnen und -träger[10] selber eingeholt werden.

5.2 Suche, Auswahl und Information der Teilnehmenden

Es wurde vor jeder Erhebung ein ausführlicher Rekrutierungs-, Informations- und Schulungs-Prozess durchlaufen, bis es schliesslich zur Datenerhebung gekommen ist. Als Erstes wurde jeweils die Organisation über die Gesamtleitung per Brief und einem unmittelbar anschliessenden Telefonat kontaktiert. Dabei wurde die grundsätzliche Bereitschaft für eine Teilnahme dieser Studie erfragt. Dies war in fünf von acht kontaktierten Organisationen der Fall. Die Gesamtleitung klärte daraufhin ab, welche Wohngruppe für eine solche Erhebung in Frage käme, und stellte nachher den Forschenden die entsprechende Kontaktadresse zur Verfügung. In den meisten Fällen gab es nach der Kontaktaufnahme mit der Wohngruppenleitung ein Treffen aller Betreuungspersonen, um das Vorhaben vorzustellen. Es konnten dabei Fragen gestellt und diskutiert werden. Nachdem sich die Betreuungspersonen für eine Teilnahme entschieden hatten, wurde das Vorhaben an einer Besprechung bzw. Sitzung mit den Bewohnerinnen und Bewohnern vorgestellt. Hierbei wurde in einfacher Sprache das Vorgehen gezeigt, die Kamerabrille vorgestellt und Fragen beantwortet. Mit der Person, die die Kamerabrille trägt und deren Bezugsperson, wurde ein Gespräch geführt, um Detailfragen zu klären und allfällige Schwierigkeiten und Probleme zu besprechen. Zudem wurden die Personen bei diesem Treffen in der Handhabung der Kamerabrille geschult. Jeweils eine Brille wurde zwei Wochen lang zum Testen und Ausprobieren aber auch zur Angewöhnung aller Beteiligten der Wohngruppe überlassen,

---

10   Es wurde mit Kamerabrillen gearbeitet. Die Kamerabrillenmethode wird im Kapitel 5.5 eingeführt und diskutiert.

mit dem Ziel, dass die Kamerabrille den Reiz des Neuen und Speziellen verliert. Nach diesem aufwändigen Rekrutierungs-, Informations- und Schulungsprozess wurde von allen beteiligten Personen (Bewohnerinnen und Bewohner und deren gesetzliche Vertretung und Betreuungspersonen) eine Einverständniserklärung unterzeichnet. Sofern jemand aus einer Wohngruppe nicht einverstanden war, gefilmt zu werden, wurde diese Person dem Forschenden vorgestellt und diejenigen Sequenzen, in denen diese Person vorkam, wurden vor der Datenanalyse gelöscht.

Der Forschende konnte bei der Auswahl der Teilnehmenden auch mitreden und so ein theoretisches Sampling vornehmen. In diesem Sinne wurden folgende Kriterien bei der Auswahl der Teilnehmenden beachtet: Behinderung (in Bezug auf Intellekt und Kommunikation), Geschlecht, Wohnform (gemeindenahes Wohnen vs. Wohnheim). Mit der Anwendung dieser Kriterien konnte sicher gestellt werden, dass eine bestimmte Bandbreite an unterschiedlichen Fällen untersucht werden konnte. Ein Unterschied wurde beispielsweise in Bezug auf Behinderung festgestellt.

Die Datensammlung war fokussiert auf die fünf ausgewählten spezifischen Personen und die Betreuungspersonen mit denen sie auf der Wohngruppe im Alltag in Interaktion getreten sind. Die teilnehmenden Personen, die eine Kamera getragen haben, werden im Kapitel 5.3 beschrieben. In Abbildung 3 wird die Datenerhebung sowie der zeitliche Ablauf in den fünf Fällen ersichtlich. Im Dezember 2011 wurde mit der Rekrutierung begonnen. Die Datenerhebung hat zwischen April und Oktober 2012 stattgefunden.

Abbildung 3: Projektplan

Ort	Person mit Kamerabrille	Dez 11	Jan 12	Feb 12	März 12	Apr 12	Mai 12	Juni 12	Juli 12	Aug 12	Sep 12	Okt 12
Wohnheim A	Sarina Albis	Kontaktaufnahme und Vorbereitung				Erhebung						
Wohnheim B	Sandro Badus				Kontaktaufnahme und Vorbereitung						Erhebung	
Wohnheim C	Sandra Clariden			Kontaktaufnahme und Vorbereitung					Erhebung			
Wohnheim D	Sarah Dufour					Kontaktaufnahme und Vorbereitung						Erhebung
Wohnheim E	Stefan Etzel			Kontaktaufnahme und Vorbereitung				Erhebung				

5.3 Überblick über die teilnehmenden Personen

Bei den folgenden Beschreibungen handelt es sich entweder um Selbstbeschreibungen der Person mit intellektueller Beeinträchtigung - im Fall von Sandro Badus - oder aber um Beschreibungen durch die Bezugsperson (in Zusammenarbeit mit der Klientin oder dem Klienten). Diese Angaben wurden nach der Datenanalyse erfragt, eins-zu-eins übernommen und nicht analysiert. Daher sind sie auch im Konjunktiv abgefasst. Sie dienen ausschliesslich dazu, ein generelles Bild zu den Studienteilnehmenden zu erhalten.

5.3.1 Beschreibung Sarina Albis (K1)

Frau Albis sei eine ruhige, interessierte, liebe und anpassende Persönlichkeit. Ihre Stärken seien Tanzen, Schwimmen, Schreiben, Lesen, Rechnen und gut zuhören. Sie habe ein eigenes IPad und könne dieses selbständig benutzen. Ihre Schwächen seien eher, sich nicht durchzusetzen zu können, sie spreche leise und zeige sich angepasst. Frau Albis sei im Zumba-Kurs, gehe gerne Schwimmen, Shoppen, in den Ausgang, skype gerne mit ihrer Freundin, höre gerne Musik und schaue gerne TV. Frau Albis besuche hin und wieder ihren Vater, ihre Mutter und ihre Geschwister. Mit ihrer Freundin treffe sie sich regelmässig. Sie sähen sich jeden Tag bei der Arbeit und in ihrer Freizeit unternehmen sie viel gemeinsam.

Frau Albis sei früher mit dem Zug zur Arbeit in die Institution gekommen, aber wohnte noch nicht auf einer Wohngruppe, sondern bei ihrer Mutter. Im 2. Lehrjahr habe Frau Albis den Wohnort gewechselt und sei in die Wohngruppe 1 gekommen. Frau Albis wohne nun seit drei Jahren hier. Vor einem Jahr habe sie intern die Wohngruppe von Wohngruppe 2 in die Wohngruppe 1 gewchselt.

Frau Albis's Umgang mit den Mitbewohnenden sei ruhig und lieb. Sie habe sich gut eingelebt und würde von allen akzeptiert. Frau Albis habe die Rolle einer heranwachsenden Frau und es würde von allen akzeptiert, dass sie andere Abmachungen habe.

Gemäss offizieller Diagnose habe sie eine niedrige, unterdurchschnittliche Intelligenz ohne Störungskodierung. Sie habe eine Praktische Ausbildung in Hauswirtschaft abgeschlossen. Frau Albis habe eine gute Entwicklung im letzten Jahr gemacht. Sie habe sich geöffnet, sei neugierig und interessiert und habe Vertrauen aufgebaut. Ausserdem teile sie sich mehr mit und könne vermehrt Wünsche und Bedürfnisse äussern. In der Einzelförderung würden Themen der Hauswirtschaftlichen Versorgung aufgegriffen (z. B. strukturiertes Zimmer aufräumen oder Waschmaschine bedienen). Ausserdem sei mit der Beiständin ermöglicht worden, dass Frau Albis ihr monatliches Budget selbstständig verwalten könne. Auch dies würde in der Einzelförderung jeweils besprochen. All diese Themen würden ihr helfen ihre Selbstständigkeit zu verstärken, sodass sie irgendwann in der Lage sei selbstständig zu leben. Ihr Wunsch sei immer noch der Besuch einer Wohnschule. Dies würde mit ihr angegangen.

Die Kommunikation von Frau Albis könne als zurückhaltend und passiv beschrieben werden, wobei das Sprachverständnis besser ausgeprägt sei als die Fähigkeit Worte oder ganze Sätze zu sprechen. Sie äussere sich meist leise und undeutlich, was unter anderem mit ihrer Schüchternheit und Unsicherheit erklärt werden könne. Oft antworte sie nur mit „Ja" oder „Nein". Das Vorlesen von Texten falle ihr dagegen leichter und sie könne Worte deutlich und laut aussprechen. Auch bei Telefonaten sei ihre Sprache deutlicher und lauter als in der direkten Kommunikation. Sie habe gelernt sich an- und abzumelden bei der Fachperson im Dienst und dabei Begrüssungsworte zu gebrauchen. Weiter könne sie ihre Gefühle und Stimmungen durch Mimik und Gestik zum Ausdruck bringen (z. B. durch ihre Hände) und mittlerweile auch besser benennen. Die schriftliche Kommunikation mittels Textnachrichten, Email oder Briefen sei gut ausgeprägt und sie nutze diese Mittel gerne, um sich auszudrücken.

5.3.2 Selbstbeschreibung Sandro Badus (K2)

Herr Badus hat den Fragebogen zu den Informationen über die Teilnehmenden an der Studie selber ausgefüllt. Er wohne seit acht Jahren auf der Wohngruppe. Er sei auf diese Wohngruppe gekommen, weil er in einer anderen unterfordert gewesen sei. Er sähe sich selber als der Selbständigste der Wohngruppe, da er viel allein und selbständig machen könne. Er fühle sich als Person sehr stark wahrgenommen. Vom Charakter her beschreibt sich Herr Badus als schüchtern und ruhig. Seine Hobbies seien Skifahren, Biken, Wandern, die Berge im Allgemeinen und Lesen von Büchern über den Himalaya.

Seinen Bruder treffe Herr Badus alle zwei Wochen und auch sonst stehe er mit ihm in einem regelmässigen Telefonkontakt. Auch seinen Onkel treffe er alle zwei Wochen. Am meisten Kontakt habe er mit einer Kollegin per Telefon. Einen Kollegen vom Biken rufe er alle 3–4 Wochen an.

Er leide an regelmässigen epileptischen Anfällen. Diese passieren meistens in der Nacht, wenn er schlafe. Er sei danach sehr kaputt und habe danach nicht mehr die Kraft um aufzustehen. Herr Badus spreche viel mit seinen Betreuungspersonen. Er hole sich Hilfe und Rat, wenn er ihn brauche.

Herr Badus könne selbständig kochen, putzen und Wandern und Skifahren gehen. Er brauche Hilfe bei epileptischen Anfällen.

5.3.3 Beschreibung Sandra Clariden (K3)

Frau Clariden wird als lebensfroh, humorvoll, willensstark, dynamisch und neugierig beschrieben. Sie habe ein stark ausgeprägtes Durchsetzungsvermögen. Zudem sei sie sehr modebewusst und möge es auch, für Kleider Geld auszugeben.

Ihr sei es weiter wichtig, dass man sie ernst nehme, dass sie Ordnung in ihrem Zimmer habe und dass sie sich mit Freunden treffen könne. Sie habe regelmässigen Kontakt mit ihrer Freundin, mit ihrem Bruder, den Eltern und den

Grosseltern. Zwei- bis dreimal im Monat habe Frau Clariden Besuch auf der Wohngruppe sonst gehe sie ein- bis zweimmal im Monat zu ihren Eltern nach Hause.

Sie lebe seit dem Jahr 2007 auf der Wohngruppe. Aufgrund ihrer Kommunikationseinschränkung habe sie keinen Kontakt beziehungsweise Umgang mit ihren Mitbewohnenden. Sie könne sich aber gut mit Gleichgesinnten und mit den Betreuungspersonen auf der Wohngruppe verständigen. Frau Clariden verstehe alles und sie kommuniziere mit ihren Augen (ja/nein = links/ rechts). Zudem drücke sie mit Mimik und ihrer Körperspannung aus, wenn sie etwas möchte oder sie mit etwas nicht einverstanden sei.

In ihrer Freizeit mache Frau Clariden gerne Ausflüge, höre Musik, schaue Filme oder sei draussen in der Sonne. Zudem bewege sie sich gerne auf sozialen Medien und kommuniziere mit modernen Kommunikationsmitteln, wie Skype, Facebook, E-Mail oder Ipad. Zudem telefoniere sie gerne mit Freunden und Verwandten. Auch das Shoppen gehöre zu ihren Hobbies.

Frau Clariden zeige einen vermuteten kognitiven Entwicklungsrückstand infolge körperlicher Behinderung und fehlender Lautsprache. Sie habe eine diagnostizierte Cerebral Parese und leide an der Stoffwechselkrankheit Glutarazidurie Typ 1. Sie sei aufgrund ihrer Einschränkungen im Alltag, bei allen Tätigkeiten auf Hilfe angewiesen. Sie könne nichts selbständig ausführen. Sie sei aber sehr wohl fähig, gute Entscheidungen zu treffen.

5.3.4 Beschreibung Sarah Dufour (K4)

Frau Dufour habe bis sie achtzehn Jahre alt war bei ihren Eltern zu Hause gewohnt. Nach einer Anfrage seitens des Wohnheimes, sei sie dann in die Wohngruppe eingetreten. Seit gut zehn Jahren sei sie von Montag bis Freitag auf der Wohngruppe. Der Umgang mit ihr wird als offen, direkt und freundlich beschrieben. Sie sei auf der Wohngruppe integriert und nehme am Gruppengeschehen teil. Sie nehme eine wichtige Rolle auf der Gruppe ein, so sei es, wenn sie nicht auf der Wohngruppe sei, so, dass ihre Mitbewohnenden nach ihr fragen würden.

Sie wird als fröhliche, hilfsbereite, junge Frau beschrieben, die einen starken Willen habe und zielstrebig sei. Sie könne zwar ihren Willen durchsetzen, passe sich aber auch den Gepflogenheiten auf der Wohngruppe an. Ihr Schwäche beschreibt sie so, dass sie je nach Fragestellung leicht manipuliert werden könne.

Frau Dufour sei ihre Familie sehr wichtig, sie stehe an erster Stelle, dann komme der Rollstuhl und dann ihr Computer.

Eigentliche Hobbies habe sie keine, sie gehe aber sehr gerne Shoppen, spiele Computerspiele und höre gerne Musik. Zudem gehe sie jeweils am Wochenende zu ihrer Familie und pflege so mit ihr einen regelmässigen Kontakt.

Bei Frau Dufour sei eine Cerebral-Parese diagnostiziert worden, daraus folge eine körperliche und teilweise geistige Behinderung. Sie könne sich mit dem Rollstuhl selbständig bewegen. Durch ihre Behinderung sei sie Tag und Nacht auf Hilfe angewiesen.

Frau Dufour könne einfache Sätze bilden. Jedoch sei ihr Sprachverständnis grösser als ihr Wortschatz. Durch ihre Mimik drücke sie Gefühle, wie Trauer, Wut und Freude aus.

5.3.5 Beschreibung Stefan Etzel (K5)

Herr Etzel habe mit 18 Jahren von einem Heim für Kinder und Jugendliche in den Erwachsenenbereich in das Wohnheim gewechselt, in dem er jetzt lebt. Da wohne er seit 24 Jahren. Jedes zweite Wochenende verbringe er bei seinen Eltern zu Hause.

Er sei gerne in Gesellschaft und nehme gerne am Alltagsgeschehen auf der Wohngruppe teil. Herr Etzel sehe gerne mit seinen Mitbewohnerinnen und Mitbewohnern fern und mache mit ihnen Gesellschaftsspiele. Gemeinsam mit seinen Mitbewohnerinnen und Mitbewohnern schaue er auch Fussbalspiele im Fernsehen an. Da Herr Etzel sich verbal nicht äussern könne, sei die Kommunikation zwischen seinen Mitbewohnerinnen und Mitbewohnern und ihm nur mit Unterstützung einer Betreuungsperson möglich. Herr Etzel freue sich aber auf Besuche von anderen Bewohnerinnen und Bewohnern des Hauses.

5.4 Gesamtübersicht Teilnehmende

In der folgenden Abbildung ist eine Gesamtübersicht der Teilnehmenden ersichtlich. Aufgrund der Beobachtung durch die Forschenden und der Beschreibungen durch die Bezugsperson oder den Klienten, wurden die Teilnehmenden in den Kategorien Geschlecht, Mobilität und Kommunikation eingeteilt. Zudem wurde in der letzten Spalte vermerkt, welche Betreuungspersonen während der Beobachtung im Kontakt mit der Klientin oder dem Klienten waren.

Abbildung 4: Übersicht Teilnehmende

Vor-	Nachname	Akronym	Geschlecht	Mobilität	Kommunikation	Betreuungspersonen
Sarina	Albis	K1	w	selbständig, zu Fuss	Lautsprache	B1, B2
Sandro	Badus	K2	m	selbständig, zu Fuss	Lautsprache	B3, B4, B5, B6, B7, B11, B12
Sandra	Clariden	K3	w	nicht selbständig, Elektrorollstuhl	Geräusche, Augen	B8, B13, B14
Sarah	Dufour	K4	w	selbständig, Elektrorollstuhl	Lautsprache	B9, B10,
Stefan	Etzel	K5	m	nicht selbständig, Elektrorollstuhl	Geräusche, Augen	B15, B16, B17, B18

5.5 Erhebungsmethode

In der Studie wurde mit einer Kamerabrille gearbeitet. Deren Einsatz ist in der Sozialforschung noch neu und es bestehen wenig Erfahrungen. Dieses innovative und neuentwickelte Erhebungsinstrument wurde von Wettstein und Jakob (2010) in die Forschung eingeführt und beschrieben. Hierbei werden eine Kamera und ein Mikrofon eingesetzt, welche in einer Brille eingebaut und nicht sichtbar sind. Die EAGLE-I® Kamera wiegt nur 52g (siehe Abbildung 5). Speichergerät und Batterie sind in den Brillenrahmen integriert. Zudem liefert ein eingebautes Stereo-Mikrofon Tonaufnahmen in guter Tonqualität. Die Aufnahmezeit ist auf ca. 2.5h beschränkt und es steht ca. 1GB Speicherplatz zur Verfügung.

Abbildung 5: Kamerabrille

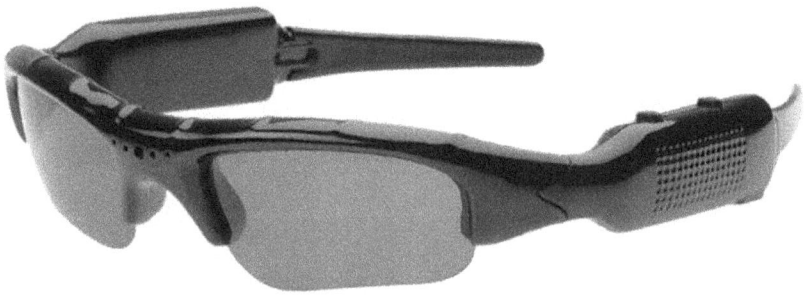

Mit Hilfe dieses neuen Erhebungsinstruments ist es möglich, Lebenswelten aus einer neuen Perspektive für die Forschung zugänglich zu machen. So kann man einen ganzen Tag oder grosse ausgewählte Ausschnitte eines Tageszyklus aus der Perspektive einer bestimmten Person aufnehmen lassen. Dadurch können Reaktionen auf und Interaktionen mit einer ausgewählten Personen über einen langen Zeitraum erfasst werden. Wettstein schreibt in seiner Studie:

> „Im Zentrum stehen dabei nicht die Jugendlichen [in dieser Studie Menschen mit intellektueller Beeinträchtigung, Erg. des Verf.], sondern deren Umwelten. Die frühadoleszenten [bzw. erwachsenen, Erg. des Verf.] Kamerabrillenträger sind nicht in erster Linie Forschungsobjekt, sondern Forschungsinstrument. Sie erfassen für den Forscher schwer zugängliche Umwelten aus deren räumlichen Perspektive." (Wettstein u. a., 2011, p. 3)

Diese Methode hat sowohl Vorteile als auch ein paar Nachteile. Positiv ist, dass mit dieser Methode ein Zugang zu dem geschaffen werden kann, was Mannheim (1980) „atheoretisches Wissen" nennt: Darüber verfügen Agierende zwar in ihrer Handlungspraxis, ohne dass sie es alltagstheoretisch auf den Punkt bringen bzw. explizieren können. Es gehört zu deren routiniertem Handeln. Zu diesem Alltagshandeln kann man Distanz nehmen und versuchen es zu explizieren. Dies ist aber im alltäglichen Milieu, in dem wir uns bewegen, nicht notwendig und nur schwer machbar (Nohl, 2012). Es gibt also das explizite Wissen, das man benennen kann und das implizite, atheoretische Wissen. Die Kamerabrillenmethode – wie auch andere Beobachtungsmethoden – ist eine Möglichkeit, atheoretisches Handlungswissen zu erfassen, während die Befragungsmethoden (Interview, Gruppengespräche, usw.) dies nicht einlösen können.

Durch eine Erhebung mit Kamerabrillen wird versucht, das Beobachterparadoxon – Forschende sollen beobachten, wie die Interaktionsteilnehmer sich verhalten, wenn sie nicht beobachtet werden (Deppermann, 2008, p. 25) – so weit möglich zu vermeiden. Die Brille kommt dem nahe, was man unter einer ungestörten, natürlichen Aufnahme versteht. Es hat sich gezeigt, dass die Brille nach einer Eingewöhnungsphase im Alltag nicht mehr stört. Trotzdem gab es Situationen, bei denen sich Adressierungen, Bezugnahmen und Anomalien gezeigt haben, die der Präsenz des Aufnahmegerätes zuzuschreiben waren. Diese werden bei der Gesprächsanalyse sichtbar und reflektiert.

Ein wesentlicher Vorteil der Kamerabrillenmethode ist, dass Forschende in der Interaktionssituation nicht physisch anwesend sind. Die Erhebung kann, nach einer angemessenen Instruktion und Testphase, autonom stattfinden. Als Konsequenz war jedoch die Datenqualität nicht in allen Fällen gleich gut und es kam teilweise zu technischen Schwierigkeiten. Jedoch kann festgehalten werden, dass auf allen Wohngruppen eine ausreichend grosse Menge an relevantem

Datenmaterial erhoben wurde. In allen Fällen wurde gute Arbeit geleistet und die Bereitschaft nutzbare Videos zu generieren ist immer spür- und erkennbar gewesen. Zudem werden durch die lange Aufnahmedauer häufig sogenannt vollständige Daten erhoben, also auch die Ränder von Interaktionssequenzen wurden mitaufgenommen.

> „Gerade diese Ränder beinhalten jedoch wesentliche Rahmungen des Gesprächs – durch Begrüssungen werden Beziehungen signalisiert, Auffassungen von Gesprächssituation und -zweck werden ausgehandelt oder Bewertungen der Gesprächsqualität zum Ausdruck gebracht" (Deppermann, 2008, p. 27).

Durch die spezielle Erhebungsmethode ist Datenmaterial aus einer besonderen, aber auch eingeschänkten Perspektive entstanden[11]. In Erwägung gezogen wurde, dass beide Interaktionsteilnehmenden eine solche Kamerabrille tragen. Es wurde schliesslich entschieden, dass die Menschen mit intellektueller Beeinträchtigung die Kamerabrille tragen sollen. Vom Einsatz von zwei Kamerabrillen wurde aus mehreren Gründen verzichtet. Die Analyse und Synchronisierung für die Analyse wäre sehr kompliziert anzustellen. Zudem weiss der Forschende nicht, welchen zwei Personen er im Alltag die Kamerabrille geben sollte, denn die Betreuungspersonen können ständig wechseln. In der Konsequenz hätte nur das Material ausgewertet werden können, was gleichzeitig von beiden Kameras festgehalten worden wäre. Es kann davon ausgegangen werden, dass dies nicht viel Material gewesen wäre. Zudem sind in den auditiven Daten beide Perspektiven vorhanden und nicht eingeschränkt. Möglicherweise können zukünftige Studien eine solch komplexe Forschungsanlage durchführen.

Nach längeren Diskussionen mit Fachkolleginnen und -kollegen und aufgrund der oben genannten Überlegungen wurde entschieden, dass die Personen mit intellektueller Beeinträchtigung die Brille tragen sollen. Einerseits wird davon ausgegangen, dass die Betreuungsperson eine wichtige Rolle in der Interaktion bei der Ermöglichung bzw. Verhinderung von Partizipation einnimmt. Daher sollten sie so oft wie möglich im Bild sein. Andererseits ist es im Sinne einer Art partizipativen Forschung interessant, die Welt aus der Perspektive der Person mit Behinderung zu sehen und dadurch neue Erkenntnisse für die Forschung zu generieren – unter anderem deshalb, weil manche von ihnen nicht die Möglichkeit haben, ihre Perspektive in Worten darzustellen. Die Menschen mit intellektueller Beeinträchtigung werden so zu wichtigen Akteurinnen und Akteuren, die durch

---

11 Die Forschenden sehen die Welt aus der Sicht der Menschen mit intellektueller Beeinträchtigung. Sie schauen dort hin, wo diese Person schaut.

ihr Verhalten massgeblich über die Art und Weise und die Qualität der Daten bestimmen können.

Die Perspektive auf die Interaktion ist zudem eingeschränkt und nur aus einem ganz speziellen Blickwinkel vorhanden. Das hat dazu geführt, dass die visuellen Daten oftmals nur ungenügend waren und schlecht auswertbar waren. Dennoch gab es genügend Situationen, in denen die Analyse der visuellen Daten geleistet werden konnte.

Mit der Kamerabrillenmethode können die Interaktionen zwischen einer Person und deren Umfeld aus mehreren Perspektiven (Audio und Video) erfasst werden, wodurch eine vollständige Interaktionsdokumentation mit natürlichen Daten aus dem Alltag eines Wohnheimes entstehen. Natürliche Daten sind Daten aus dem Alltag, die nicht in künstlichen Experimentsituationen entstanden.

5.6 Analysemethode

5.6.1 Erarbeitung eines Gesprächsinventars

Als erster Analyseschritt wurde das gesamte Videomaterial gesichtet und in Form eines Gesprächsinventars (Deppermann, 2008) festgehalten (zur Illustration[12] siehe Abbildung 6). Darin wurden folgende Elemente des Videos erfasst:

- Nummer des Videos
- Name der Videodatei
- Dauer des Videos in Minuten
- Name der Transkriptionsdatei(en)
- Beteiligte Akteure mit K (Klientinnen und Klienten) und B (Betreuungspersonen)
- Inhalt bzw. Handlung der Videosequenz
- Memo (hier werden Ideen, Gedanken und Spekulationen der Forschenden aufgeschrieben)
- Mögliche übergeordnete Prinzipien (hier werden Bezüge zu anderen Videos und zu bereits entwickelten „Theorien" hergestellt)

---

12 Aus Datenschutzgründen sind die Einträge nicht lesbar.

Abbildung 6: Beispiel Gesprächsinventar

5.6.2 Transkription

Mit Hilfe des erstellten Gesprächsinventars und einer makroskopischen Analyse wurde das gesamte Material katalogisiert und grob beschrieben. Aus diesem Korpus wurden Sequenzen für die Feinanalyse bestimmt. Die ausgewählten Sequenzen wurden für die Feinanalyse nach den Vereinbarungen des GAT2-Transkriptionssystems (Selting u. a., 2009) (siehe Kapitel A) und der Software FOLKER (Institut für deutsche Sprache, 2014) transkribiert. Es wurden ausschliesslich auditive Merkmale (Prosodie, Tempo, Sprecherwechsel) erfasst. Multimodale und visuelle Merkmale wurden in einem anderen Dokument festgehalten und in der Arbeit im Fliesstext bei der Analyse dargestellt, aber nicht im Transkript erfasst. Diese multimodalen und visuellen Merkmale würden ein Transkript gänzlich unlesbar machen und haben nur begrenzten Wert für die Analyse, da ein gesamtes Videobild nicht adäquat beschrieben werden kann, sondern nur die jeweils relevanten Aspekte. Bei der Analyse wurden daher immer sowohl das Transkript der auditiven Daten als auch das Videobild verwendet.

5.6.3 Ethnomethodologie

Die vorliegende Arbeit bedient sich methodisch der Analysevorgehen aus den Bereichen der Wissenschaftsdisziplinen Linguistik und Soziologie. Es wurde die Konversationsanalyse ausgewählt. Entwickelt hat sich diese Analysemethode aus der Ethnomethodologie, deren Grundidee bzw. Grundfrage so gefasst werden kann: „Wenn unsere Alltagswelt einen sinnvollen, strukturierten und geordneten Charakter hat und wenn dies durch kontinuierliche Arbeit der Teilnehmer der Alltagswelt erreicht wird, dann muss es dafür bestimmte Methoden geben. Diese Methoden stehen im Fokus ethnomethodologischer Studie" (Breidenstein und Tyagunova, 2012, p. 387). Und weiter heisst es: „Die Ethnomethodologie ermöglicht, nun von etwas weiter weg betrachtet, einen sehr präzisen analytischen Blick auf die Herstellung lokaler sozialer Ordnung in situierten Praktiken. Sie versetzt in die Lage danach zu fragen, wie bestimmte Realitäten ‚gemacht', das heisst hervor gebracht und aufrecht erhalten werden."

Ins Zentrum des Interesses rücken die Mittel und Praktiken (griechisch: methos), die die Mitglieder einer Gruppe (griechisch: ethnos) für die Herstellung sozialer Ordnung anwenden. Die Ethnomethodologie hat ihre Wurzeln in zwei soziologischen Theorien: Einerseits in der Schütz'schen Konzeption des Alltagswissens und andererseits im Symbolischen Interaktionismus von Garfinkel (Lamnek, 2005). Lamnek beschreibt diese Methode als Beobachtung des „wie-es-gemacht-wird" (Lamnek, 2005, p. 42): „Die Ethnomethodologie will die Konstruktion von Ordnung und Wirklichkeit sowie die dabei notwendigen Techniken der Sinnproduktion und Sinninterpretation aus der Perspektive der handelnden Menschen heraus verstehen". Durch diese Perspektive wird der Frage nachgegangen, wie Wirklichkeit und Ordnung durch Handlung hergestellt werden. Der Ethnomethodologie liegt ein breiter Handlungsbegriff zu Grunde, der sämtliche sozialen Phänomene umfasst. Dies wird im „doing something" ausgedrückt, wie z. B. „doing gender". In der Ethnomethodologie findet auch eine Erweiterung des Fokus statt: Zusätzlich zur Sicht auf das Subjekt wird der Fokus auf die „Art und Weise, wie Menschen in interaktiven Prozessen soziale Wirklichkeit herstellen" (Flick, 2002, p. 39) gelegt:

> „Ethnomethodologie bezeichnet die von den Mitgliedern einer Gesellschaft im Handlungsvollzug praktizierte Methodologie, die für die Handelnden die […] gesellschaftliche Wirklichkeit und soziale Ordnung erst schafft. Soziale Wirklichkeit wird von Garfinkel verstanden als eine Vollzugswirklichkeit, d.h. als eine Wirklichkeit, die lokal (also an Ort und Stelle, im Ablauf des Handelns), endogen (also aus dem Inneren der Situation heraus), audiovisuell (also durch Hören und Sprechen, Wahrnehmen und Agieren) in der Interaktion der Beteiligten erzeugt wird" (Bergmann, 1981, p. 39).

Diese Passage beschreibt kurz und prägnant die wichtigsten Grundannahmen der Ethnomethodologie. Es sind dies (Flick, 2002):

- Interaktion läuft geordnet ab bzw. ist strukturell organisiert.
- Interaktive Beiträge sind sowohl vom Kontext geformt, als sie auch diesen Kontext fortschreiben.
- Die Entscheidung darüber, was in sozialer Interaktion relevant wird, kann erst aus der Analyse und nicht im Voraus entschieden werden.

Die Ethnomethodologie wurde seit deren Begründung von weiteren Forschenden weiterentwickelt und im Verlauf der empirischen Forschung durch neue theoretische Konzepte ergänzt.

Es ist für ein Forschungsvorhaben, wie das vorligende, wichtig, dass der Kontext, in dem eine Handlung stattfindet, in die Untersuchung einbezogen wird. Denn der Kontext bildet ein Muster, das sozialen Erscheinungen zugrunde liegt (Flick, 2002; Lamnek, 2005). Gerade in einem konversationsanalytischen Vorgehen wird weder ausschliesslich mit vorgegebenen Kategorien und Theorien geforscht (Strukturierung), noch nur offen und flexibel auf das Untersuchungsfeld bzw. das Material als Grundlage der Analyse zugegangen. Deppermann (2008) schlägt vor, dass man sich in der Konversationsanalyse zwar auf voraussetzungsvolle Theorien stützt, aber die „ersten Forschungsfragen offen, vage und schlicht" verfasst. „Die Spezifikation der Untersuchungsfragen schreitet dann als Resultat der Auseinandersetzung mit dem Untersuchungsmaterial voran" (Deppermann, 2008, p. 20). Zur Erkenntniss- und Forschungsleitung wird eine Fragestellung verfasst, die sich im Forschungsprozess verändern und aufgrund der gewonnenen Erkenntnisse angepasst werden darf und soll. Dies führt zu erhöhtem Erkenntnisgewinn.

5.6.4 Konversationsanalyse

Ein Prinzip der Konversationsanalyse ist, dass Bedeutung im Interaktionsprozess selbst entsteht und sich nicht aus einem Wörterbuch bzw. einer psychologischen Theorie ableiten lassen kann (Deppermann, 2008). Diese Grundannahme hat Konsequenzen für die Art und Weise, wie analysiert wird und wie das Datenmaterial erhoben werden muss:

Die Auswertungsmethode muss insbesondere zum vorhandenen Datenmaterial und der Fragestellung passen. Entlang einiger Maximen der Konversationsanalyse wird das Vorgehen bei der Analyse dargestellt. Bei der vorliegenden Studie werden natürliche Video- und Audiosequenzen erhoben, und in der Fragestellung geht es um Interaktionsprozesse. Analysiert wird das Datenmaterial mit der Konversationsanalyse (Heritage, 1997; Hausendorf, 2001; Hausendorf, 2004; Hausendorf, 2007; Deppermann, 2010; Heritage, 2010). Hausendorf (2011, pp. 6–7) formuliert folgende Prinzipien der Konversationsanalyse:

- Analysiert werden ausschliesslich natürliche Daten.
- Diese Daten sind durchgehend von einer sozialen Geordnetheit gekennzeichnet, auch und gerade dann, wenn auf den ersten Blick keine Ordnung zu erkennen ist.
- Diese Ordnung wird von den Teilnehmern in ihrer zeitlichen Abfolge interaktiv hervorgebracht.
- Dabei lassen sich regelhafte Sequenzen des Interagierens herausarbeiten.
- Die einzelnen Elemente der Interaktion ergeben nur in ihrem Umfeld einen interaktiven Sinn, man spricht von der Indexikalität der Interaktion.

- Eng mit dem Begriff der Indexikalität hängt der der Reflexivität zusammen: Damit ist gemeint, dass nicht nur jede einzelne Äusserung von ihrem Kontext abhängig ist, sondern zugleich diesen Kontext verändert.
- Handelnde zeigen immer auch an, welche Handlung sie gerade durchführen. Man spricht von dem dokumentarischen Charakter der Interaktion, der das Handeln des Einzelnen für Andere verstehbar macht.
- Da die Interaktionsteilnehmerinnen und -teilnehmer sich gegenseitig anzeigen, wie ihre Handlungen zu verstehen sind, stellt die Versetzung in die Teilnehmerperspektive[13] die Grundlage zur Analyse von Gesprächen dar. Wie die Teilnehmerinnen und Teilnehmer selbst, orientiert man sich in der Analyse ausschliesslich an der Oberfläche des Geschehens.

Deppermann (2008) beschreibt folgende Grundannahmen der Konversationsanalyse:

Authentische Gespräche Die Theorienbildung geschieht über die Analyse von authentischen, nicht eigens für Forschungszwecke arrangierten Materialien. Es können nur natürliche, real stattfindende Gespräche analysiert werden.

„Order at all points" (Sacks) Diese Grundannahme beinhaltet die Forderung, jedes Detail als sinnvoll motiviert zu behandeln und kein Element der Interaktion von vornherein als zufällig oder unwichtig zu betrachten und auszuschliessen.

Teilnehmerpraktiken Es wird konsequent die Perspektive der Interaktionsteilnehmenden eingenommen. Sie zeigen einander an, was sie, wie meinen.

Sequenzielle Rekonstruktion Gespräche sind zeitlich strukturiert und entstehen durch aufeinander folgende Beiträge. Bei der Analyse wird entlang von Sequenzen – also Zeile für Zeile im Transkript – vorgegangen. Denn jede Äusserung erhält ihre Bedeutung auch durch ihre Position in der Interaktion. Dieser Prozess kann nur sequentiell erfasst werden.

Soziale Ordnung Jedes Gespräch hat eine soziale Ordnung, die die Interaktionsteilnehmenden selber schaffen und an der sie sich orientieren.

Verzicht auf ex-ante Hypothesen Vor der Arbeit mit dem Datenmaterial werden keine Hypothesen formuliert, die die Analyse leiten. Es können jedoch

---

13 Hier wendet sich die Konversationsanalyse von einer Forderung der Ethnomethodologie ab. Garfinkel (2002) ist Vertreter einer Haltung, die er als „ethnomethodologische Indifferenz" bezeichnet. Damit ist gemeint, dass der oder die Forschende, die Perspektive der Interaktionsteilnehmenden nicht einnehmen soll. Die Konversationsanalyse fordert bei der Analyse gerade ein konsequentes Einnehmen einer Teilnehmerperspektive.

leitende Fragestellungen formuliert werden, um einen Überblick über das Material zu erhalten und um die Datenerhebung zu planen.

Diese Prämissen weisen einen Weg, der es ermöglicht, die Interaktionsmuster der einzelnen Fälle genau zu erfassen, zu beschreiben und zu vergleichen. So können Interaktionsmuster und deren Konsequenzen für die Interaktionsteilnehmenden aus dem Video- und Audiomaterial herausgearbeitet werden.

5.6.5 Methodisches Vorgehen

Im Sinne von Deppermann (2008) wurde das Vorgehen entlang folgender sieben Schritte durchgeführt:

1. Paraphrase und Handlungsbeschreibung
   Es wird inhaltlich paraphrasiert (Gesprächsthemen) und die sprachlichen Handlungen erfasst (Frage, Antwort, Vorwurf, Begründung, usw.) Leitende Fragen:
   - Worum geht es in der Gesprächspassage?
   - Wer spricht worüber?
   - Wozu dienen die Äußerungen der Gesprächsteilnehmer?
   - Welche Art von sprachlicher Handlung wird vollzogen?
2. Äußerungsgestaltung und Formulierungsdynamik
   Damit ist die Art und Weise gemeint, wie gesprochen wird. Diese wird anhand linguistischer Grundkategorien analysiert.

   Phonetik Dialektale oder fremdsprachliche Lautung

   Prosodie Akzentuierung, Rhythmus, Intonation, Lautstärke- und Tempoveränderung, Stimmqualität, Pausen

   Grammatik Wortfolge, syntaktische Konstruktion, Ellipsen, Satzplanbrüche, Rechts-/Linksversetzungen, Koordination und Subordination

   Lexik Nicht lexikalisierte Laute (Interjektionen, hm, mhm, puuh, tja, usw.), Wahl von Code und Register (Fachsprache, Spezialsprachen)

   Stilistik Gebrauch von Formeln (Sprichwörter, Zitate, Routineformeln), Metaphern, Ironie, rhetorische Figuren, Reime.

   Leitende Fragen:
   - Welche linguistische Merkmale kennzeichnen die Äußerungen? Welche Merkmale und Formen sind besonders auffällig?
   - Wie verhalten sich die Merkmale zueinander? Ergänzen, widersprechen, unterstützen, verdeutlichen sie einander?
   - In welchem Verhältnis stehen vokale und nonvokale Kommunikation?

- Aus welchen Beitragskonstruktionseinheiten besteht die Äusserung?
3. Timing
Hierbei geht es um die zeitlichen Verhältnisse zwischen Äusserungen verschiedener Sprecher. Leitende Fragen:
- Wer spricht wann? Wer folgt auf wen?
- Nach welchen Prinzipien wird der Sprecherwechsel organisiert?
- Haben alle Beteiligten prinzipiell gleiche Rederechte?
- Wann entsteht Schweigen, wie wird es aufgelöst und interpretiert?
- In welchen zeitlichen Bezügen stehen vokale und nonvokale Kommunikation, welche Funktionen haben sie füreinander?
4. Kontextanalyse
Äusserungen im Gespräch sind keine isolierten Sätze, sondern Züge in einem Interaktionsprozess. Sie beruhen auf einem Verständnis der Gesprächssituation, die sich bis zum gegenwärtigen Moment entwickelt hat. Mit Kontext werden Dimensionen des Sinns von Äusserungen bezeichnet:
- die nicht den Gegenstand der Äusserung bilden.
- die als Interpretationshintergrund herangezogen werden müssen, um Motivation, Bezugnahmen und Funktionen von Äusserungen zu verstehen.

Leitende Fragen:
- Was geht einer Äusserung voraus?
- Wie bezieht sich die Äusserung auf Vorangegangenes?
- Welche Voraussetzungen werden mit Äusserungen gemacht?
5. Folgeerwartungen
Jede Äusserung steht in einem doppelten zeitlichen Horizont: Sie orientiert sich an einem vorangehenden Kontext und bildet selbst einen Kontext für folgende Äusserungen. Eine Art von Äusserung lässt erwarten, dass Äusserungen eines bestimmten anderen Typs folgen. Dies wird als konditionelle Relevanz bezeichnet (Frage-Antwort, Gruss-Gegengruss). Dies kann drei Formen annehmen:
- Die präferierte Folge: B hält die durch A geschaffene Erwartung ein.
- Die dispräferierte Folge: B hält die Erwartung nicht ein, zeigt aber, dass sie die Erwartung kennt.
- Die ignorierende Folge: B löst die Erwartung nicht ein, ohne zu erkennen zu geben, dass sie die Erwartung kennt oder sich an ihr orientiert.

Leitende Fragen:
- Welche Folgeerwartungen sind mit einer Äusserung verbunden? Schafft sie eine spezifische konditionelle Relevanz?
- Welche Anschlussmöglichkeiten bestehen nach einer Äusserung?
- Welcher Art sind die präferierten und die dispräferierten Anschlüsse?

6. Interaktive Konsequenzen
Damit sind die Reaktionen auf eine Äusserung gemeint. Die Untersuchung ebendieser ist wohl die wichtigste Analyseaufgabe. Sie sind die wertvollste Ressource für die Rekonstruktion der Handlungs- und Interpretationspraktiken von Gesprächsteilnehmenden, weil sie einander aufzeigen, wie sie einander verstehen, wenn sie Verständigung und Handlungskoordination sicherstellen wollen.

Leitende Fragen:

Fragen zur Beitragsfortsetzung Verdeutlichen spätere Beitragselemente die Interpretation früherer? Führen sie zu Modifikationen, Korrekturen und Klärungen?

Fragen zur zweiten Position Wie reagieren folgende Sprecher auf vorangegangene Beiträge? Geben sie an, wie sie den vorangegangenen Beitrag interpretieren? Wie wird die Interpretation vorangegangener Beiträge angezeigt? Akzeptieren Folgesprecher vorangegangene Beiträge? Stimmen sie dem Vorangegangenen zu? Initiieren sie eine Korrektur des vorangegangenen Beitrags, oder nehmen sie selbst eine vor?

Fragen zur dritten Position Gleich wie oben.

Fragen zum Aushandlungsprozess Über welche Schritte verlaufen Aushandlungen von Bedeutungen, Handlungsproblemen oder Ansichten? Wann kommt es zu Rückbezügen und Neuinterpretationen? Bildet sich eine spezifische Prozessgestalt der Bedeutungskonstitution, ein übergreifendes Muster heraus? Welche dynamischen Prinzipien liegen diesem zugrunde? Welcher Art sind die Resultate von Aushandlungsprozessen? Werden sie expliziert, oder bleiben sie implizit?

7. Sequenzmuster und Makroprozesse Bei Sequenzmustern kann untersucht werden, welche Interaktionsaufgaben mit welchen Aktivitätsschritten bearbeitet werden und welche Beiträge einzelne Teilnehmer dazu leisten. Bei Makroprozessen steht die Herausbildung übergreifender Interaktionszusammenhängen im Vordergrund. Sie werden als dynamische Prinzipien beschrieben, die dem Interaktionsprozess nach und nach bestimmte Qualitäten verleihen.

Im folgenden Kapitel werden das induktiv entstandene Analysemodell und die Resultate der vorliegenden Arbeit – illustriert durch Sequenzbeispiele – dargestellt.

6 Resultate

6.1 Entwicklung eines eigenen Analysemodells

Abbildung 7: Analysemodell mit vier Ebenen

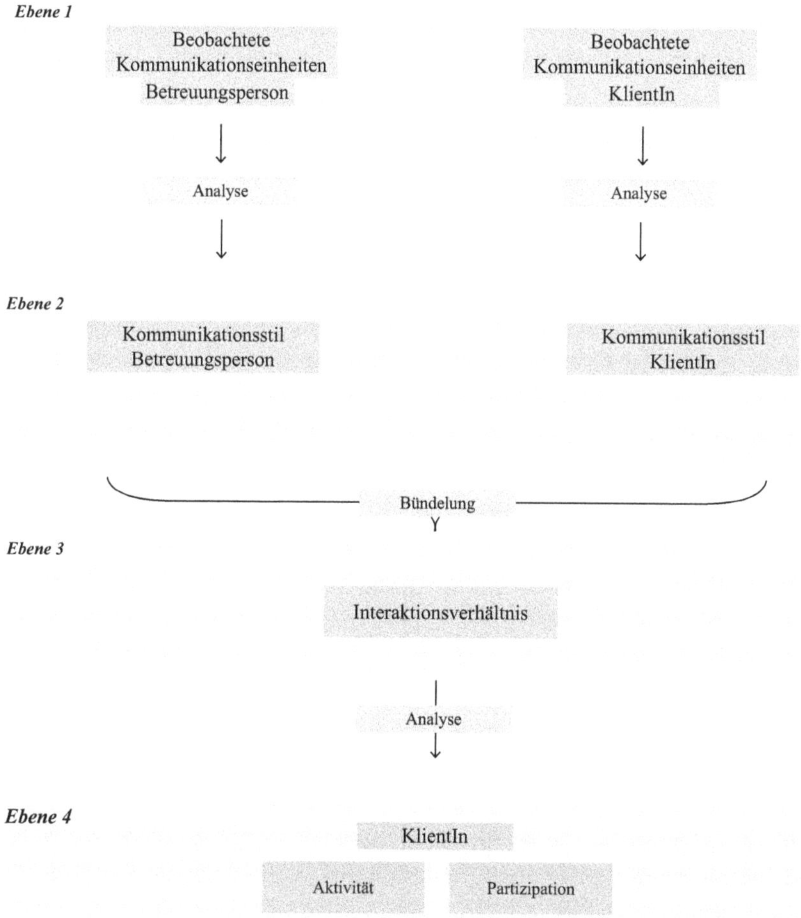

Ebene 1

Beobachtete Kommunikationseinheiten Betreuungsperson

Beobachtete Kommunikationseinheiten KlientIn

↓ Analyse ↓

↓ Analyse ↓

Ebene 2

Kommunikationsstil Betreuungsperson

Kommunikationsstil KlientIn

Ebene 3

Bündelung Y

Interaktionsverhältnis

| Analyse ↓

Ebene 4

KlientIn

Aktivität   Partizipation

Das Analysemodell (siehe Abbildung 7) ist während der Arbeit mit den Videodaten entstanden, hat sich bei der Analyse stetig verfeinert und wurde immer wieder angepasst. Es besteht aus verschiedenen Analyse-benen und Analyseschritten von der einen zur nächsten Ebene: Beobachtete Kommunikationseinheiten werden durch die Analyse zu Kommunikationsstilen der einzelnen Interaktionsteilnehmenden, welche wiederum zusammengefasst werden zu Interaktionsverhältnissen, die das Verhältnis der beiden Akteure beschreiben. Diese Interaktionsverhältnisse beeinflussen die Partizipation und die Aktivität der Klientinnen und Klienten. Im Modell werden vier Ebenen unterschieden, die sich in ihrem Ausmass an Analyse und der Nähe zur Alltagssituation unterscheiden. Denn zwischen den Ebenen werden jeweils Analyseschritte vollzogen und Erkenntnisse gebündelt. Zuletzt werden sie zu neuen übergeordneten Kategorien zusammengefasst. Dies sind die vier Ebenen:

Ebene 1 Kommunikationseinheiten Dies sind die beobachteten einzelnen verbalen Äusserungen oder nonverbalen Verhaltensweisen, die jeweils den Personen – Klientin/Klient oder Betreuungsperson – zugeordnet werden. Diese erscheinen als Daten in der Audio-Transkription und der Feinbeschreibung der Videobilder als Text.

Ebene 2 Kommunikationsstil Die einzelnen beobachteten Kommunikationseinheiten, die den einzelnen Akteuren im Interaktionsprozess zugeordnet sind, werden zu Kommunikationsstilen gebündelt und zusammengefasst. Dies geschieht entlang der Analysekategorien nach Deppermann (2008) (Formulierungsdynamik und Äusserungsgestaltung, Timing, Kontextanalyse, Folgeerwartungen, Interaktive Konsequenzen). Hier wird auch die Interaktion zwischen zwei Personen beachtet, jedoch werden die Kommunikationsstile den einzelnen Akteurinnen bzw. Akteuren zugeordnet.

Ebene 3 Interaktionsverhältnisse Die Kommunikationsstile der einzelnen Akteure werden zur Beschreibung des gemeinsamen Interaktionsverhältnisses der beiden zusammengefasst. Hierbei stehen nicht mehr die Einzelpersonen im Fokus der Beschreibung, sondern das Verhältnis zwischen zwei Akteurinnen bzw. Akteuren. Die eruierten Kommunikationseinheiten lassen sich zu fallübergreifenden Kommunikationsstilen zusammenfassen. Dies geschieht anhand der folgenden induktiv gefundenen Kriterien: Steuerung/Strukturierung, Zutrauen, Verantwortung, Wissen und Handeln.

Ebene 4 Aktive Partizipation für die Klientinnen und Klienten Auf einer vierten Ebene werden die Interaktionsverhältnisse der beteiligten Akteure dahingehend qualifiziert, welchen Einfluss sie auf die Aktivität und die Partizipation der Person mit Behinderung haben.

Dieses methodische Vorgehen bietet zahlreiche Vorteile. Erstens wird die komplexe Alltagssituation in analysierbare Untereinheiten gegliedert, sodass bei der Arbeit und Analyse des Forschenden die Ebene des Modells immerzu klar bleibt und logische bzw. unlogische Verwechslungen der Ebenen vermieden werden können. Zweitens ist dieses Vorgehen ein sinnvolles datenbasiertes Vorgehen, das ganz im Sinne der Grounded Theory (Glaser und Strauss, 2008) aus dem natürlichen Datenmaterial über verschiedene Analysestufen zu einer Theorie bzw. einer Erklärung der gefundenen Phänomene gelangt. Drittens wird durch ein solches Vorgehen eine Theorie mit der Realität der Daten verbunden und konkretisiert. Von der Realität abgehobene Konzepte und Theorien, wie Partizipation und Aktivität, können durch diese Methode mit konkreten Alltagssituationen und der darin stattfindenden Kommunikation verbunden werden. Viertens können durch diese Arbeitsweise und das daraus entstandene Modell komplexe Prozesse aufgezeigt und sichtbar gemacht werden, die im Alltag passieren. Und zudem können so Zusammenhänge zwischen Verhaltensweisen unterschiedlicher Akteure aufgezeigt werden. Diese Vorteile bedeuten, dass das gewählte Vorgehen für die Bearbeitung der Fragestellung angemessen ist.

In der Konversationsanalyse gibt es verschiedene Möglichkeiten für die Darstellung der Resultate. Die zwei wichtigsten sind: Darstellung nach untersuchten Fällen (Einzelfallanalyse) oder Darstellung entlang der gefundenen Phänomene. Ziel ist es, für Personen, die das Datenmaterial nicht selber hören und sehen können, die Interpretationsschritte intersubjektiv nachvollziehbar darzustellen.

Die Resultate werden in dieser Studie entlang der gefundenen Phänomene beschrieben. Im Zentrum stehen nicht die einzelnen Personen oder ein Wohnheim, sondern die aus den Daten aller Fälle herausgearbeiteten Phänomene. Das Phänomen in dieser Arbeit sind die Interaktionsverhältnisse zwischen der Klientin oder dem Klienten und der Betreuungspersonen. Es wurden fünf Interaktionsverhältnisse ausgearbeitet. Diese sind:

1. Fürsorge-Verhältnis (Kapitel 6.2)
2. Förder-Verhältnis (Kapitel 6.3)
3. Nachlässigkeits-Verhältnis (Kapitel 6.4)
4. Selbständigkeits-Verhältnis (Kapitel 6.5)
5. Kooperations-Verhältnis (Kapitel 6.6)

Die Interaktionsverhältnisse (Ebene 3) setzen sich aus den Kommunikationseinheiten (Ebene 1) und den Kommunikationsstilen (Ebene 2) der jeweiligen Akteure zusammen. Zudem wird die Konsequenz des Interaktionsverhältnisses in Bezug auf Aktivität und Partizipation für die Klientinnen und Klienten (Ebene 4) ausgearbeitet. Die Interaktionsverhältnisse werden in den nächsten Kapiteln mit Hilfe von besonders aussagekräftigen Sequenzen veranschaulicht und dargestellt. Kommunikationseinheiten können aus verbalen Gesprächsbeiträgen und aus nonverbalen Verhaltensweisen bestehen. In allen fünf Fällen wurden Kooperationsverhältnisse entdeckt, unabhängig von den beteiligten Personen (z. B. Schwere der intellektuellen Beeinträchtigung). Diese führen dazu, dass bei den Klientinnen oder Klienten die Aktivität und die Partizipation hoch ausfallen. Jedoch lassen sich auch in jedem Wohnheim die anderen Interaktionsverhältnisse finden, die sich entweder für die Partizipation oder die Aktivität der Klientinnen und Klienten nachteilig auswirken (Fürsorge-, Förder-, Nachlässigkeits-, Selbständigkeits-Verhältnis). Die genannten Interaktionsverhältnisse werden zunächst – auf den Ebenen Kommunikationseinheiten, Kommunikationsstil, Interaktionsverhältnis und Konsequenz in Bezug auf Aktivität und Partizipation – dargestellt, um dann das Kooperationsverhältnis ebenso zu beschreiben.

6.2 Interaktionsverhältnis Fürsorge

Ein Interaktionsmuster, das sich im Wohnheimalltag an verschiedenen Stellen zeigt, ist das Interaktionsverhältnis „Fürsorge"[14]. Es besteht aus verschiedenen Kommunikationseinheiten, die alle unter der folgenden Leitidee stehen: Die Betreuungspersonen befriedigen die menschlichen Grundbedürfnisse (Essen, Trinken, Position des Körpers, Toilette). Darüber hinaus findet wenig Interaktion statt. Die Klientinnen und Klienten lassen sich helfen und beantworten die gestellten Fragen.

6.2.1 Kommunikationseinheiten Fürsorge-Verhältnis

Die nachfolgende Interaktionsbeschreibung wurde einer Videosequenz von 1 Stunde und 4 Minuten entnommen: Die Klientin Frau Clariden (K3) befindet sich im Gemeinschaftszimmer. Rundherum ist viel los, mehrere Leute stehen herum, Betreuerinnen und Betreuer laufen hin und her. Es finden einzelne Interaktionen zwischen K3 und B13 statt, folgende als erste: Die Betreuerin B13 erscheint im Videobild steht vor K3 und fragt: „Hättest du noch gerne Eistee gehabt?" Und hält beide Zeigefinger in die Höhe, da, da die Klientin mit ihrem Blick Ja/Nein antwortet. B13 sagt dann „Ja". Das Tempo ist sehr schnell. Sie verschwindet aus dem Kamerabild, ohne etwas zu sagen. Nach 30 Sekunden kommt sie für ein paar Sekunden zurück und geht dann wieder, ohne etwas zu sagen.

---

14 Eine Übersicht über alle beobachteten Kommunikationseinheiten, die erarbeiteten Kommunikationsstile und die Konsequenz auf Aktivität und Partizipation im Interaktionsverhältnis „Fürsorge" ist im Anhang B.1 ersichtlich. Die *kursiv* geschriebenen Wörter sind Kommunikationseinheiten, die in die Liste im Anhang B.1 Eingang gefunden haben.

Nach 2 Minuten 50 Sekunden kommt B13 wieder zurück, richtet die Kamerabrille, die K3 trägt, mit den Worten „Ui, was macht denn diese Brille, hä?". Nach dem Richten der Brille fragt sie: „Ist gut?" Dann geht sie weg ohne etwas zu sagen. Nach 40 Sekunden kommt sie zurück und fragt: „Hättest du noch Mayonnaise dran haben wollen, hä?" Dann läuft sie im Bild zu einem kleinen Schrank, holt einen frischen Latz, kommt zu K3 zurück und bindet den Latz um, mit den Worten „Achtung, schnell". Dann setzt sich B13 neben Frau Clariden an den Tisch und fragt, ob „sie anders herum sitzen möchte, schon?" Sie dreht K3 im Rollstuhl um 180 Grad. Die Betreuerin läuft weg ohne etwas zu sagen. Nach sieben Minuten kommt B13 wieder und spricht mit einer anderen Person wegen der Brille (weil sie nicht sitzt). Jetzt setzt sich die Betreuerin B13 auf Augenhöhe mit Frau Clariden, hält ihr den Becher hin, sodass Frau Clariden mit dem Strohhalm trinken kann. Sie fragt: „Sagst du, wenn du bereit bist?". Es gibt sonst kein Gespräch zwischen den beiden, B13 spricht mit anderen Betreuungspersonen und Mitbewohnenden von K3. Es ist laut und unruhig am Tisch und darum herum. Nach 13 Minuten fragt sie K3, ob sie „etwas essen möchte oder lieber noch mehr trinken?". Danach spricht sie mit einer anderen Betreuungsperson den Einkauf und die Menüplanung der nächsten Woche. Fünfzehn Minuten später ist die Betreuerin nicht mehr im Raum, ohne, dass sie sich verabschiedet hat. Frau Clariden ist jetzt allein am Tisch. Nach zwei Minuten kommt B13 zurück, setzt sich neben K3 und gibt ihr etwas zu trinken. Sie sagt „mal schauen, jetzt müssen wir dann die X suchen gehen". Sie lacht. Und Frau Clariden lacht auch. Nach 40 Sekunden steht B13 wieder auf und geht ohne etwas zu sagen. Nach fünfzig Sekunden kommt eine andere Betreuerin B14 zu Frau Clariden und sagt, „so wir setzen uns zu euch, ich hoffe es ist genehm". Sie stösst eine Frau im Rollstuhl an den Tisch und setzt sich neben diese und etwa 2 Meter von K3 weg an den Tisch. Sie macht einen Witz. B14 und K3 lachen. Nach dreissig Sekunden kommt B13 wieder, richtet die Kamerabrille und setzt sich neben K3. Sie gibt ihr zu trinken und spricht dabei mit einer anderen Betreuerin. Nach einer Minute fragt sie K3: „Mal schauen, ob die Zeit haben, du. Eben siehst du, die will auch alles wissen". Nach drei Minuten richtet B13 wieder die Kamerabrille. Nach zwanzig Minuten steht die Betreuungsperson auf richtet die Kamerabrille und sagt: „So jetzt gehen wir schnell die Zähne putzen und dann kann ich dann die X rufen, hä?" Frau Clariden gibt einen lauten Schrei von sich. „Mal schauen wie sich dann die rosaroten Wölkchen und die himmelblauen Schäfchen an deiner Wand machen, hä?". Dann wird K3 rückwärts in ihr Zimmer gestossen und vor einen Spiegel gestellt. B13 geht weg. Nach einer Minute kommt sie zurück und fragt dann, ob sie mit oder ohne Brille die Zähneputzen möchte? Ohne. Dann ist die 1 Stunde 4 minütige Sequenz zu Ende.

Analyse:
In dieser Sequenz gibt es nur wenig Interaktion zwischen B13 und K3. Diese bezieht sich auf bestimmte Themen, die die *menschlichen Grundbedürfnisse betreffen*. Diese werden befriedigt: K3 wird gefragt, was sie trinken möchte und ob sie essen möchte. Zudem wird sie informiert, dass sie jetzt Zähneputzen gehen würden. Dazwischen gibt es keine sprachlichen Interaktionen. Interaktion im Sinn von körperlicher Anwesenheit gibt es beim Trinken, beim Essen und auch beim Zähneputzen. Dazwischen kommt und geht die Betreuerin mehrmals, ohne K3 darüber zu informieren, wohin sie geht, was sie macht, wie lange sie wegbleibt. Zudem spricht sie während den Interaktionen mit K3 vor allem mit anderen Betreuungspersonen. *Es fehlt die Information und die Kontextualisierung* für K3.

Die Interaktion wirkt zudem sehr hektisch. Das heisst, wenn Interaktion stattfindet, ist das *Tempo sehr hoch* und die Entscheidungsfragen werden sehr schnell gestellt und beantwortet (mit den Augen).

Auch während der Entstehung einer Interaktion zwischen den beiden (beim Trinken und beim Essen), spricht die Betreuerin *gleichzeitig mit anderen Betreuungspersonen* über Organisatorisches (Menüplanung, Einkauf). K3 wird nicht in die Menüplanung oder den Einkauf resp. die parallel laufenden Interaktionen einbezogen.

K3 wird teilweise *ungefragt geholfen*, ihr werden ein Latz angezogen ohne zu fragen sowie die Zähne geputzt, ohne nach ihrer Zustimmung zu fragen. Mehrmals wird ungefragt ihre Kamerabrille gerichtet und ihre Position im Rollstuhl angepasst. Diese Sequenz ist geradezu beispielhaft für das im Fall von Frau Clariden überwiegende Fürsorge-Verhältnis.

Im Fall von Herr Etzel (K5) ist „Fürsorge" ebenso das überwiegende Interaktionsverhältnis. Nachdem Herr Etzel seit gut 40 Minuten im Wohnzimmer gesessen ist und mit Mitbewohnenden ein Comedyprogramm gehört hat, kommt aus dem Hintergrund ein Betreuer B18 und sagt zu K5: „So, Stefan, gehen wir auch noch in den Singkreis, gäll." B18 stösst K5 unmittelbar durch verschiedene Gänge in einen grossen, hellen Raum, wo sich ca. 30–40 Leute einfinden und in einem Kreis zusammensitzen. B18 sagt: „So, dann kannst du hier neben X hinsitzen, hä?". Dann geht B18 weg und hilft die Stühle für andere bereit zu machen. Nach ca. 6 Minuten wird gesungen. Das Singen dauert etwa 15 Minuten. Es werden 4 Lieder gesungen. Dazwischen gibt es keine verbale Interaktion. Herr Etzel hat nicht gesungen. Dann kommt B18 zu Herr Etzel und sagt: „So, gehen wir wieder nach hinten auf die Gruppe, hä. Dann kannst du noch etwas essen." Er stösst K5 im Rollstuhl wieder zurück auf die Wohngruppe. B18 stellt K5 an den Tisch auf der Wohngruppe, sagt nichts und geht weg. Nach 2 Minuten 30 Sekunden kommt B18 zu ihm und richtet seinen Kopf und sagt: „Du kannst den Kopf so hin tun, Stefan, ja". B18 geht wieder weg. Im Hintergrund hört man Gespräche. Herr Etzel sieht diese nicht, da er gegen das Fenster schaut. Bis zum Ende der Sequenz, während 5 Minuten, erfolgt keine Interaktion mehr.

Analyse:
Die Sequenz ist ein Beispiel, dafür, dass für den Klienten *gesorgt wird, ohne, dass er mitreden und seine Zustimmung geben kann*: Singen, seinen Platz im Singkreis auswählen, Zurückgehen auf die Wohngruppe wird erledigt. Er wird über bestimmte Handlungen *informiert*, aber nicht gefragt ob und wie etwas gemacht werden soll. Zudem wird für seine richtige Position im Rollstuhl gesorgt und Essen wird in Aussicht gestellt.

6.2.2 Kommunikationsstile Fürsorge-Verhältnis

Steuerung/ Strukturierung[15] Die Betreuungsperson bestimmt den Verlauf der Interaktion, indem sie, ohne nach einer Zustimmung oder dem Bedürfnis zu fragen, Handlungen ausführt, die der Klientin oder dem Klienten vermeintlich helfen oder deren Grundbedürfnisse befriedigen.

Zutrauen Die Betreuungsperson scheint der Klientin oder dem Klienten nicht zuzutrauen, dass er oder sie bei den anstehenden Themen mitentscheiden oder Einfluss nehmen kann.

Verantwortung Die Betreuungsperson nimmt einen Hilfebedarf oder ein Grundbedürfnis wahr und reagiert darauf, ohne die eigene Wahrnehmung zu prüfen und sich abzusichern, ob dies im Sinne der betreuten Person ist. Sie übernimmt damit die Verantwortung. Die Klientin oder der Klient trägt eher keine Verantwortung im Fürsorge-Verhältnis; ist gewissermassen Objekt der Fürsorgehandlungen.

Wissen Die Betreuungsperson scheint zu wissen, welcher Hilfe bzw. Fürsorge die Klientin oder der Klient bedarf. Es wird daher nicht nach einer Zustimmung gefragt, sondern über die Fürsorgehandlung und/oder deren Begründung informiert.

Handeln Die Betreuungsperson handelt und führt Fürsorgehandlungen aus. Die Klientin oder der Klient ist passiv und ruhig und nimmt die von der Betreuungsperson ausgeführten Hilfeleistungen in Anspruch.

---

15 Bei der Bündelung zu Kommunikationsstilen handelt es sich nicht um direkte Beobachtungen, sondern um generalisierte und datengestützte Einschätzungen. Wenn eine Dimension nicht einschätzbar ist, wird auf Aussagen verzichtet.

6.2.3 Aktivität und Partizipation im Fürsorge-Verhältnis

Die Klientin oder der Klient wird in Bezug auf die Grundbedürfnisse versorgt. Er oder sie kann nicht mitreden, wie und ob etwas gemacht werden soll. Die Aktivität ist eingeschränkt und die Klientin oder der Klient ist passiv, und empfängt die zugedachte Hilfe und wird nicht als kommunikativ relevant adressiert, sondern als Objekt der Hilfe behandelt. Die betreute Person wird zwar informiert, aber nicht um ihre Meinung oder Ansicht gefragt. Die aus der Sicht der Betreuungsperson benötigten Fürsorgeleistungen werden geleistet, ohne nach Zustimmung zu fragen.

6.3 Interaktionsverhältnis Förderung

Ein weiteres Phänomen, das im Wohnheimalltag beobachtet werden konnte, ist das Interaktionsverhältnis „Förderung"[16]. Es besteht aus verschiedenen Kommunikationseinheiten, die alle unter der folgenden Leitidee stehen: Die Betreuungsperson, strukturiert den Alltag nach Aufgaben, weiss (besser), wie etwas geht und zeigt es der betreuten Person. Dann beurteilt sie die Ausführung oder das Resultat, korrigiert oder greift, wenn nötig ein. Die Klientin oder der Klient hört zu, ist ruhig und akzeptiert. Manchmal macht eine Klientin Vorschläge, die aber ignoriert oder übergangen werden. In der folgenden Sequenz kommt dieses Verhältnis beispielhaft zum Ausdruck.

6.3.1 Kommunikationseinheiten Förder-Verhältnis

Eine Betreuungsperson und die Klientin sind zusammen in der Küche und bereiten gemeinsam das Abendessen für die gesamte Wohngruppe vor. Die Küche ist offen und erlaubt Einsicht zum Gemeinschafts- und Essraum. Im Hintergrund läuft laute deutsche Schlagermusik. Beim Einstieg in die Sequenz schöpft K1 Kartoffeln mit Paniermehl aus einer Schüssel mit einem grossen Löffel auf ein Backblech. B1 kommt dazu und die Sequenz beginnt:

---

16 Eine Übersicht über alle beobachteten Kommunikationseinheiten, die erarbeiteten Kommunikationsstile und die Konsequenz auf Aktivität und Partizipation im Interaktionsverhältnis „Förderung" ist im Anhang B.2 ersichtlich. Die *kursiv* geschriebenen Wörter sind Kommunikationseinheiten, die in die Liste im Anhang B.2 Eingang gefunden haben.

Sequenz 1

Zeile	Sprecher	Aussage
1	B1:	z vi:l pani:rmehl, =ha´
2	K1:	mhm
3		((6.3))
4	B1:	mach mers ä so, =ha´
5	K1:	ja:a`
6		((0.9))
7	B1:	muäsch vileicht da`_wart
8	K1:	mhm
9		((4.5))
10	B1:	hats nochli pani:rme:l da
11	K1:	hm
12		((8.1))
13	B1:	((summt die Melodie der Musik mit))
14		!SO! bin i mal gschpannt wi di: werden.
15	K1:	hm

Paraphrase und Videobeschreibung:
Die Sequenz beginnt mit der Aussage von B1, dass es „zu viel Paniermehl" in der Schüssel habe. Dieser Bewertung wird ein „ha?" angehängt. Die Aussage von B1 wird von K1 mit einem leisen „mhm" bestätigt. In der sechs Sekunden Pause nimmt B1 die Schüssel in die Hand und schiebt die Kartoffeln von Hand aus der Schüssel auf das Backblech. Diese Handlung begleitet sie mit der Aussage, „machen wir das so, hä?". K1 macht in ihrem Tempo mit dem Löffel weiter und nimmt Kartoffeln aus der Schüssel, dies wird dann von B1 unterbrochen, die Schüssel weggezogen mit der Aussage „musst du vielleicht, da, warte" und sie nimmt von Hand die letzten Kartoffeln aus der Schüssel und legt sie auf das Blech. K1 ordnet mit dem Löffel die Kartoffeln auf dem Backblech. Nach 8 Sekunden Pause sagt B1 laut „SO!" und sie sei gespannt, wie die Kartoffeln werden.

Analyse:
Diese Sequenz ist ein Beispiel für fünf Kommunikationseinheiten, die zum Interaktionsverhältnis „Förderung" gehören. *Beurteilen, Eingreifen, Befehlen, Tempo- und Lösungsweg vorgeben* und *Strukturierung*. B1 startet mit einer Beurteilung, dass es zu viel Paniermehl habe. Dies ist eine starke Aussage und es wird kaum erwartet, dass es auch anders sein könnte oder widersprochen wird. Es wird als Tatsache deklariert, dass es zu viel Paniermehl hat. Gleichzeitig schwingt in dieser Beurteilung eine Kritik der Handlung von K1 mit: Durch eine fehlbare Handlung hat es zu viel Paniermehl. Diese *Beurteilung* führt zur Handlung von B1,

dass sie in die Aktion von K1 *eingreift*, diese unterbricht und es anders macht. Sie nimmt die Kartoffeln mit den Händen aus der Schüssel. Es gibt eine Zeit, in der sie gemeinsam – B1 mit den Händen, K1 mit dem Löffel – Kartoffeln auf das Backblech legen. Die gemeinsame Handlung wird schliesslich von B1 übernommen, indem sie die Schüssel in die Hand nimmt und mit dem Schöpfen der letzten Kartoffeln in die Schüssel, die Aufgabe beendet. Eine Handlung, die von K1 zunächst allein gemacht wurde, wird durch das Eingreifen von B1 zur gemeinsamen Handlung und schliesslich am Ende zur alleinigen Handlung der Betreuerin. Sie vollzieht schliesslich die Arbeit bis zum Ende selber. K1 schaut am Ende zu und steht daneben.

Das Eingreifen in die Handlung von K1 durch B1 wird mit den *Befehlsformen* „warte" und „musst du" begleitet und durch ein „vielleicht" relativiert. Diese Wortwahl drückt aus, dass sie sich in der Position fühlt, Befehle und Anweisungen zu geben, aber auch dass sie K1 *zeigt, wie man es richtig macht*. Dadurch sieht sich B1 legitimiert einzugreifen und K1 eine Anleitung zu geben. Schliesslich macht sie die Arbeit selber fertig.

B1 gibt zudem das *Tempo und den Weg vor*, wie die Aufgabe gelöst werden soll. B1 greift ein und auf macht eine andere Art (mit den Händen) die Aufgabe in viel schnellerem Tempo fertig, als dies mit dem Löffel und mit den Fähigkeiten von K1 gegangen wäre. B1 gibt das Tempo vor und zeigt einen Weg, wie die Aufgabe schnell gelöst werden kann. Sie begleitet dies aber nicht kommunikativ, im Sinne eines Vorschlages, sondern sie nimmt K1 die Schüssel weg und beendet die Arbeit alleine. Die von K1 begonnene Aufgabe wird auf diese Weise schnell und auf einem anderen Weg gelöst.

Nachdem die Interaktion in sich zusammengefallen ist und K1 von ihrer Aufgabe entbunden wurde, versucht B1 mit der Aussage „SO!" wieder *Struktur in die Handlung zu bringen* und leitet den nächsten Schritt ein. Die nächste Sequenz folgt gleich anschliessend:

Sequenz 2

Zeile	Sprecher	Aussage
1	B1:	SO´ sarinaa. was machemer jetz?
2	K1:	ä:m bakofn
3	B1:	=genAU`
4		((1.1))
5	B1:	etz tu ich sie in bakofen
6	K1:	mhm

Paraphrase und Videobeschreibung:
Auch diese Sequenz beginnt mit einem „SO!" von B1 und sie spricht K1 mit ihrem Vornamen an, um zu fragen, was sie jetzt machen würden. K1 antwortet mit „ähm Backofen", was von B1 sehr schnell und eher laut mit „genau!" erwidert wird. Nach einer kurzen Pause von einer Sekunde sagt B1, dass sie „sie in den Backofen tue", was von K1 mit einem ganz schnellen und unmittelbar anschliessenden „mhm" beantwortet wird. Dann schiebt B1 das Blech mit den Kartoffeln in den Backofen.

Analyse:
In dieser Sequenz können drei beobachtete Kommunikationseinheiten exemplarisch aufgezeigt werden: *Strukturierung der Situation, Beurteilung, laut sprechen* und *Erwartung entsprechen* auf Seiten der Klientin.

B1 strukturiert die Situation und signalisiert mit dem „SO!", dass jetzt der nächste Schritt folgt. Dadurch, dass sie Frau Albis mit ihrem Vornamen anspricht, generiert sie die Erwartung, dass sie den nächsten Schritt benennen soll. Jedoch signalisiert sie durch die Aussage, was „machen wir jetzt" aus, dass sie gemeinsam den nächsten Schritt ausführen werden. „ähm Backofen" ist scheinbar die richtige Antwort, denn sie wird mit einem *lauten* „genau", sehr schnell auf die Aussage von K1 folgend, erwidert. Sie *beurteilt*, die Antwort von K1 als genau richtig. Dies kann dahingehend interpretiert werden, dass die gegebene Antwort, die von B1 erwartete ist. Bei K1 kann hier eine Kommunikationseinheit beobachtet werden, die im Datenmaterial regelmässig feststellbar ist: Sie *antwortet sehr schnell* und oft bestätigt oft unmittelbar die Aussagen von B1, oder sie *erfüllt eine Erwartung*, die von B1 generiert wird. Teilweise erwidert die Klientin mit „mhm", noch bevor die Aussage von B1 fertig ist.

Paraphrase und Videobeschreibung:
Nachdem B1 die Kartoffeln auf dem Blech in den Backofen geschoben hat fragt sie K1, wie „lange sie drin sein müssen". K1 schaut im Kochbuch nach und antwortet „fünfunddreissig bis vierzig Minuten". Im Video sieht man, dass B1 anschliessend mit dem Finger über die Passage im Kochbuch fährt und nachliest, dann sagt sie „genau". B1 erkundigt sich, ob K1 „wisse, wie es gehe die Minuten" einzustellen. Sie stehen beide vor dem Backofen, K1 zeigt auf das Rad, wo man die Zeit einstellt und sagt „da". Dieses „da" wird von B1 mit einem „genau da" beantwortet und man „müsse am Rädchen drehen" und so auf „dreissig" Minuten einstellen und dann „würden sie schauen und probieren, ob sie gut seien". Während B1 dies sagt, stellt sie die Zeit auf dreissig Minuten ein. K1 steht daneben und schaut zu. Den nächsten Schritt leitet B1 mit einem weiteren „So!" ein, das von K1 mit „hm" bestätigt wird.

Sequenz 3

Zeile	Sprecher	Aussage
1	B1:	wie lang müssen sie drin sein?
2	K1:	(--) hm´ (2) hm füfädrissg bis virzg minutä`
3	K1:	ähä`
4	B1:	weisst du wis ge:t´
5	K1:	mmh mm
6	B1:	minuten einschtelln´
7	K1:	da`
8	B1:	genau da` !JA! und jetzt (--) na und dann muss man da am rädle trüllen
9	K1:	[da]
10	B1:	na also da muss man auf (--) hundertdreissig (--)
11	K1:	mhm
12	B1:	minuten und dann schaun mer obs (-) einfach durch [sin]=probirmars da (--)
13	K1:	[mhm]
14	B1:	!SO! etz läuft das ab und mir können etz eigentlich hier dann (-) küche die sachen noch versorgen (.)
15	K1	hm

Analyse:

Neben den bereits oben beschriebenen Kommunikationseinheiten *Strukturierung, Eingreifen, Beurteilen*, zeigt sich hier die Kommunikationseinheit *Offerte unterbinden*. In den Zeilen 3–6 fragt B1, ob K1 das Einstellen der Zeit am Backofen kenne; dies wird von ihr bejaht und mit einer Geste bestätigt, indem K1 auf das Rädchen am Backofen zeigt und „da" sagt. Danach stellt B1 allein die Zeit am Rad ein. B1 äussert zwar sprachlich eine Offerte mitzumachen und aktiv zu sein. Diese sprachlich geäusserte *Offerte unterbindet* sie jedoch sogleich über ihre Handlung wieder, indem sie trotz Bejahung und der geäusserten Möglichkeit von K1 dies selber zu machen, die Zeit am Backofen selber einstellt.

Die Kommunikationseinheit *Offerte unterbinden* zeigt sich auch in der folgenden Sequenz. Zudem zeigen sich hier erenut die bereits oben beschriebenen Kommunikationseinheiten *Beurteilen, Befehlen, Tempo- und Lösungswegvorgabe* erneut vor. Neu dazu kommen die Kommunikationseinheiten *Antwortenabfragen, Besserwissen* und *Vorschläge nicht beachten*.

Sequenz 4

Zeile	Sprecher	Aussage
1	K1:	hm
2	B1:	i=glaub das kannst du recht gut selbständig` gell´
3	K1:	ja
4	B1:	hast du scho öfters gmacht`
5	K1:	hm
6	B1:	(alsdann)
7	K1:	hm öl`=
8	B1:	=mach zuerst (--) an bisschen essig`
9	K1:	hm
10		((11.6))
11	B1:	kannst noch bisschen mehr machen`
12	K1:	hm`
13		((3.7))
14	B1:	!STOP!
15		((23.7))
16	B1:	dann kannst von d!EM! essig noch dazu geben (-) der ist a bissel süsser (.) dann wird das gschm!A!ckiger (--) en kurzen schuss (.) jawO:l` (2) so ist gut ja` (1) hm´
17	K1:	hm`
18	K1:	hm`
19		((36.8))
20	B1:	na was hast etz alles drin´
21	K1:	(xx)
22	B1:	öl hast du drin´
23	K1:	hm` (.) und salz
24	B1:	essig hast du drin`
25	K1:	hm`
26		((Auslassung im Transkript Nebengespräch: „Weisst du was gut ist, wenn man am sonntag badet"))
27	B1:	okei` (-) ah !UH! sind vi:le (.) kräuter aber (---) ja_nu–
28	K1:	ja`
29	B1:	[hm_hm` (2) etz is halt di sosse da se::r konzentri:rt und sauer gell´] wenns weis was ist gut wemar ums ä bissel zu neutralisI: ren um di säure zu nehmen´
30	K1:	hm` weiss nicht
31	B1:	was kann ma reintun´
32	K1:	hm m=Öl
33	B1:	o::der was hamer im kühlschrank noch´
34	K1:	milch
35	B1:	milch genau (-) was du auch zum beischpi:l von dem neutrAlen jogurt an an an gu:ten löffel reintun das macht es dann sä:miger di: (--) und da milch und a bissel an jogurt und dann ist das (-) gute sache
36	K1:	ja`ja` hm–
37	B1:	nimmst dir än grossen löffel`=
38	K1:	hm–
39		((14.4))

Paraphrase und Videobeschreibung:

Im Vorlauf der Sequenz sieht man im Video, dass Frau Albis selber die Zutaten für die Sauce bereit stellt, dann kommt B1 dazu, die kurz aus der Küche gegangen ist. Die Sequenz beginnt mit der geäusserten Einschätzung von B1, dass K1 „das recht gut selbständig könne, da sie es ja schon öfters gemacht habe". K1 stimmt mit „ja" und „mhm" zu. K1 schlägt vor Öl einzugiessen, worauf abrupt der Vorschlag von B1 gemacht wird, zunächst Essig reinzutun. K1 leistet dem Folge: Sie giesst Essig ein und hört von alleine auf, worauf B1 vorschlägt noch etwas mehr reinzutun, was K1 bis zum abrupten und lauten „Stop!" von B1 macht. Nun läuft K1 zum Kühlschrank und holt die Mayonnaise. Dann gibt B1 die Anweisung, noch von einem anderen Essig reinzugeben, der etwas süsser sei und die Sauce etwas „geschmackiger" mache. B1 sagt genau, wie viel K1 reingiessen soll und beendet die Handlung mit einem „so ist gut, hm". Nach einer längeren Pause (36 Sekunden), in der B1 in ein Nebengespräch verwickelt ist, geht es weiter. B1 fragt K1, was alles in der Sauce drin sei, und ob „Öl" drin sei. Frau Albis antwortet mit „hm und Salz". B1 ergänzt, dass „Essig drin sei". Jetzt fährt K1 mit dem Würzen der Sauce fort und fügt Senf und Kräuter hinzu. B1 stösst wieder zur Kochablage und meint, „es seien viele Kräuter, uh, ja nun". B1 probiert die Sauce mit dem Löffel und teilt mit, dass sie jetzt „sehr konzentriert und sauer sei". Dies bestätigt Frau Albis ohne eigenen Geschmackstest. Nun fragt B1 K1, was man tun könne bzw. was „man reinmachen" könne, um die „Sauce zu neutralisieren". K1 schlägt vor, Öl zu nehmen. Darauf entgegnet B1, was man denn „sonst noch im Kühlschrank habe". Die Antwort von K1 lautet Milch. Darauf erwidert B1 „ja, genau Milch" und schlägt danach vor, einen Löffel vom „Joghurt" zu nehmen, da dies die Sauce noch etwas „sämiger mache". Schliesslich wird Joghurt in die Salatsauce gerührt.

Analyse:

Einige Elemente, die schon vorher beschrieben wurden, sind in dieser Sequenz auch erkennbar. B1 *beurteilt* die Handlungen von K1, sie *befiehlt und macht Anweisungen* und gibt vor, wie etwas erledigt werden soll. Die Interaktion findet in einem *schnellen Tempo* statt.

Die Kommunikationseinheit *Offerte unterbinden*, welche bereits in der vorhergehenden Sequenz angedeutet wurde, lässt sich auch hier erkennen. Dieses Element zeigt sich hier in einem grösseren Zusammenhang und über mehrere Zeilen hinweg. Die Aussage „das kannst du recht gut selbständig, gell, hast du schon öfters gemacht?" kann von K1 als Offerte und auch Äusserung des Zutrauens verstanden werden, sich konkret an der Fertigung der Sauce zu beteiligen, da sie diese Kompetenz schon bewiesen hat. Auf der Ebene der verbalen Kommunikation wird diese Offerte ausdrücklich formuliert. Die Entwicklung der Situation zeigt aber, dass K1 die selbständige Fertigung der Salatsauce nicht ermöglich wird. Im Gegenteil K1 wird bei der Zubereitung über Befehle, Anweisungen, Vorschläge gesteuert.

Eine weitere Kommunikationseinheit, die sich hier beobachten lässt, ist die des *Besserwissens*. In verschiedenen Situation zeigt B1 an, dass sie etwas *besser weiss* und dass sie dann zeigt, wie etwas richtig geht. Den Geschmack der Salatsauce beurteilt sie und stellt (als Tatsache) fest, dass sie zu sauer sei, ohne dass K1 die Sauce selber versuchen kann. Die Idee, dass Joghurt in die Salatsauce gehöre, um sie zu neutralisieren, wird als Tatsache präsentiert. Ihr Wissen und ihr Geschmack, aber auch ihr Lösungsweg sind massgeblich und werden gegenüber K1 als Faktum dargelegt.

Die Betreuerin steuert die Situation in die aus ihrer Sicht korrekte Richtung und stellt dazu Fragen, welche dorthin führen. Das kann man als *Antworten abfragen* bezeichnen[17]: B1 kennt schon im vornherein die „richtige" Antwortund steuert K1 über Suggestivfragen zu ebendieser. B1 wusste offensichtlich bereits, dass Joghurt zur Neutralisation in die Sauce gehört, und beachtet die Vorschläge von K1 nicht; letztgenannte wird über Fragen auf die Antwort Joghurt hingeleitet.

Es kommt eine neue Kommunikationseinheit dazu: K1 *macht Vorschläge*, wie etwas gemacht werden könnte. Dabei werden auch relevante und adäquate *Vorschläge von K1 ignoriert* (wie das Salz) oder umgangen (wie das Öl oder die Milch zur Neutralisation der Sauce).

Die Kommunikationseinheit *Antworten abfragen* kommt in ähnlicher Form auch in einer Sequenz an einem Abend vor. Frau Albis sitzt allein in ihrem Zimmer und löst Sudoku. Es klopft an ihrer Tür, Betreuer B2 steht vor der Tür.

---

17 Antaki u. a. (2006) nennen dies „piloting to the answer".

Sequenz 5

Zeile	Sprecher	Aussage
1	B2:	Sarinaa´
2	K1:	hm`
3	B2:	hast du noch ne aufgabe heute abend'
4	K1:	(1.3) nein`
5	B2:	überleg mal noch genau was musst du abends noch machn´
6		((2))
7	K1:	no bindä
8	B2:	mhm (.) kommst du denn und bis länger zeigst mir das´
9	K1:	ja
10	B2:	zeigst mir das´
11	K1:	ja
12	B2:	okei ich warte
13	K1:	ja
14		((28.5))
15	B2:	So Sarina
16	K1:	hm
17	B2:	kannst gerne da anwerden
18		((2.4))
19	B2:	Also bei mir steht (.) Terminüberblick (.) sollst du abends miiir äh das Bescheid geben wie dein Stand ist
20	K1:	mhm
21	B2:	und ich soll das überprüfen ob das möglich ist
22	K1:	ja
23	B2:	also´
24	K1:	ja
25	B2:	gibt es nen besonderen Termin für s'Wochenende´
26	K1:	mhm stoht nüt
27	B2:	hast nüt
28	K1:	nei
29	B2:	morgen hast du nüt´
30	K1:	noni
31	B2:	okei (.) und sonst so hast du was überlegt für morgen was schönes zu machen mit der Gruppe
32	K1:	noni
33	B2:	auch nich
34	K1:	nei
35	B2:	okei
36		((1.4))
37	B2:	also Sarina dann trag ich das etz hier so rein
38	K1:	ja
39	B2:	dass duuu dass ich dich geholt hab
40		((1.1))
41	B2:	dass du nicht selbständig dran gedacht hast das trag ich dann so ein
42	K1:	ja

Paraphrase und Videobeschreibung:
B2 spricht K1 mit ihrem Vornamen an und fragt, ob sie am Abend noch eine Aufgabe zu erledigen hätte. Sie verneint dies mit einem klaren „Nein". B2 regt sie zu nochmaligem Überlegen an, ob wirklich nicht etwas sei, was sie „heute Abend machen müsse". Sie erwähnt leise und undeutlich „Binden". B2 möchte, dass sie dies durchführe und ihm dann später zeigen komme. „Er warte", meint er und lässt sie dann wieder alleine. Sie greift einen Gegenstand vom Schreibtisch und geht aus ihrem Zimmer über einen Gang zu einem Zimmer, wo B2 vor einem Computer sitzend auf sie wartet. Nach 28 Sekunden ist sie da und das Gespräch geht weiter. B2 sagt, „So, Sarina" und bietet ihr mit einem Handzeichen einen Stuhl an. Er fährt weiter mit der Aussage, dass bei ihm „Terminüberblick" stände und K1 ihn über den aktuellen Stand unterrichten solle, sodass er dann überprüfen könne, ob „dies möglich" sei. Eingeleitet durch „also" fragt er K1, ob es „einen besonderen Termin fürs Wochenende" gebe. Auf ihre Erwiderung, es stehe nichts, fragt er, ob sie nichts habe. Sie verneint und B2 präzisiert, „morgen habe sie nichts". Sie antwortet, „noch nicht". Ob Frau Albis sich überlegt habe, „was Schönes mit der Gruppe zu machen" fragt er weiter. Ihre Antwort lautet, „noch nicht", woraufhin er „auch nicht" und „Okay" erwidert. Er bewegt sich zum Computer hin und informiert sie darüber, dass er dies nun so eintrage, dass er sie habe „holen" müssen und sie nicht „selbständig daran gedacht habe", vorbeizukommen.

Analyse:
Die Sequenz beginnt mit einer bereits beobachteten Kommunikationseinheit. B2 *fragt die Antwort ab*, die er schon vorher kennt. Denn er akzeptiert das „nein" von K1 auf die Frage nach anstehenden Aufgaben nicht. Durch einen Eintrag im Computer weiss er, dass K1 am Abend selbständig bei ihm für die Besprechung des Wochenendes vorbeikommen muss. So hakt er nach dem „Nein" nochmals nach und erhält schliesslich die von ihm erwartete Antwort. Eine neue Kommunikationseinheit erscheint in dieser Sequenz. Es ist die *Strukturierung des Alltages nach Aufgaben*. B2 fragt K1 explizit, ob für sie an diesem Abend noch eine Aufgabe anstehe. Zudem wird die Ausführung der Aufgabe im Computer festgehalten und damit Frau Albis beurteilt. Dahinter steht wohl eine Art Förderziel, dass K1 selbständig diese Aufgabe lösen lernt. Die Fortschritte werden im Computer festgehalten und allen Betreuungspersonen zur Verfügung gestellt. Der Alltag in einem tendenziell pädagogisch geprägten Interaktionsverhältnis wird also über *Aufgaben strukturiert*, die *Leistung wird festgehalten und beurteilt*.

Auch im Fall von Frau Dufour (K4) gibt es Situationen, in denen sich Aspekte eines Förderverhältnisses zeigen. Erscheinende Kommunikationseinheiten sind: *Auffordern, Belehren und Tatsachen präsentieren*. Frau Dufour hat einen elektrischen Rollstuhl und kann sich selber fortbewegen. Sie spricht eher undeutlich und nur wenige Wörter, kann aber deutlich „ja" und „nein" sagen. In einer spezifischen Sequenz sitzt Frau Dufour in ihrem Rollstuhl ca. 3 Meter entfernt von einem Tisch, auf welchem ein Glas mit einem Strohhalm drin steht. Betreuerin (B9) geht hinter K4 am Tisch vorbei und es ergibt sich folgender Dialog:

Sequenz 6

Zeile	Sprecher	Aussage
1	B9	*Tuesch dis Glas uustrinke, Saraa'*
2		*((2))*
3	K4	*joo`*
4		*((2))*
5	B9	*weisch isch wichtig, dass du gnueg trinksch*
6	K4	*joo`*
7		*((4))*
8	B9	*häsch halt würkli noni vöu gha*
9		*(2))*
10	B9	*oder'*
11	K4	*joo`*
12		*((8))*
13	B9	*ich mues au immer luege (.) das ich gnueg trink*

Paraphrase und Videobeschreibung:
B9 putzt gerade die Küche und den Tisch zu putzen, als sie K4 mit Nennung beim Vornamen auffordert „ihr Glas auszutrinken". Nach 2 Sekunden antwortet K4 mit „ja". worauf B9 ergänzt, „es wichtig, dass sie genug trinke". Frau Dufour antwortet mit einem langgezogenen „ja". B9 hält nach einer 4-sekündigen Pause fest, „sie habe wirklich noch nicht viel gehabt". Nach 2 Sekunden folgt ein fragendes „oder", worauf K4 mit „ja" antwortet und B9 ergänzt, „ich muss auch immer schauen, dass ich genug trinke". Während B9 den Raum verlässt, fährt Frau Dufour an den Tisch und trinkt mit Hilfe des Strohhalms aus dem Glas.

Zwei Tage zuvor gab es eine ähnliche Situation mit einem anderen Betreuer (B10). Frau Dufour sitzt am Tisch vor sich ein Glas mit Strohhalm. B10 geht an ihr vorbei mit den Worten: „Eben, gell, tu dann noch etwas trinken, Sarah". Nach einer kurzen Pause folgt noch die Begründung: „Wenn du schon nichts isst".

Analyse:
Beide Sequenzen sind *Aufforderungen mit Vornamen* durch die Betreuungsperson, nämlich dass sie das Glas austrinken bzw. überhaupt genügend trinken soll.

Es folgt ein langgezogenes „Ja" von Frau Dufour, das als missmutig interpretiert werden kann. Darauf folgt jeweils eine Reihe von Begründungen – eine ausreichende Wasseraufnahme sei wichtig, sie habe noch nicht genug getrunken und die Betreuerin persönlich mache es ja auch so. Die Betreuenden *wissen es besser* und *belehren* K4. Diese Begründungen werden nicht zur Diskussion gestellt, sondern als Tatsachen präsentiert.

Auch beim Thema Toilettengang kommen Kommunikationseinheiten vor, die dem Förder-Verhältnis zugeordnet werden: *Nichtzutrauen* und *Antworten abfragen* auf Seiten der Betreuungsperson sowie *Erwartung entsprechen* auf Seiten der Klientin.

Sequenz 7

Zeile	Sprecher	Aussage
1	B10	*Denksch dra ufs wc' (.) oder need? Ned dass nocher*
2	K4	*[joo`]*
3	B10	
4		*((5))*
5	K4	*etzä goh wc'*
6	B10	*was`*
7	K4	*etza`*
8	B10	*muesch goh'*
9	K4	*jo*
10	B10	*also'*

Paraphrase und Videobeschreibung:
B10 geht auf K4 zu und steht direkt vor ihr. Er stellt die Frage, ob K4 „daran denke, aufs WC" zu gehen „oder nicht?". „Nicht, dass sie nachher ..." und hier bricht B10 den Satz ab. K4 sagt schon nach dem „oder nicht" ein langgezogenes „Ja". Nach fünf Sekunden folgt die Aussage von K4: „Jetzt WC gehen". Der Betreuer fragt mit „was?" nach, worauf K4 mit „Jetzt" antwortet. B10 fragt nach „musst du gehen?". „Ja" erwidert K4, und B10 bestätigt mit „also". Die Kamerabrille wird abgezogen und die beiden bewegen sich weg.

Analyse:
Diese Sequenz beginnt mit einer Aussage, die in einer Frage verpackt ist. Der Betreuer *fordert* K4 *auf*, an den Toilettengang zu denken. Er baut diese Aufforderung in eine Frage ein, die mit dem fragenden „oder" am Schluss ausgedrückt wird. Frage und Befehl sind hier in einer Aussage gebündelt. Dann deutet er an, dass dies sonst eine negative Konsequenz haben könnte; diesen Satz bricht B10 jedoch ab. Nach einer kurzen Pause *entspricht* K4 *der geäusserten Erwartung*

und äussert ihren Wunsch nach einem Toilettengang. Die Reaktion von K4 lässt darauf schliessen, dass sie die Aufforderung in der Frage von B10 verstanden hat und dieser mit ihrer Aussage entspricht. Die Aussagen von B10 beinhalten *Nichtzutrauen*, denn die Frage ist Ausdruck dafür, dass der Betreuer K4 eine selbständige Meldung über das Bedürfnis des Toilettengangs nicht zutraut. Zusätzlich deutet er mittels „sonst, ..." eine negative Konsequenz an, die möglicherweise bereits in der Vergangenheit vorgekommen ist.

6.3.2 Kommunikationsstile Förder-Verhältnis

Steuerung/Strukturierung Die Betreuungsperson bestimmt den Verlauf der Interaktion, über Fragen, Befehle und Aufforderungen. Die Betreuungsperson kommuniziert laut.

Zutrauen Die Betreuungsperson scheint der Klientin oder dem Klienten nicht zuzutrauen, dass er oder sie bei den anstehenden Themen mitentscheiden oder Einfluss nehmen kann.

Verantwortung Die Betreuungsperson übernimmt für den Verlauf und das Ergebnis der Interaktion tendenziell die Verantwortung.

Wissen Die Betreuungsperson scheint zu wissen, was als richtig und was als falsch zu gelten hat. Zudem scheint sie den richtigen Lösungsweg zu wissen. Dieser wird vorgegeben und Alternativen nicht akzeptiert.

Handeln Die Klientin oder der Klient azeptiert, gehorcht, erfüllt die Aufgabe; ist sonst passiv und ruhig. Die betreute Person zeigt teilweise Eigeninitiative und macht Vorschläge. Diese werden in Handlungen der Betreuungsperson nicht aufgegriffen und deren Umsetzung dadurch erschwert oder verunmöglicht.

6.3.3 Aktivität und Partizipation im Förder-Verhältnis

Die Klientin oder der Klient ist nur wenig aktiv insofern, als dass die gestellten Aufgaben akzeptiert und erfüllt werden. Aktivität im Sinne von Mitgestaltung der Kommunikation ist nicht gefragt oder wird sogar verhindert. Die Klientin oder der Klient wird kommunikativ als zu förderndes Objekt adressiert.

6.4 Interaktionsverhältnis Nachlässigkeit

6.4.1 Kommunikationseinheiten Nachlässigkeits-Verhältnis

Ein Interaktionsmuster, das im Wohnheimalltag an verschiedenen Stellen beobachtet werden konnte, ist das Interaktionsverhältnis „Nachlässigkeit"[18]. Es besteht aus verschiedenen Kommunikationseinheiten, die alle unter der folgenden Leitidee stehen: Die Betreuungspersonen sind mit sich selber, mit Haushaltsarbeit oder mit anderen Bewohnenden beschäftigt. Die betreute Person wird *ignoriert* oder *uninformiert allein gelassen*. Die Klientin oder der Klient *wiederholt* seine eigene *Aussage* oder *akzeptiert die Situation*.

In der folgenden Sequenz kommt dieses Verhältnis besonders explizit zum Ausdruck:

Auf einer Wohngruppe stehen zwei Betreuungspersonen, ein Mann (B3) und eine Frau (B4), in der Küche direkt vor den Kochplatten. Um sie herum sitzen ein Klient im Rollstuhl, eine Klientin und Herr Badus (K2), der die Kamerabrille trägt. Es wird gekocht und das Abendessen vorbereitet. Dies geschieht so, dass die beiden Betreuungspersonen vor den Pfannen mit dem kochenden Essen stehen. Für Herr Badus wird die Sicht auf die Kochtöpfe verdeckt. Die beiden Betreuungspersonen sprechen immer wieder untereinander und sind allein am Kochen. Nach etwa 10 Minuten geht B4 an einen Bürotisch, der ca. 5 Meter von der Herdplatte entfernt steht. Die folgenden Sequenzen ereignen sich alle innerhalb von circa 30 Minuten. K2 macht kommunikativ immer wieder Angebote, einbezogen zu werden, diese werden jedoch *ignoriert*. Hier ein weiteres Beispiel für diese Kommunikationseinheit:

---

18 Eine Übersicht über alle beobachteten Kommunikationseinheiten, die erarbeiteten Kommunikationsstile und die Konsequenz auf Aktivität und Partizipation im Interaktionsverhältnis „Nachlässigkeit" ist im Anhang B.3 ersichtlich. Die *kursiv* geschriebenen Wörter sind Kommunikationseinheiten, die in die Liste im Anhang Eingang gefunden haben.

Sequenz 8

Zeile	Sprecher	Aussage
1	B3:	*grad bed pack' (-) teigwarä'*
2	B4:	*(unverständlich)*
3	B3:	*eis isch foifhundert gram`*
4	B4:	*(unverständlich)*
5	B4:	*häsch vil hunger' wotsch vil teigwarä'*
6	Mitbewohnerin	*nei*
7	B4:	*ned (-) häsch ned vel hunger'*
8	Mitbewohnerin	*ne=i*
9	B4:	*okei (-) Sandro Badus'*
10	K2:	*i ha grossä hunger*
11	B4:	*(unverständlich)*
12	B3:	*das wär dä nünhundert gram (-) oder'*
13		*((15))*
14	K2:	*ich mues das kilo wider ufholä woni geschter verlorä ha'*
15		*((33))*
16	K2:	*letzte chance vorBEI!*
17		*((11))*
18	K2:	*tä tä tä (singend)*
19		*((6))*
20	K2:	*eins zwei oder drei (-) wer ist nicht dabei'*

Paraphrase und Videobeschreibung:
B3 fragt in Richtung B4, ob er beide Packungen Teigwaren machen soll. B4 antwortet, was von den Forschenden nicht verstanden wurde. Dann fragt B4 eine Mitbewohnerin von K2, ob sie grossen Hunger habe, sie antwortet mit „nein". Ein erneutes Nachfragen von B4 wird erneut mit einem klaren und langgezogenen „nein" beantwortet. Anschliessend richtet B4 die Frage an Herrn Badus, welcher antwortet, er habe „grossen Hunger". B3 fragt zu B4 gerichtet nach, ob dies bedeute, dass er 900g Teigwaren kochen soll. K2 sagt dann, dass „er ein Kilo wieder aufholen müsse, das er gestern verloren habe". Es bleibt 33 Sekunden still. K2 bewegt sich in Richtung Wohnzimmer, wo der Fernseher läuft. Er spricht das im Fernsehen Gesprochene nach und singt ein Lied mit, das aus den Lautsprechern des Fernsehers zu vernehmen ist.

Analyse:
K2 wird mit Vor- und Nachname angesprochen und gefragt, ob er viel Hunger habe, worauf er „ja, er habe grossen Hunger" entgegnet und nach etwa 15 Sekunden Pause eine Begründung für seinen grossen Hunger nachliefert. Scheinbar hat er bei irgendeiner Aktivität am Vortag viel Energie verloren. Er weist darauf hin, jedoch wird diese Äusserung sowohl von B3 als auch von B4, welche beide diese Aussage gehört haben, *ignoriert*. Er *wendet sich dann von der Situation ab*, geht zum Fernseher und spricht mit/nach dem Fernseher. Zudem richtet B3 die Fragen explizit nur an B4, anscheinend wird von keinem Klienten oder keiner Klientin eine Antwort erwartet und für möglich gehalten. Damit entwickelt sich eine Art *Nebengespräch unter den Betreuungspersonen*, das so gestaltet (Komplexität der Frage, Blickrichtung beim Fragen) ist, dass die Klientin und die beiden Klienten *ausgeschlossen werden*.

Auch im späteren Verlauf dieses Abends gibt es eine Situation, in der K2 von B4 ignoriert wird. K2 sitzt am Tisch und wartet auf das Essen. B4 ist hinter ihm und mit der Vorbereitung von Medikamenten beschäftigt. K2 dreht sich zu ihr um und sagt:

Sequenz 9

Zeile	Sprecher	Aussage
		diä ander hät gmeint (.) diä ander hät gmeint weisch will er schwarz gsi isch di
1	K2:	*ander hät (.) di ander hät gmeint ob er anä anä dings göig änä äh beerdigung*
		(lacht)
2		*((2))*
3	K2:	*ah jo mini chani au usä näh*
4		*((4))*
5	K2:	*mini chani au usenäh*
6		*((2))*
7	B4:	*jo wenn din schlüssel häsch*

Paraphrase und Videobeschreibung:
K2 sagt zu B4 gerichtet, dass „die Andere" aufgrund seiner schwarzen Kleidung angenommen hatte, er ginge an eine Beerdigung. Daraufhin lacht er laut. B4 richtet die Medikamente. In der Pause von 2 Sekunden ist sie damit fertig, dreht sich um und läuft an K2 vorbei. Dann sagt K2, „ach, ja seine (Medikamente) könne er auch rausnehmen". Niemand reagiert, es ist 4 Sekunden Pause. Nach einer Wiederholung seiner Aussage reagiert B4 und sagt „ja, wenn du deinen Schlüssel hast". K2 steht auf und holt pfeifend und singend seine Medikamente.

Analyse:
B4 reagiert in keiner Weise auf die vorgeschlagene Geschichte und Aussage sowie das Lachen von K3 und *ignoriert* ihn. So *wechselt K2 zum Thema*, an dem B4 gerade dran ist und spricht seine Medikamente an. Er wird zunächst *ignoriert*. Erst als er seine Aussage *wiederholt*, reagiert B4 und gibt ihm eine Antwort.

Die nächste Sequenz ist insbesondere für die Kommunikationseinheiten *falsch Positionieren, Nichtfragen, inadäquates Tempo, inadäquates Kommunikationsmittel, Nichtzutrauen* und *uninformiert allein lassen* ist die nächste Sequenz beispielhaft.

Das Video läuft bereits 7 Minuten 39 Sekunden. Frau Clariden, die Klientin (K3) (mit Kamerabrille und im Rollstuhl) ist an einem Tischchen, das gegen eine weisse Wand gerichtet ist. Sie kann sich nicht selber umdrehen. Im Hintergrund, ausser halb ihres Sichtfeldes, am grossen Esstisch sprechen die Betreuungspersonen miteinander. Eine Mitbewohnerin von Frau Clariden, die im Rollstuhl am Tisch sitzt, gibt immer wieder Geräusche von sich. Zur Erinnerung: Frau Clariden kann nicht sprechen, sie kommuniziert mit ihren Augen, in dem sie links oder rechts schaut, links heisst ja, rechts heisst nein. In diesen 7 Minuten 39 Sekunden gibt es dreimal eine Interaktion zu zwei verschiedenen Betreuungspersonen: Eeinmal wird ihr die verschobene Kamerabrille gerichtet, ein andermal wird sie gefragt. „Hast du schon angeschaut? Schon?" Dabei wird ihr ein Kalender von den Wohngruppenferien gezeigt und sie wird gefragt, „ob sie auch etwas Neues gemacht habe, dieses Jahr? Ja?". Dann tritt Betreuungsperson B8 vor Frau Clariden. Diese stösst K3 rückwärts durch das Wohnzimmer zu ihrem eigenen Schlafzimmer. Vor der Türe sagt B8: „Arme einziehen, sonst kommen wir nicht durch die Türe". Dabei nimmt B8 die Arme von K3 und drückt diese zueinander, so dass sie nicht zu breit für die Türe ist. B8 schiebt weiter und positioniert K3 vor einem Bett und einer leeren weissen Wand. Folgende Interaktion startet:

Sequenz 10

Zeile	Sprecher	Aussage
1	B8:	alSO
2		((6))
3	B8:	wo wetsch es hii'
4		((2))
5	B8:	ä so
6		((16))
7	B8:	nei dass es i diä richtig lueget, da isch nur zum vorschtelle. Wotsch dass es ä so dure lueget oder wotsch dass ä so durelueget
8		((8))
		wotsch dass dä chopf zum feischter lueget richtig türe (2) bedes goht nöd`(3) zum feischter oder richtig türe (.) zum feischter`(.) aso ä so (.) richtig' also und etz gits drü verschideni grössene(13) also di eint isch di chlinscht isch so lang (3) und (4) und so höch (2) so ungefähr also bitzli grösser als das bild (.) da isch di chlinscht (.) denn diä ander isch (4) bis do anä (3) so lang U=nd' (5) so höch und denn gits no do d'(unverständlich) so grOss (3) isch also grösser als das da da (.) so gross U=nd (2) bitzli höcher als da (.) isch denn also es rechts teil (.)
9	B8:	chaschs der öpe vorschtelle' (2) münd etz das nöd ufem ipad mache`(2) du muesch doch entscheide wie gross das isch (5) weisch es denn wie gross' (1) wetsch diä chlinscht' (1) diä mittler' (.) oder diä gröscht' (1) diä gröschti' (11) also so (5) isch schon no es vich`, hä' (3) bisch sicher' (4) und diä wotsch da mitem regal' diä wotsch ned det änä' (6) wotsch si überem regal oder wotsch si lieber a dä andere wand' (.) lieber det (1) das ri=sä ding' (5) in rosarot oder' (5) ja mal luege` hämers mol luege vilicht gitstes jo (5) wer weiss (2) lass dich überraschen <<singend>>

Paraphrase und Videobeschreibung:
Einleitend mit einem „Also" fragt B8, „wo sie, es hin haben will", hält eine Figur an die Wand und fragt „So?". Dann stellt sie die Frage, ob sie [die Figuren] so aufhängen möchte, dass „in diese Richtung oder in die andere Richtung zeige?". Nach 8 Sekunden präzisiert B8 die Frage, „ob sie wolle, dass der Kopf Richtung Fenster zeige oder Richtung Türe", denn „beides ginge nicht". Nach Wiederholung der Frage holt sie sich mittels „also so, richtig?" eine Bestätigung ein. Dann erklärt B8, es gäbe drei verschiedene Grössen: Die Kleinste sei so lang und so hoch, also ein bisschen grösser als das bereits dort hängende Bild. Dann die andere Grösse bis hier (sie zeigt bis wohin), diese sei so hoch und dann gäbe es noch diese (unverständlich), diese sei so gross. Das sei grösser als das da, zeigt

auf das Bild an der Wand und etwas höher. Das sei ein recht [grosses] Teil. Sie erkundigt sich, ob K3 es sich ungefähr vorstellen könne, und macht den Hinweis, das müssten sie jetzt nicht auf dem iPad machen. Sie müsse doch entscheiden, wie gross es sein soll. Sie fragt nochmals, ob „sie wisse wie gross", hier bricht sie ab. Danach wiederholt B8 nochmals alle Grössen. K3 entscheidet sich für die grösste Möglichkeit. B8 fragt nach, „also so?" und bemerkt, „es sei schon noch ein Vieh [grosses Objekt], nicht wahr?" Und fragt nach, ob K3 „sicher sei?". Dann geht es um die Position der Figuren: B8 fragt „und die willst du da mit dem Regal und nicht da drüben" und präzisiert „willst du sie über dem Regal oder über der anderen Wand?". „Lieber dort? Das riesige Ding?" Zum Schluss wird noch die Farbe geklärt, mit der Frage „in rosarot, oder?" B8 stösst daraufhin K3 vorwärts zurück in den Gemeinschaftsraum – dabei singt sie „lass dich überraschen" –, stellt sie wieder an einen Tisch vor ein Fenster und die weisse Wand. Sie richtet sie im Rollstuhl wieder auf, begleitet mit den Worten „entspannen, nein nicht verspannen, entspannen". Dann stellt sich B8 vor K3 und sagt:

Sequenz 11

| 1 | B8: | SO (1) isch guet' denn lohn ich dich nämlich do wider allei. |

Paraphrase und Videobeschreibung:
„So! Ist gut? Dann lass ich dich nämlich da wieder allein", sagt die Betreuerin B8.

Analyse:
K3 wird durch die Betreuungsperson in dieser Sequenz immer wieder *inadäquat positioniert*, also rückwärts gestossen und nicht so positioniert, um das Geschehen im Raum visuell mit zu verfolgen. Zudem wird sie explizit bezüglich zweier Aspekte *nicht gefragt*: Während den aufgezeichneten 7 Minuten am Anfang der Sequenz wird sie nicht gefragt, ob sie ins Zimmer gehen möchte und die Aufgabe „Figuren aufhängen" jetzt ausführen möchte. Möglicherweise ist dies eine frühere Abmachung, dennoch wäre ein erneutes Nachfragen, ob dies in ihrem Sinne ist, angebracht. Auch bei der Rückkehr in den Gemeinschaftsraum wird sie nicht miteinbezogen in die Entscheidung, wo sie sich aufhalten und was sie machen möchte.

Zudem werden in dieser Aufgabe *inadäquate Kommunikationsmittel* verwendet bzw. das zur Verfügung stehende Kommunikationsmittel – Blickrichtung der Augen – wird inadäquat verwendet: Zum einen wird der Gebrauch des zur Kommunikation nützlichen iPads von der Betreuungsperson B8 explizit verweigert mit den Worten „das müssten sie jetzt nicht auf dem iPad machen". Das weist darauf hin, dass K3 – auf ihre Art und Weise – nach diesem Kommunikationsmittel gefragt hat, dieses Mittel aber aus der Sicht von B8 in der jetzigen Situation nicht notwendig wäre. Zum anderen sind die Art der Fragen und das Tempo nicht der Kommunikationsweise von K3 angepasst. Es werden „Oder-Fragen" gestellt, die nicht mit Ja/Nein beantwortet werden können (beispielsweise bei der Frage nach der Farbe „in rosarot, oder?". Vielmehr entspricht dies einer Nachfrage oder einer Suggestivfrage mit dem Antwortziel „rosarot".

Das hohe *Tempo* der Fragen und Präzisierungen liegt, nach Einschätzung der Forschenden, ausserhalb der Möglichkeiten der Klientin, welcher wenig Zeit für die Entscheidung und die Beantwortung der Fragen zugestanden wird.

B8 zeigt in der Sequenz eine eher *nicht-zutrauende Grundhaltung*. Die Art und Weise der Anmerkungen und Nachfragen seitens B8 („es sei schon grosses Objekt" und „ob sie sicher sei?") verweist auf eine Absicherung dahingehend, ob die Vorschläge dem Willen von K3 entsprechen und weniger, ob B8 die Aussagen von Frau Clariden korrekt verstanden hat.

Die Sequenz endet mit der Kommunikationseinheit *uninformiert allein lassen*. Das ist ein mehrmals auftauchendes Phänomen, welches aber kommunikativ nie so explizit wird wie in dieser Situation. Die Betreuerin verlässt K3 mit den Worten: „So! Ist gut? Dann lasse ich dich nämlich da wieder allein". Diese Kommunikationseinheit beinhaltet zwei Aspekte: Einerseits lässt B8 K3 allein ohne Möglichkeiten von Interaktion mit anderen oder von Beobachtung des Geschehens im Raum hinter ihr. Andererseits wird K3 nicht darüber informiert, wohin B8 geht, was sie macht, ob und wann sie womöglich zurückkommt; eine kommunikative Begleitung fehlt.

Im Fall von Herr Etzel (K5) ereigneten sich ähnliche Sequenzen: Ihm wird die Kamerabrille aufgesetzt. Er sitzt am Tisch, vor sich ein Fenster, hinter sich der Gemeinschaftsraum. Nach Beginn der Sequenz erfolgt während 50 Minuten keine einzige Interaktion.

Eine ähnliche Sequenz wurde bei einem Spaziergang in der Natur festgehalten. Stefan und eine andere Person im Rollstuhl und zwei Betreuungspersonen befinden sich im Freien. Es gibt keine Interaktion zwischen den Betreuungspersonen und den Klienten; die Betreuungspersonen reden untereinander in einem *Nebengespräch* auf hohem sprachlichen Niveau und ohne Blickkontakt. Nur dreimal in 30 Minuten wird gefragt, „gäll Stefan?".

6.4.2 Kommunikationsstile Nachlässigkeits-Verhältnis

Steuerung/Strukturierung Die Betreuungsperson bestimmt den Verlauf der Interaktion, über Abwesenheit, Unachtsamkeit und Ignorieren.

Zutrauen Dazu können keine Angaben gemacht werden.

Verantwortung Dazu können keine Angaben gemacht werden.

Wissen Dazu können keine Angaben gemacht werden, da es keinen Austausch von Wissen gibt.

Handeln Die Klientin oder der Klient ist in den meisten Fällen ruhig und passiv. Es konnte nur eine Sequenz gefunden werden, in der ein Klient gewissermassen insistiert, indem er eine Frage wiederholt und unnachgiebig auf einer Antwort besteht (siehe Analysen K2). Die betreute Person wird ignoriert, geht im Trubel unter oder evtl. vergessen. Kontinuierliche Interaktion findet nicht statt, sondern es gibt Nebengespräche und lange Sequenzen ohne Interaktion. In die Nebengespräche, die sich zwischen den Betreuenden abspielen, hat sich kein Klient oder keine Klientin in den beobachteten Sequenzen eingebracht.

6.4.3 Aktivität und Partizipation im Nachlässigkeits-Verhältnis

Die Klientin oder der Klient ist passiv und nimmt keine aktive Rolle ein. Dies wird teilweise durch fehlende kommunikative Adressierung gar nicht ermöglicht, und die betreute Person wird vergessen, ignoriert, falsch positioniert oder uninformiert stehen gelassen.

6.5 Interaktionsverhältnis Selbständigkeit

6.5.1 Kommunikationseinheiten Selbständigkeits-Verhältnis

Einige Kommunikationseinheiten sind unter dem Selbständigkeits-Verhältnis subsumiert[19]. Hierbei wird intendiert, dass der Klient oder die Klientin eine Tätigkeit selbständig verrichten, sich aber bei Bedarf jederzeit melden soll bzw. kann. Eine Sequenz im Fall von Herr Badus lief folgendermassen ab:

Sequenz 12

Zeile	Sprecher	Aussage
1	B11:	*dä B7 und ich mir machet etz schnäll Pause (.) wenn öpis isch (.) dörfsch gern is büro cho'gäll'*
2	K2:	*mhm*

---

[19] Eine Übersicht über alle beobachteten Kommunikationseinheiten, die erarbeiteten Kommunikationsstile und die Konsequenz auf Aktivität und Partizipation im Interaktionsverhältnis „Selbständigkeit" ist im Anhang B.4 ersichtlich. Die *kursiv* geschriebenen Wörter sind Kommunikationseinheiten, die in die Liste im Anhang Eingang gefunden haben.

Paraphrase und Videobeschreibung:
Die Betreuerin B11 kommt zu Herr Badus, der auf der Couch vor dem Fernseher sitzt und fernsieht. Sie sagt, dass „sie und der andere Betreuer (B7) jetzt schnell Pause machen würden. Wenn etwas sei, dürfe er sich gerne melden" K2 antwortet mit „mhm" und sieht daraufhin weiter *selbständig* fern.

Auch mit einer anderen Betreuerin (B12) gibt es eine ähnliche Situation:

Sequenz 13

Zeile	Sprecher	Aussage
1	B12:	*Alles klar` wenn öpis wetsch mache oder so, denn tuesch di eifach mäldä` (.) isch guet`*
2	K2:	*jo*

Paraphrase und Videobeschreibung:
Die Betreuerin B12 steht an der Türe zum Büro, Herr Badus stösst zu ihr. Sie sagt: „Alles klar! Wenn du etwas machen möchtest oder so, dann meldest du dich einfach. Ist das gut?". K2 antwortet mit „ja" und schreitet weiter den Gang entlang.

Auch im Fall von Frau Dufour (K4) liessen sich ähnliche Sequenzen beobachten:

Sequenz 14

Zeile	Sprecher	Aussage
1	B10:	*du saisch wenn öpi=s (.) bruchsch`*
2	K4:	*[ja]*
3	B10:	*dä kafi hani do vore (2) bruchsch du susch no öpis anders`*
4	K2:	*nei nü=t*

Paraphrase und Videobeschreibung:
Der Betreuer steht vor K4 und sagt ihr, „du sagst ja, wenn du etwas"; an dieser Stelle fällt ihm K4 ins Wort und sagt „ja". Er beendet dann den Satz mit „brauchst". Er fährt fort: „Den Kaffee habe ich da vorne hin gestellt. Brauchst du sonst noch etwas?". Frau Dufour antwortet, „nein, nichts", *zieht sich zurück,* indem sie *selbständig* mit dem elektrischen Rollstuhl in ihr Zimmer fährt.

Analyse:
In diesen ähnlich ablaufenden Sequenzen bieten die Betreuungspersonen der Klientin oder dem Klienten an, sich bei Bedarf zu melden. Damit wird auch ausgedrückt, dass sie sie im Moment allein lassen, wenn nötig aber erreichbar sind.

Auf diese Weise wird *Transparenz hergestellt, informiert* und *kontextualisiert*. Zudem wird *nachgefragt*, ob dies so in Ordnung sei.

Eine Klientin (K4) verleiht dem Wissen um Unterstützung bei Bedarf folgendermassen Ausdruck:

Sequenz 15

Zeile	Sprecher	Aussage
1	B9:	und wenns ned goht'
2	K4:	der cho rüefe
3	B9:	da isch super

Paraphrase und Videobeschreibung:
K4 berichtet B9 von einem Vorhaben, welches die Forschenden nicht verstanden haben. An die Erzählung schliesst B9 an mit: „und wenn es nicht geht?". K4 antwortet „dir rufen kommen". B9 erwidert, das sei „super".

Analyse:
Das von K4 vorgestellte selbständige Vorhaben wird von B9 akzeptiert. Letztere stellt aber dennoch die Frage nach ihren Handlungsmöglichkeiten für den Fall, dass es nicht durchführbar ist. K4's *klare Aussage* „dann komme sie die Betreuerin rufen", wird von der Betreuerin als „super" *beurteilt*[20]. In einem ausgewählten Bereich kann K4 selbständig ihre Vorhaben erledigen, weiss aber bei auftretenden Hürden um die Hilfe der Betreuenden.

6.5.2 Kommunikationsstile Selbständigkeits-Verhältnis

Steuerung/Strukturierung Die Betreuungsperson kommuniziert zurückhaltend und überlässt die Steuerung der Situation der Klientin oder dem Klienten.

Zutrauen Die Betreuungsperson scheint der Klientin oder dem Klientin zuzutrauen, dass er oder sie bei den anstehenden Themen Einfluss nehmen oder eine Handlung selbständig ausgeführt werden kann.

Verantwortung Die Klientin oder der Klient trägt für den Verlauf und das Ergebnis der Interaktion die Verantwortung.

---

20 Die Sequenzen sind nicht immer eindeutig, sondern es gibt Mischformen. Dies entspricht auch einer angemessenen Realität. Diese Aussage würde einem Förder-Verhältnis zugeordnet.

Wissen Die Klientin oder der Klient scheint zu wissen, wie etwas ausgeführt wird oder wie etwas funktioniert. Dieses Wissen wird durch die Betreuungsperson nicht in Frage gestellt.

Handeln Die Betreuungsperson informiert, dass sie, wenn nötig, bereit wäre Hilfe zu leisten. Die Klientin oder der Klient zieht sich zurück und handelt selbständig.

6.5.3 Aktivität und Partizipation im Selbständigkeits-Verhältnis

Die Klientin oder der Klient ist aktiv als selbständiges Subjekt und führt eine Handlung allein aus. Er oder sie wird informiert und kommunikativ begleitet in Ruhe gelassen – im Gegensatz zu uninformiert allein gelassen – und nicht mehr kommunikativ adressiert. Die Klientin oder der Klient weiss um das Angebot der Hilfestellung seitens der Betreuenden.

6.6 Interaktionsverhältnis Kooperation

6.6.1 Kommunikationseinheiten Kooperations-Verhältnis

In allen Wohnheimen konnten Kooperationsverhältnisse[21] beobachtet werden, welche jedoch in den verschiedenen Fällen unterschiedlich in Erscheinung treten. Zur Illustration werden an dieser Stelle Beispiele angeführt und analysiert, zunächst anhand einer Sequenz aus dem Wohnheim von Frau Clariden (K3).

Frau Clariden befindet sich mit einem Betreuer (B14) in ihrem Zimmer. Er föhnt ihre Haare trocken und macht ihr danach eine Frisur. Immer wieder fragt er Frau Clariden, ob „es gut sei" und zudem, ob er ihr „die Hände festmachen soll?" Als er fertig ist mit Haare föhnen, sagt er mit zwei erhobenen Fingern zu Frau Clariden: „Ich möchte schnell das Chaos hier etwas aufräumen, ist gut? Kannst du schnell warten?" Dann schiebt er K3 aus dem Zimmer und geht zurück. Er informiert K3 über seine Tätigkeiten, während er Ordnung macht: „Ich stelle dir das hier auf die Seite, dafür haben wir nachher genug Zeit". Nach

---

21 Eine Übersicht über alle beobachteten Kommunikationseinheiten, die erarbeiteten Kommunikationsstile und die Konsequenz auf Aktivität und Partizipation im Interaktionsverhältnis „Selbständigkeit" ist im Anhang B.5 ersichtlich. Die *kursiv* geschriebenen Wörter sind Kommunikationseinheiten, die in die Liste im Anhang Eingang gefunden haben.

zwei Minuten stösst er K3 rückwärts in den Gemeinschaftsraum. Auf dem Weg machen sie einen Halt und B14 fragt K3: „Hast du Durst? Ja. Wasser? Neeiin. ((15)) Schokolade? Ovomaltine? Oder Eistee? ((2)) Beides? Tja. Sonderwünsche auch noch, hä? Extrawürste? ((lacht))." Er stösst sie weiter. „Schau mal das schöne Wetter", sagt er dann, läuft in die Küche, kommt sogleich zurück und fragt: „Was möchtest du zuerst, die Schokolade oder den Eistee?" K3 wird darauf in die Küche gestossen und so positioniert, dass sie B14 bei deinen Tätigkeiten zuschauen kann. Dann folgt eine weitere Frage von B14: „Pfirsich oder Zitrone? Zitrone." Schliesslich stösst B14 K3 zum Tisch und reicht ihr das Getränk.

Analyse:
In dieser Sequenz werden die *Gesprächsthemen erweitert*. Es wird das Wetter angesprochen. Die Fragen nach den Getränken sind *ausführlich und differenziert*. Es wird gefragt nach: Durst, Getränkeauswahl und Geschmacksauswahl. K3 hat eine aktive Rolle und erhält viele Auswahlmöglichkeiten.

Indem K3 mit ihren Augen – wie auch immer – ihren Wunsch nach beiden Getränken äussert, gibt sie zudem eine in der Oder-Frage nicht mitimplizierte Antwort: Sie kann so die *Frage nach entweder-oder umgestalten*. Diese Umgestaltung und die neue Option wird von B14 akzeptiert.

K3 wird mehrmals *adäquat positioniert* und so hingestellt, dass ihr das Verfolgen der Tätigkeiten von B14 möglich ist. Weiter wird Frau Clariden von B14 *verbal über seine Tätigkeiten informiert*, was eine *Kontextualisierung* herstellt. Die dominierenden Themen in dieser Sequenz sind Körperpflege und Trinken.

Vergleichbar mit der oben berichteten ist eine weitere Sequenz, in der B14 eine explizite Kontextualisierung vornimmt. „Hör zu, ich muss danach noch ins Büro, aber du kannst gerne mitkommen, mich nerven kommen ((lacht)) in meinen Stuhl hineinfahren ((beide lachen)) ((20)) Hast du nachher noch an die frische Luft gehen wollen? Eine Runde drehen? Okay."

Analyse:
Der Betreuer *informiert* K3 über seine geplanten Tätigkeiten und *fragt explizit nach*, ob sie dabei sein möchte. Auch überlässt er ihr die Möglichkeit, einen Teil des zukünftigen *Programms mitzuentscheiden*, indem er sie fragt, ob sie nach draussen gehen möchte. Zudem macht B14 einen Witz und bringt damit *Humor* in die Interaktion. Frau Clariden reagiert auf die humorvolle Äusserung und *lacht*.

Herr Etzel (K5) sitzt im Rollstuhl und kann sich nur sehr eingeschränkt verbal äussern: Er kann auf seine Art und Weise „Ja" sagen, mit den Augen trifft er eine Auswahl, indem er etwas anschaut und blinzelt. An dieser Stelle wird eine gesamte

Sequenz von 1 Sunde und 10 Minuten (anstatt eines Transkriptes) beschrieben, da sich sehr wenig verbale Interaktion ereignet. Jedoch entsteht ein Eindruck darüber, wie die meisten Interaktionen – nur in Bezug auf Essen und Trinken – im Fall von Herr Etzel ablaufen.

In einer Sequenz kommt ein intensiver Austausch – eine Art Kooperationsverhältnis – zwischen einer Betreuerin (B16) und K5 zustande.

Herr Etzel sitzt allein am Tisch, vor dem Tisch befindet sich das Fenster. Betreuerin B15 steht neben ihm und sagt: „Die B16 gibt dir nachher etwas zu trinken, Stefan, gäll". Nach einer Minute kommt B16 zu Herr Etzel und sagt: „Hallo Stefan, jetzt bekommst du noch etwas zu trinken, wenn du magst, ich hole etwas, dass du auswählen kannst, was du trinken magst". K5 antwortet mit einem Geräusch. B16 fährt fort: „Du warst ja jetzt schon in der Physio, gäll. Du hast sicher extremen Durst, hä? Ich komme gleich wieder". Dann geht sie fort. Nach zehn Sekunden stellt sie einen Krug und eine Flasche vor Herr Etzel auf den Tisch und sagt ganz langsam: „Schau, Stefan, jetzt habe ich hier Saft aus der Küche und hier habe ich Sirup, Himbeersirup. Was möchtest du gerne? Schaust du an, was du gerne möchtest? Saft ((2)) Sirup. Sirup. Habe ich dich richtig verstanden? Gut, super!" Sie nimmt die Flasche und den Krug vom Tisch und geht weg. Nach zwanzig Sekunden kommt sie zurück und fragt: „Die X hat fest geturnt mit dir, Stefan, hä?" Herr Etzel schnauft laut aus. „Schon wieder müde? Hä?" fragt B16. Dann macht sie eine Serviette bereit und zieht sie ihm an, mit den Worten: „Dann lege ich dir noch die Serviette an." Sie gibt ihm zu trinken und sagt zunächst: „Kopf schön gerade halten, Stefan. Jawohl, so machst du das sehr gut. Gäll, gut. Also jetzt haben wir hier einen ganz feinen Sirup. Zum Wohl. So ein bisschen höher, ich muss es höher stellen, dann geht es für mich besser. Du bist halt ein Grosser, hä? So jetzt. Zum Wohl. ((5)) Sollen wir den anderen Becher nehmen, geht der andere Becher besser, Stefan? Hm? Geht der andere besser?" Dabei schaut sie ihm ganz genau in die Augen und ist Herr Etzel sehr nahe. B16 steht auf und geht weg. Nach 20 Sekunden kommt sie zurück, leert den Sirup in den anderen Becher und gibt ihm wieder zu trinken. „Jetzt darfst du, jetzt geht es besser, Stefan, ja". K5 trinkt. „Ist es für dich auch gut?" K5 unterbricht beim Trinken und dann fragt B16, „magst du den letzten Schluck auch noch?" K5 trinkt weiter. Dann spricht sie sehr langsam und sehr nahe vor dem Gesicht von Herr Etzel: „Jetzt machen wir eine Pause, ich gehe mit dem X schnell rüber, dann komme ich zurück und du darfst nochmals etwas zum Trinken auswählen. Ist gut für dich? Okay." Nach 6 Minuten kommt B16 zurück und sagt: „So Stefan, ich bin wieder zurück, ich habe den X in die Physiotherapie gebracht. Jetzt hast du das Getränk etwas setzen lassen können. Du darfst noch einen Becher haben. Zuerst frage ich dich, willst du noch einen Becher? Ja. Habe ich dich richtig verstanden, du willst nochmals trinken? Ja. Willst du Saft trinken oder Himbeersirup trinken". Dabei zeigt sie mit der Hand auf die beiden Varianten. „Noch einmal Sirup, in dem Fall, wenn du den so anschaust, hä? Okay." Sie macht noch ein Glas Sirup bereit und gibt es K5 zu trinken. Nachher sagt B16 zu Herr Etzel: „So dann gehe ich jetzt zu X, dass er auch noch etwas zu trinken bekommt. Die Serviette noch abziehen." Sie zieht K5 die Serviette ab. K5 bleibt an seinem Platz am Tisch, vor ihm das Fenster. 21 Minuten und 30 Sekunden später macht Herr Etzel Geräusche. B16 kommt zu ihm und fragt: „Möchtest du wieder gerader sitzen? Möchtest du wieder gerader sitzen?" Dann richtet B16 Herr Etzel im Rollstuhl wieder gerade hin. Nach 3 Minuten 30 Sekunden kommt eine andere Betreuerin (B17) zu K5 und fragt aus dem Hintergrund: „Du Stefan, möchtest du etwas zum X, in die Stube sitzen? Gäll? Stefan, willst du etwas zum X." Es ist unwahrscheinlich, dass Herr Etzel hier eine Antwort gibt, denn er schaut in Richtung Fenster und macht keine Geräusche. B17 kommt von hinten an den Rollstuhl, sagt „Achtung, wir fahren", und zieht Herr Etzel rückwärts in die Stube und stellt fest: „Schau die Y, ist auch da". „Was wollt ihr noch? CD hören? Wollt ihr das Kliby und Caroline hier vorne hören? Du willst auch Kliby und Caroline hören?" Ein Mitbewohner von K5 antwortet „Ja". „Gut", hält B17 fest. Sie steht dann direkt vor Herr Etzel und sagt: „Willst du auch Kliby und Caroline hören?" Danach fährt sie fort: „Gut, danke". Sie holt die CD in einem anderen Zimmer und legt sie in den CD-Player ein. Die Betreuerin B17 geht weg, ohne etwas zu sagen. Es gibt nun keine Interaktion mehr. Im Hintergrund läuft das Comedy Programm. Nach etwa 12 Minuten hat die CD einen Sprung und dreht sich im Kreis. Diese Störung dauert mehr als eine Minute und wird dann behoben. Bis zum Ende der Sequenz bleibt Herr Etzel im Gemeinschaftsraum, im Hintergrund läuft das Comedy Programm und es gibt keine Interaktion.

Analyse:

In dieser Sequenz wird ein *adäqautes Tempo* gewählt und sehr langsam und *deutlich gesprochen*. Es herrscht eine hohe *Intensität und Kontinuität* in der Kommunikation zwischen B16 und K5. B16 macht keine Nebengespräche oder wird kaum abgelenkt. B16 *fragt* häufig und langsam *nach*, ob sie etwas richtig verstanden hat. Sie *informiert* über ihre aktuelle Tätigkeiten und schafft Kontextualisierungen: Beispielsweise informiert sie beim Weggehen, wohin sie geht und wie lange sie weg sein wird. Mit der Aussage „Schaust du an, was du gerne möchtest? (…) Habe ich dich richtig verstanden?", klärt sie zusammen mit K5 die Art und Weise seiner Kommunikation ab, um ihn verstehen zu können. Es findet also eine Metakommunikation – *Kommunikation über Kommunikation* – statt. Auch Fürsorgehandeln wird *kommunikativ begleitet* über das Nachfragen, ob etwas gemacht werden soll („Dann lege ich dir noch die Serviette an.", „Möchtest du wieder gerader sitzen? Möchtest du wieder gerader sitzen?")[22].

Im Fall von Herr Badus (K2) entsteht in einer Sequenz ebenfalls ein Kooperations-Verhältnis. B3 steht in der Küche und bereitet allein Teigwaren vor. Hinter ihm steht Sandro, der die Kamerabrille trägt, ein Mitbewohner und eine Mitbewohnerin sitzen im Rollstuhl daneben. Die Betreuerin B4 sitzt etwa 5 Meter von B3 an einem Bürotisch und erledigt Büroarbeiten. Dann fragt B3 die am Bürotisch sitzende Mitarbeiterin B4:

Sequenz 16

Zeile	Sprecher	Aussage
1	B3:	*söll i teigwarä drii tuä'*
2	K2:	*[ja]*
3	B4:	*[ja] salz muesch no drii tuä*
4	B3:	*aso salz oder builon'*
5	K2:	SALZ
6	B3:	*salz'*
7	K2:	*jo*
8	B3:	*wiso'*
9	K2:	*das bruchts*
10	B3:	*und wiso nöd builon'*
11		*((2))*
12	K2:	*secher ned builon (-) überleg mol zum chochÄ'*
13	B3:	*jo*
14	B4:	*jo builon chamer au (unverständlich) drii tuä*
15	K2:	*aber is wasser tuet mer doch zersch salz*
16	B4:	*builon isch jo au recht (-) wiä salz*

Paraphrase und Videobeschreibung:
B3 fragt zu B4 gerichtet, ob er die Teigwaren in die Pfanne tun soll. K2 und B4 antworten gleichzeitig mit einem klaren „ja". B4 erwähnt, er müsse noch Salz in die Pfanne streuen. Ob es Salz oder Bouillon sein soll, erkundigt sich B3. K2 sagt laut „Salz". B3 dreht sich das erste Mal zu K2 um und fragt „Salz, wieso?" Das brauche es, erwidert K2. B3 will wissen, warum es nicht Bouillon sein kann. Die Antwort von K2 lautet, er soll doch „überlegen, zum Kochen brauche es sicher nicht Bouillon". Jetzt bringt sich B4 vom Bürotisch her ein und meint, Bouillon

---

22 Trotzdem gibt es auch in dieser Sequenz Kommunikationseinheiten, die nicht dem Kooperationsverhältnis zuzuordnen sind. An dieser Stelle werden diese nicht ausführlich thematisiert.

könne man auch benutzen. Auf die Bemerkung von K2, dass man doch ins „Wasser zuerst Salz tue", meint B4, „Bouillon sei ja auch wie Salz".

Analyse:
In dieser Sequenz wird die erste Frage zu den Teigwaren von B3 eindeutig an B4 gerichtet. Auch die Frage nach Bouillon oder Salz ist an B4 gerichtet, K2 wird nicht adressiert. Trotzdem *bringt sich K2 aktiv ein* und nimmt an der Interaktion teil. Jetzt wird K2 von B3 direkt adressiert und nach seiner Meinung gefragt. K2 vertritt die Ansicht, dass in Wasser für Teigwaren zunächst Salz gehöre. B3 entscheidet sich schliesslich doch für ie Verwendung von Bouillon. B4 versucht in dieser Situation einen Kompromiss herzustellen mit der Aussage, Bouillon sei auch Salz. In dieser Situation erfolgt eine Aushandlung, ohne K2 Recht zuzusprechen. Dieser bringt sich, auch wenn nicht adressiert, aktiv ein. Diese Kommunikationseinheit kann dem „Kooperations-Verhältnis" zugeordnet werden.

Eine weitere in den Daten eruierbare Kommunikationseinheit ist die angemessene Adressierung auf dem jeweiligen Kommunikationsniveau und mittels *adäquaten Kommunikationsmitteln*. Diese Begebenheit kommt in einer Bewohnersitzung auf der Wohngruppe von Herr Badus zum Ausdruck. Die Sequenz wird direkt als Paraphrase und Videobeschreibung dargestellt.

Paraphrase und Videobeschreibung:
Die Sitzung dauert fast 50 Minuten. Ein Teil davon ist der Menüplanung vom kommenden Wochenende und der nächsten Woche gewidmet. Aus der Perspektive von K2 sieht man den Ablauf der Sitzung. Links von K2 sitzt eine Mitbewohnerin, die mit Piktogrammen kommuniziert und das Menü für das Wochenende auswählt; dabei wird sie von einer Betreuerin unterstützt. Sie sucht Schweineschnitzel und „Gipfeli" aus. Daraufhin äussert sich die Betreuerin: „auch wenn es komisch ist, sie hat das gewünscht". Anschliessend wird jeder Bewohner und jede Bewohnerin am Tisch gefragt, wie viele „Gipfeli" und Schweineschnitzel er oder sie jeweils möchte. Für die Antwort wird allen die nötige Zeit sowie die eigene Art und Weise (mit Gesten, mit den Fingern, mit eigenen Worten) zugestanden. Am Schluss zählt die Betreuerin B5 zusammen, und K2 schreibt auf einer Liste die Anzahl „Gipfeli" und Schweineschnitzel für den anstehenden Einkauf auf.

Analyse:
Es fallen in dieser Sequenz verschiedene Aspekte bzw. Kommunikationseinheiten der Betreuerin B5 auf. Sie findet für jede einzelne Person das *adäquate Kommunikationsmittel*: Eine Klientin wird mit Hilfe von Piktogrammen gefragt,

andere kommunizieren in Lautsprache mit der Nennung von Zahlen. Ein Bewohner antwortet mit einer den Forschenden unverständlichen Sprache und drückt „zwei" als „zwene" aus, ein weiterer zeigt die Zahl mit seinen Fingern. Bei einigen *fragt* B5 nochmals *nach*, ob sie es richtig verstanden hat. Bei anderen wartet sie geduldig auf eine Antwort, welche dann auch *akzeptiert*, aufgeschrieben und nicht beurteilt wird, „auch wenn es komisch ist". So bestellt jemand drei „Gipfeli", und als Menü für das Abendessen am Wochenende werden mittels Piktogrammen Schweineschnitzel und „Gipfeli" gewünscht, ein eher unübliches Menü für ein Abendessen.

Auch die nächste Sequenz verdeutlicht die Kommunikationseinheiten des „Kooperations-Verhältnisses": *Geduld, Tempo anpassen* und *Akzeptieren*.

Paraphrase und Videobeschreibung:
K2 geht zu Betreuer B6 ins Büro und erzählt ihm eine Geschichte, welche 8 Minuten 40 Sekunden dauert; teilweise werden (aus der Sicht der Forschenden) zusammenhangslose Geschichten aus unterschiedlichen Bereichen verknüpft und ganz langsam erzählt. B6 hört zu, schaut K2 ins Gesicht, nickt immer wieder, lacht, sagt „mhm" und macht kurze Anmerkungen. K2 wird nicht unterbrochen, und als dieser zum Ende seiner Geschichte kommt, folgt dieser Dialog:

Sequenz 17

Zeile	Sprecher	Aussage
1	B6:	*etz muesi schnäll öpis go schribä a Computer mer chön susch nächätär nochli gschprächlä (.) isch guet'*
2	K2:	*jaja (--) auso isch super gsi*
3	B6:	*jo da findi kuul (.) tönt würki guet (--) tönt nocheme geilä obed*
4	K2:	*ja*

Paraphrase und Videobeschreibung:
B6 äussert, dass er „schnell etwas am Computer schreiben müsse". Danach könnten die beiden ja noch ein bisschen zusammen plaudern. Ja, es sei super gewesen, sagt K2. Er fände es „cool", es töne nach einem „geilen Abend", erwidert B6.

Analyse:
B6 lässt K2 *geduldig* die Zeit, um seine Geschichte in seinem Tempo und auf seine Art und Weise (mit scheinbaren Sprüngen und Widersprüchlichkeiten) zu erzählen, und er *hört aktiv* zu. Die beiden Interaktionspartner befinden sich

mental und räumlich *auf Augenhöhe*. Nach 8 Minuten 40 Sekunden, als K2 beim Erzählen der Geschichte eine Pause macht, steht B6 auf und erwähnt, dass er noch zu tun habe. Dies ist für K2 in Ordnung und er erwähnt, dass es für ihn „super gewesen sei". Es ist nicht ganz klar, ob er das Erlebnis aus der Geschichte meint oder die Tatsache, dass er seine Geschichte erzählen konnte. B6 zeigt an, dass er die Aussage auf die erzählte Geschichte bezieht und bestätigt, dass es gemäss Erzählung von K2 nach einem „geilen" Abend töne.

Neben bereits beobachtbaren Kommunikationseinheiten erscheinen in der nächsten Sequenz neue auf: *Zutrauen, Nichtwissen deklarieren* sowie *ergebnisoffen diskutieren*, und zudem *nachfragen*, wie etwas gemeint war auf Seiten der Betreuungsperson und *überzeugen* auf Seiten des Klienten. Ein Dialog sieht folgendermassen aus:

Sequenz 18

Zeile	Sprecher	Aussage
1	K2:	SO also
2	B7:	chani cho düräluege
3	K2:	etz chasch drüberluege
4		(12))
5	B7:	divotri=l (.)das isch doch, das do
6	K2:	jo genau
7	B7:	auä
8	K2:	nei das isch s'
9	B7:	das isch s'divrotil
10	K2:	jo
11	B7:	das do
12	K2:	jo
13	B7:	das isch ä halbi (2) im moment häsch du numä eini
14		((5))
15	K2:	eini (.) eini z'obe eini am morgä
16	B7:	genau
17	K2:	ich han ä halbi am morgä und ä ganzi z'obe
18	B7:	genau
19		((2))
20	B7:	wird's denn ä so (.) wenn dää do wider es halbsch häsch gits wider äs neus oder' wenn das ä so bliibt
21	K2:	jo
22	B7:	also
23	K2:	do hani s'ganze gfüllt wül das isch morn (.) weisch da isch für morn will etz hüt wils ä tablette gfäält hät (.) scho beidi ufgfüllt hät will diä immer am friti z'obe
24	B7:	däfr=itig'
25	K2:	weisch dä fritighani beidi dings äh fächer scho ufgfüllt wül süsch immer am fritig z'obe dings wächslet und
26	B7:	[aha]
27	K2:	das isch eigentlich scho gfüllt häsch'
28	B7:	jo (.) aber ebe für di isch jo denn eigentli klar (.) oder'
29	K2:	jo i nimms dä do ine
30	B7:	und de=t isch für di nöchscht wuche
31	K2:	und di anderi isch für di do ine
32	B7:	genau, du häsch jo das bis etz immer guet gmacht
33	K2:	jo
34	B7:	jo dasch guet

Paraphrase und Videobeschreibung:
K2 sitzt allein an einem Tisch, vor ihm stehen verschiedene Schachteln mit Medikamenten und sogenannte Medikamentenboxen[23]. Die Sequenz beginnt mit einer Strukturierung durch den Klienten K2. Er leitet die Sequenz mit „So, also" ein. Der Betreuer B7 fragt, ob er die Medikamentenbox durchschauen könne. „Ja, er könne drüber schauen", antwortet K2. B7 schaut die Medikamentenboxen durch und scheint zu überprüfen, ob K2 alles richtig in der richtigen Dosis eingeordnet hat. Nach einer Pause von 12 Sekunden fragt er noch, ob dies das Medikament X sei. K2 antwortet mit „ja, genau", fährt dann weiter und zeigt in der Medikamentenbox auf eine Tablette. „Nein das sei" und B7 beendet den von K2 begonnen Satz mit „das Medikament X". B7 stellt fest, dass „es eine Halbe sei" und fährt weiter er mit der Frage, ob K2 „im Moment nur eine davon habe". Nach fünf Sekunden antwortet K2, „eine, eine am Abend, eine am Morgen". Dies wird mit „genau" bestätigt. K2 korrigiert bzw. präzisiert seine eigene Aussage und sagt, „ich habe eine Halbe am Morgen und eine Ganze am Abend". „Genau", bestätigt B7. Der Betreuer stellt eine weitere Frage und will wissen, ob „es denn so werde, dass wenn er wieder eine Halbe habe, dass es dann ein neues [Fach in der Medikamentenbox] gebe oder ob es so bleibe". Die Erklärung von K2 erfolgt zwei Zeilen später: Dort habe er „das Ganze gefüllt, weil das sei morgen", „wie er wisse", „das sei für morgen, weil jetzt heute, weil eine Tablette gefehlt habe", „schon beide seien aufgefüllt, weil das immer am Freitagabend wechsle". „Diesen Freitag?", fragt B7. Die Erklärung von K2 geht weiter: „weisst du, an diesem Freitag habe ich beide Dings, äh Fächer schon aufgefüllt, weil sonst immer am Freitagabend das Dings wechsle, das ist eigentlich schon gefüllt". Die Erklärung tönt – für die Forschenden – eher unlogisch und ist nicht ganz einfach zu verstehen. Aber B7 antwortet damit, dass es für K2 selber „ja, dann eigentlich klar sei". Damit drückt er sein *Zutrauen* aus. Mit „oder?" *fragt er nach*, ob dies so korrekt sei. Ja, er nehme es dann da drinnen, entgegnet K2. B7 fragt nochmals nach, „und dort ist für die nächste Woche, und die andere ist für da drinnen". B7 fährt fort mit „genau, du hast ja das bis jetzt immer gut gemacht". Dies wird von K2 mit „ja" bestätigt und B7 schliesst die Sequenz mit „ja, das ist gut".

Analyse:
Diese Szene ist ein illustratives Beispiel für eine Kooperationssituation auf *Augenhöhe* zwischen Betreuungsperson und Klient. Zunächst *strukturiert der Klient*

---

23 Hier wird die richtige Menge der verschriebenen Medikamente pro Person, nach Tag geordnet, eingefüllt.

die Situation und leitet mit „Also" ein. Die Betreuungsperson *deklariert dann ihr Nichtwissen* und *fragt* den Klienten *nach* einer Erklärung bzgl. seiner Unsicherheit bei der Medikamenteneinordnung. K2 erklärt sehr umfassend und nicht ganz eindeutig (aus der Sicht der Forschenden). Auch B7 fragt nach, wie das gemeint sei. Zusammen – durch die Erklärung und die Präzisierung durch K2 und das Nachfragen durch B7 – finden sie die Lösung für das gestellte Problem. Beide befinden sich in dieser Situation in einem kooperativen Verhältnis auf Augenhöhe, niemand drückt von vornherein aus, dass er etwas besser wisse oder das dies so oder anders richtig sei, sondern dies geschieht im Aushandlungsprozess. Es wird ergebnisoffen diskutiert. Zudem steuert niemand den Aushandlungsprozess in eine vorgegebene Richtung oder auf ein bestimmtes Ergebnis hin, der Ausgang des Aushandlungsprozesses ist offen. Weiter kann beobachtet werden, dass B7 an verschiedenen Stellen sein Zutrauen in K2 zum Ausdruck bringt. Aufgrund der Erfahrung in der Vergangenheit traue er K2 zu, dass er die Aufgabe korrekt umsetzen kann. Zum Schluss schliesst B7 mit der positiv-zutrauenden Aussage „das ist gut". Auf Seiten des Klienten wird an verschiedenen Stellen *Überzeugung* sichtbar. Er macht klare Aussagen, wie „ja, genau", „genau", „weisst du, das ist so und so" und er liefert eine ausführliche Erklärung auf die Nachfrage und Unsicherheit von B7. Diese ergibt scheinbar für Sinn für ihn, denn er antwortet zum Schluss nach weiteren Nachfragen und einer Korrektur mit „ja, das ist gut". Gemeinsam haben sie ein, aus der Sicht von K2, „gutes Ergebnis" zustande gebracht.

Auch in der nächsten Sequenz wird auf *Augenhöhe diskutiert*. B7 und K2 sind zusammen im Gemeinschaftsraum. Im Hintergrund läuft Werbung aus dem Fernseher, es geht um eine CD-Box für 80 Schweizer Franken. B7 lässt sich einen Kaffee bei einer Kaffeemaschine raus. Dabei entwickelt sich folgender Dialog:

Sequenz 19

Zeile	Sprecher	Aussage
1	B7:	Sandro wetsch sonä cd bschtelle'
2		((3))
3	K2:	vöu z'tüür
4		((2))
5	B7:	wivöu choschts'
		jo irgendöpis über achtzg Franken (1) viär cds (2)achtzgx also das chasch (.) dä
6	K2:	chaufsch gschider ä bravohits wo achtzg äh wo wo wo wo du ou äh achtzg äh zwe bravohits chaufsch (.) häsch au achtzg hits und zahlsch nume sächzg franke
7	B7:	häts achtzg lieder druf'
8	K2:	jo uf einere häts jo häts jo wenn zwe choufsch oder' und eini choscht drissg
9	B7:	aber häts vierzg lieder ufere cd'
10	K2:	jo
11	B7:	okei (.) i ha gmeint di heg weniger
12	K2:	es sind immer zwe cd drinne
13	B7:	mhm
14	K2:	ebe was git zwänzg und zwänzg'
15		vierzg`
16	K2:	und was git us wivil was würd dä di zwoit gäh' ou vierzg oder'
17		genau
18	K2:	dä häsch scho achtzg lieder oder'
19	B7:	mhm (2) wivil zahlsch dä för ä bravohits'
20	K2:	drissg`
21	B7:	drissg`(2) dä ischs zwänzg franke günschtiger jo

Paraphrase und Videobeschreibung:
B7 fragt Herr Badus, „ob er auch so eine CD kaufen möchte", die gerade im Fernseher in der Werbung angepriesen wird. K2 entgegnet, diese sei „viel zu teuer". Auf die Frage von B7 nach dem Preis antwortet K2: „etwas über achtzig Franken". Da sei „es besser, wenn man eine Bravohits kaufe, da habe man auch achtzig Hits drauf und zahle nur sechzig Franken". Ob es achtzig Lieder auf einer Bravohits habe, will B7 wissen. Ja, auf einer hätte es, wenn er zwei kaufe und eine kostet dreissig Franken. B7 fragt nach, „aber hat es auf einer CD vierzig Lieder?", denn er hätte gemeint, es seien weniger Lieder auf einer solchen CD drauf. Darauf sagt K2, „es habe ja immer zwei CDs drinnen". Dann wird gerechnet. K2 stellt die Fragen und B7 gibt die Antworten. Er kommt dann zum Schluss: die zwei Bravohits CDs seien zusammen sechzig Franken teuer und damit „zwanzig Franken günstiger" als das Angebot der Werbesendung.

Analyse:
In dieser Sequenz wird *ergebnisoffen ausdiskutiert*, was stimmt und was nicht stimmt. B7 stellt Nachfragen an, K2 *überzeugt* und *argumentiert*. Die Antworten werden von B7 akzeptiert. B7 *fragt* aber solange *nach*, bis es für ihn einen Sinn ergibt und er die Aussage von K2 nachvollziehen kann. Dies gelingt K2 mit Hilfe einer klaren *Argumentation* mittels Darstellung der einzelnen Denkschritte. B7 deklariert zudem seine Unsicherheit, auf die K2 reagiert. Zum Schluss kommen sie auf ein für beide stimmiges Ergebnis, das über eine Kooperation auf *Augenhöhe* entstanden ist.

Auch im Fall von Frau Dufour werden Aspekte eines Kooperationsverhältnisses sichtbar. In der folgenden Sequenz sind dies: *Thema setzen* durch Klientin und *adäquates Tempo, Augenhöhe, adäquates Kommunikationsmittel* auf Seiten der Betreuungsperson. Folgender Dialog zeigt dies exemplarisch:

Sequenz 20

Zeile	Sprecher	Aussage
1	K4:	(unverständlich)
2	B10:	was es git'
3	K4:	ja
4	B10:	also momänt schnäll
5		((3))
6	B10:	wa hämer hüt Sara'
7	K4:	mtwuch
		auso was gets höt' (2) chalbsvorässä, da isch FLEIsch (1) mit härdöpflestock (2)
8	B10:	gmües (1) und salot (2) und du häsch s'fleischmenü bschtellt (1) do isch din name Sarah
9	K4:	ja
10		((3))
11	B10:	isch guet'
12	K4:	ja

Paraphrase und Videobeschreibung:
Frau Dufour sitzt am Tisch in der Küche, vor ihr steht der Betreuer B10, der mit Küchenarbeit beschäftigt ist. K4 sagt etwas für die Forschenden nicht verständliches. B10 versteht es und vergewissert sich, ob Frau Dufour wissen wolle, was es gäbe? Sie sagt „ja". Er antwortet mit „Moment schnell", unterbricht die Arbeit in der Küche, holt eine Liste und schreitet zu Frau Dufour an den Tisch. Er legt die Liste vor sie und kniet herunter, so dass beide auf einer Höhe sind und gemeinsam auf die Liste schauen können. Der Betreuer fragt, was für ein Tag heute wäre.

K4 antwortet „Mittwoch". Dann fährt B10 ganz langsam und mit vielen Pausen fort und liest ihr das Menü vor. Er macht Erklärungen, wie z. B. „das ist Fleisch". Er bemerkt, dass sie das Fleischmenü bestellt habe und erklärt den Grund für sein Wissen, „ihr Name stände dort" und zeigt auf die Liste. Nach drei Sekunden Pause fragt er, „ob es gut sei?". Frau Dufour beantwortet die Frage mit „Ja".

Analyse:
Die Klientin *setzt das Thema*, indem sie B10 eine Frage stellt. Dieser wird durch B10 entsprochen und die aktuelle Tätigkeit unterbrochen. Er kommt zu ihr, begibt sich auf ihre Höhe und zeigt für beide sichtbar, worum es geht (die Menüliste). Er spricht mit vielen Pausen und ganz langsam, beantwortet ihr die gestellte Frage und liefert an den Stellen, die vielleicht etwas schwierig sind (Kalbsvoressen, sie habe sich gemeldet für Fleisch) auch Erklärungen. Zum Schluss fragt er nach, ob dies gut sei, was sie mit „ja" beantwortet.

In einer anderen Sequenz sieht man, wie Frau Dufour ihr Menü für die kommende Woche auswählt:

Sequenz 21

Zeile	Sprecher	Aussage
1	B10:	also lueg am mäntig chasch entweder dä emmentaler fleisch chäs
2	K4:	(unverständlich)
		fleischchäs isch das (1) weisch wa fleischchäs isch' (1) da wo mer letschmol im
3	B10:	bachofä gmacht händ diä viereckigä=h
4		(unverständlich)
5	B10:	fleisch jo
6	K4:	(unverständlich)
7	B10:	genau (2) oder häsch lieber dä sojabroötä wellä (.) soja isch vegetarisch
8	K4:	fleisch
9	B10:	liebers fleisch'
10	K4:	ue=h chaufä
11	B10:	da won ich kauft ha s'letschmol'

Paraphrase und Videobeschreibung:
Der Betreuer B10 kniet am Tisch und hat sein Gesicht auf der Höhe von K4's Gesicht. Er hält eine Liste vor sich und einen Kugelschreiber in der Hand. Er beginnt damit, dass K4 am „Montag entweder den Emmentaler Fleischkäse". Hier wird er von K4 unterbrochen. B10 erklärt dann, das „sei Fleischkäse" und fragt nach, ob K4 wisse, „was Fleischkäse sei, das sei das, was sie letztes Mal im Backofen gemacht hätten". K4 gibt eine für die Forschenden nicht verständliche

Antwort. B10 erwidert darauf „ja, Fleisch". Er fragt nach, ob K4 lieber die vegetarische Alternative möchte. K4 antwortet mit „Fleisch". Ob er Fleisch richtig verstanden habe, vergewissert sich B10. Sie sagt, „ja, das was sie letztes Mal gekauft hätten". Er bestätigt, „ja, das was ich das letzte Mal gekauft habe". Anschliessend trägt er den Wunsch von Frau Dufour in die Liste ein.

Analyse:
Das Gespräch findet auf *Augenhöhe* und mit Sicht auf die Liste durch beide statt. Wieder erklärt B10 in *langsamem Tempo und Pausen* die Wahlmöglichkeiten für das Essen. K4 *wehrt sich*, weil sie den Ausdruck „Emmentaler Fleischkäse" nicht versteht. Es folgt eine Erklärung, langsam und verknüpft mit einer durch K4 gemachten Erfahrung aus der Vergangenheit: „das, was sie im Backofen gemacht haben". Sie wählt dieses Menü aus. B10 *fragt nach*, ob er ihren Wunsch nach Fleisch richtig verstanden habe. Jetzt antwortet K4 mit einer *eigenen Erfahrung* aus der Vergangenheit, nämlich dem Fleisch, „das sie das letzte Mal gekauft hätten". Verschiedene Erfahrungen und Bedeutungen werden ausgetauscht und zu einer gemeinsamen Bedeutung von Fleischkäse zusammengesetzt. So wird miteinander abgestimmt, dass beide dasselbe meinen und vom Gleichen sprechen.

In einer nächsten Sequenz räumen eine Betreuerin (B9) und Frau Dufour zusammen die frisch gewaschene Wäsche in den Schrank ein. Zunächst sitzt Frau Dufour allein in ihrem Zimmer und hört laut Musik. Die Betreuerin betritt das Zimmer, der Dialog beginnt:

Sequenz 22

Zeile	Sprecher	Aussage
1	B9:	*saraa' (.) wotsch d'wösch versorgä'*
2		*((4))*
3	B9:	*tuesch mer sägä wo das was häsch sara'*
4	K4:	*jo*
5		*((3))*
6	B9:	*oder möchtsch schpöter'*
7		*((2))*
8	K4:	*etzä*

Paraphrase und Videobeschreibung:
Die Betreuerin kommt ins Zimmer und fragt Frau Dufour, ob „sie die Wäsche versorgen möchte". B9 läuft zum Schrank, stellt die Wäschebox nieder und fragt: „Sagst du mir, Sarah, wo du was hin haben möchtest?". Dann stellt sie die Frage, ob sie es „später machen möchte". K4 antwortet mit „jetzt". Dann beginnt das Versorgen der Wäsche. Es läuft so ab, dass die Betreuerin jedes einzelne Kleidungsstück

hoch hält und fragt, in welchen Schrank K4 es haben möchte, „links, rechts?"
K4 antwortet darauf, zudem gibt sie die Anweisung, auf welchem Regal sie die
Wäsche versorgt haben möchte. Die Betreuerin führt die Aktion so wie von K4
gewünscht aus. So geht das vonstatten für die gesamte Wäsche, die in den Schrank
gehört. Es gibt auch Wäschestücke, die in einen kleinen Schubladenschrank kommen; diese versorgt Frau Dufour selber.

Analyse:
Die Betreuerin führt die *Handlungen so aus, wie die Klientin dies aufträgt*. Das, was sie nicht selber erledigen kann, wird nach ihrem Willen erledigt. Sie sagt, was wo hin gehört, und kann entscheiden. Die Kleidungsstücke, die sie selber einräumen kann, *versorgt sie selbständig*. Die Klientin bekommt wo immer nötig Hilfe, erhält aber die Möglichkeit zu entscheiden.

Auch beim Anziehen der Jacke mit der Unterstützung von B10 zeigen sich ähnliche Muster:

Sequenz 23

Zeile	Sprecher	Aussage
1	B10:	was söll ich der för es jäggli gä'
2	K4:	buä
3	B10:	bluemejäggli' das wiisä gäll'
4	K4:	jo
5		((2))
6	B10:	oder was no häsch isch das das isch das wo dete hanget (1) s'andere isch i dim zimmer (.) du chasch uswähle`
7	K4:	do
8	B10:	wotsch das'
9	K4:	ja
10	B10:	söll ders gad alegge'
11	K4:	ja
12	B10:	aso tüemer do no
13		((40))
14	B10:	wo wotsch kappä härä tue' wotsch sie neuemet here oder i dä hand bhaltä'
15	K4:	hand bhaltä
16	B10:	okei tue der no s'jäggli zersch
17		((5))
18	B10:	alli chnöpf zuemache'
19	K4:	ja
20		((21))
21	B10:	chappä i dä hand häsch gseit (.) do häsch kappä `soli dä gömer jetzt

Paraphrase und Videobeschreibung:
B10 fragt, welches Jäcklein er K4 geben soll. Sie antwortet mit „Blume". Er fragt nach, ob sie das „weisse Jäcklein mit den Blumen meine", sie entgegnet „ja". Der Betreuer macht eine Alternative und zeigt ihr eine andere Jacke und fährt dann fort „sie könne auswählen". Sie sagt „das". Er fragt nach, ob sie dasjenige meine, welches er in der Hand halte, und ob er es ihr gleich anziehen soll. Sie bejaht jeweils. B10 zieht K4 die Jacke an und fragt dann noch, ob sie die Kappe in der „Hand haben möchte oder ob er sie irgendwohin tun soll". Sie antwortet, sie „möchte sie in der Hand behalten". Dann will B10 wissen, ob „alle Knöpfe geschlossen werden sollen?" K4 erwidert „ja". Er macht alle Knöpfe zu. Zum Schluss gibt B10 K4 die Kappe in die Hand mit den Worten „die Kappe, hast du gesagt, willst du in der Hand haben", sie brechen gemeinsam auf und gehen aus der Wohnung.

Analyse:
K4 wird eine *Auswahl geboten*, welche Jacke sie anziehen möchte und auch über die Art und Weise, wie diese angezogen wird (Knöpfe). Zudem wird sie gefragt, wo sie ihre Kappe haben möchte. Was sie dann nicht selber machen kann, wird für sie *gemäss ihren Aussagen durch B10 erledigt*.

Auch das Packen einer Laptoptasche geschieht auf diese Weise. B10 nimmt die Tasche hervor und stellt sie so hin, dass K4 sie sieht und sie auf ihrem Schoss hält. B10 fragt dann bei jedem Einzel-Stück (Laptop, Kabel, Maus), ob sie es mitnehmen möchte und an welchen Ort in der Tasche sie es einräumen will. Der Betreuer *führt die Aktion nach ihren Vorgaben aus*.

6.6.2 Kommunikationsstile Kooperations-Verhältnis

Steuerung/ Strukturierung Die Betreuungsperson kommuniziert zurückhaltend und überlässt die Steuerung der Situation der Klientin oder dem Klienten.

Zutrauen Die Betreuungsperson traut der Klientin oder dem Klientin zu, dass er oder sie bei den anstehenden Themen Einfluss nehmen oder eine Handlung selbständig ausgeführt werden kann. Dieses Zutrauen wird explizit bestätigt.

Verantwortung Die Klientin oder der Klient trägt die Verantwortung gemeinsam mit der Betreuungsperson.

Wissen Wissen wird zwischen den Beteiligten ausgehandelt. Sowohl Klient oder Klient als auch Betreuungsperson erhalten in diesem Aushandlungsprozess Gewicht. Die Betreuungsperson drückt Interesse – über Nachfragen oder geduldiges, aktives Zuhören – in Bezug auf das Wissen der Klientin oder des Klienten aus.

Handeln Die Klientin oder der Klient ist aktiver Teilnehmer der Kommunikationssituation, setzt Themen, argumentiert und überzeugt. Zudem wird die Kommunikationssituation durch sie oder ihn mitgestaltet über Fragen oder auch durch das Einbringen von nicht zu erwartenden Antworten und Themen.

6.6.3 Aktivität und Partizipation im Kooperations-Verhältnis

Der Klient oder die Klientin ist aktiv als Diskussionspartner auf Augenhöhe, überzeugt, argumentiert, setzt Themen, gibt Anweisungen und stellt Fragen. Die betreute Person nimmt dadurch in solchen Interaktionsverhältnissen eine aktive Rolle ein und kann mitgestalten, mitentscheiden und mitreden. Zudem wird die Klientin oder der Klient als Expertin oder Experte adressiert, die Aussagen werden ernst genomen, akzeptiert und umgesetzt. Es wird gemeinsam an einer Aufgabe oder an einer Bedeutung gearbeitet, bei der beide Akteure einen massgeblichen Anteil am Kommunikationsprozess und am Ergebnis haben. Die Betreuungsperson adressiert die Klientin oder den Klienten als relevanten Kooperationspartner.

7 Diskussion der Ergebnisse

In den vorangehenden Kapiteln wurden die Kommunikationseinheiten (fallbezogen) und die Kommunikationsstile (fallübergreifend) jeweils für die Betreuungspersonen und die Klientinnen oder Klienten erarbeitet und dargestellt. Zudem wurden die Konsequenzen der unterschiedlichen Interaktionsverhältnisse auf die Aktivität und die Partizipation der Klientinnen und Klienten aufgezeigt. Zur Einordnung dieser Resultate sei hier erneut das Zitat von Feuser (2011b) angeführt: „Teilhabe konstituiert sich in allen Lebenslagen und Lebensbereichen und über alle Lebensaltersstufen hinweg in auf Anerkennung und Kompetenz basierten Kooperationsverhältnissen".

Vor dem theoretischen Hintergrund der Systemtheorie und im Fachdiskurs etablierter Begriffe, wie Aktivität und Partizipation, wurde eine empirische Untersuchung durchgeführt, die durch die gewonnenen Daten Aussagen zur Entstehung, Aufrechterhaltung und zu den Konsequenzen alltäglicher Interaktionsprozesse zwischen Betreuungspersonen und Klientinnen und Klienten mit intellektueller Beeinträchtigung erlauben. Die Resultate bestätigen und differenzieren die obengenannte Aussage von Feuser: Interaktionen zwischen Betreuungspersonen und Menschen mit intellektueller Beeinträchtigung im Wohnheim gelingen, wenn Kooperationsverhältnisse entstehen. In der vorliegenden Studie konnten solche Kooperationsverhältnisse im Alltag einer Wohnheimsituation – im Sinne von „good practice"-Beispielen – systematisch erfasst und dargelegt werden. So können Wege und Mittel aufgezeigt werden, wie Aktivität und Partizipation der Klientinnen und Klienten möglich ist. Die Analysen zeigen aber auch, dass das Kooperationsverhältnis gefährdet ist. Es droht aus unterschiedlichen Gründen stets der Wechsel in die anderen beschriebenen Interaktionsverhältnisse: Fürsorge, Förderung, Nachlässigkeit oder Selbständigkeit. In diesen Interaktionsverhältnissen wird – wie diese Studie aufzeigen konnte – entweder die Aktivität oder die Partizipation der Person mit intellektueller Beeinträchtigung eingeschränkt: Im Fürsorge- und Nachlässigkeitsverhältnis ist sowohl die Aktivität als auch die Partizipation der Klientin oder des Klienten tiefeinzuschätzen. Im Förderungsverhältnis wird die Klientin oder der Klient zwar in die Interaktion einbezogen – also Partizipation ist hoch – ihre Aktivität ist jedoch eingeschränkt. Im Selbständigkeitsverhältnis ist die Klientin oder der Klient aktiv und führt eine Handlung selbständig aus, dadurch ist die Partizipation eingeschränkt. Beim Kooperationsverhältnis ist sowohl die Aktivität als auch die Partizipation als hoch einzustufen (siehe Abbildung 8).

Abbildung 8: Zusammenfassung der fünf Interaktionsverhätltnisse

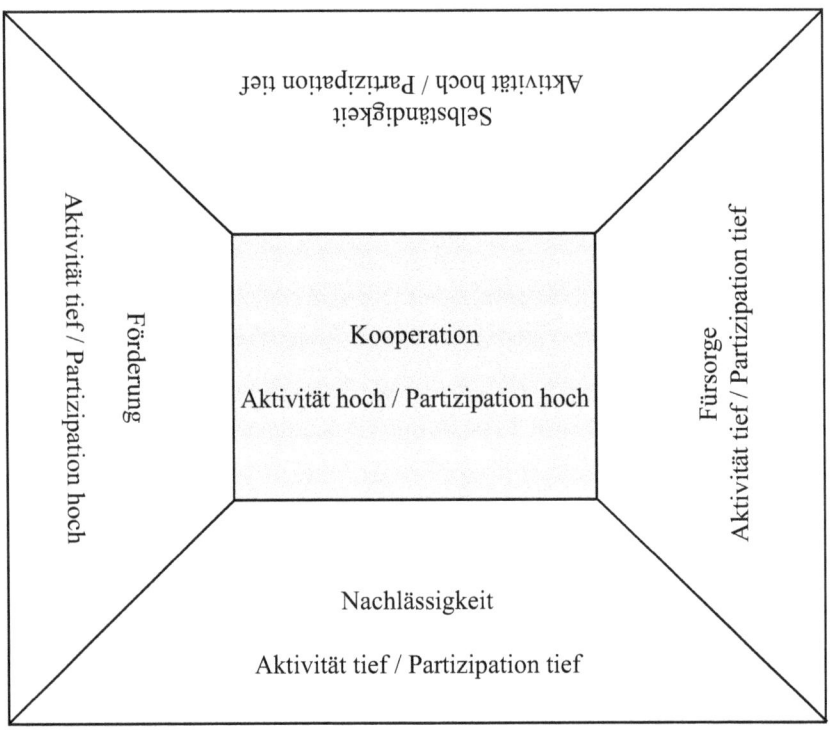

Gefährdungen können auf verschiedenen Ebenen der Interaktion oder in deren Kontext auftreten. Es kann entweder Aspekte der Haltung oder Kompetenzen der Akteure betreffen, Aspekte der eingesetzten Kommunikationsmittel bzw. -techniken, oder es sind Aspekte des Kontextes, in welchem die Interaktion stattfindet. Diesen Gefährdungen kann mit der Schaffung von guten Rahmenbedingungen für Kommunikation – Zeit, Platz, Struktur – und mit geeigneten Handlungskonzepten und -strategien begegnet werden.

Ein Gewinn der vorliegenden Arbeit kann darin gesehen werden, dass mit der „Aktiven Partizipation" ein neues theoretisches Konzept entworfen wurde, welches als Weiterentwicklung des – in der Wissenschaft und Praxis etablierten –Selbstbestimmungsbegriffs entstanden ist und am internationalen Diskurs – ICF und Behindertenrechtskonvention der UN – anschliesst. Es wurde auf das theoretische Fundament der Systemtheorie gestellt, mit der Kamerabrillenmethode beobachtet und mit der Methode der Konversationsanalyse empirisch untersucht. So wurde die Aktive Partizipation sowohl einer theoretischen als auch empirischen einer Prüfung unterstellt. Diese empirische und theoretische Aufarbeitung kann den Diskurs rund um die gegenwärtigen Bemühungen um Selbstbestimmung und Partizipation von Menschen mit einer Behinderung mit neuen Erkenntnissen und mit einer veränderten Sichtweise bereichern. Vor allem folgende Aspekte tragen zu dieser Bereicherung bei:

Die Analysen der fünf Einzelfälle haben zur Entwicklung eines Analysemodells alltäglicher Interaktionsprozesse geführt, welches erlaubt, unterschiedliche Interaktionsverhältnisse zu identifizieren, differenziert zu beschreiben und deren Konsequenzen aufzuzeigen. Dieses Analysemodell kann für zukünftige qualitative Studien von Interaktionssituationen (auch in anderen Bereichen, beispielsweise Lehrperson – SchülerIn, Arzt/Ärztin – PatientIn usw.) verwendet werden. Aus der Datenanalyse mit dem Analysemodell ist ein Modell aus fünf Interaktionsverhältnissen herausgearbeitet werden. Da dieses aus der Analyse eines kleinen Samples von fünf Einzelfällen entstanden ist, müssen die Resultate mit Vorsicht betrachtet werden. Die analysierten Daten waren jedoch ausreichend für die Erstellung des Modells. Dieses kann für zukünftige quantitative Analysen an grösseren Stichproben operationalisiert und so einer erneuten Überprüfung unterzogen werden.

Die Beschäftigung mit den Bedeutungen und dem Forschungsstand zu den Begriffen Selbstbestimmung, Aktivität und Partizipation hat zu einer Klärung und Differenzierung auf zwei Ebenen geführt: Theoretisch wurden die Begriffe definiert, empirisch wurden sie angewendet und geprüft. Haupterkenntnis aus dieser Arbeit ist, dass Selbstbestimmung – wie Lebensqualität oder Wohlbefinden – ein wichtiges Konzept der Heil- und Sonderpädagogik bleibt. Aktive Partizipation beinhaltet die relevanten und beobachtbaren Aspekte des Selbstbestimmungskonzeptes, das zusammengefasst wird als „acting as the primary causal agent in one's life and making choices and decisions regarding one's quality of life free from undue external influence or interference" (Wehmeyer, 1995, p. 22). Das Moment des Aktiven – wie oben genannt – und das Moment der sozialen Bedingtheit „Selbstbestimmung [kann sich, Erg. des Verfassers] nur im Rahmen kommunikativer und sozialer Beziehungen vollziehen und entwickeln, d.h. nur wenn Initiativen eines Menschen von seiner sozialen Umwelt adäquat beantwortet werden" (Mohr, 2004, p. 33) werden zusammengenommen. Die nicht beobachtbaren Aspekte – Selbstbestimmung als „individuelles Lebensgefühl" (Haeberlin, 1996) oder Äusserung eines persönlichen Willens (Walther, 1998) – werden weggelassen. Dies, weil Aktive Partizipation als fundamentaler, nämlich als Voraussetzung für Selbstbestimmung, eingeschätzt wird. Partizipation ist erst dann wirksam, wenn sämtliche Interaktionspartnerinnen und -partner aktiv in alltäglichen Kommunikationssituationen agieren können; dies wiederum schafft die Voraussetzung dafür, dass Selbst- oder Fremdbestimmung, Urteile über richtig und falsch, gute oder schlechte Lebensqualität, Wohlbefinden oder Unwohlsein in einem Kooperationsverhältnis zwischen Betreuungspersonen und Klientinnen oder Klienten ausgehandelt werden können.

Mit grosser Plausibilität ist das in dieser Untersuchung festgestellte Forschungsproblem, dass sich die Beurteilung von Selbstbestimmung als aussenstehende Person ohne Kommunikationsmöglichkeit schwierig gestaltet, auch für die Betreuungspersonen im Wohnheimalltag virulent. Daher kann ein Wechsel von der Selbstbestimmung hin zur Aktiven Partizipation als handlungsleitende Zielperspektive – mit dem damit einhergehenden Perspektivenwechsel auf die Interaktion – auch für professionelle Fachpersonen in der Arbeit mit Menschen (gerade mit grossen Kommunikationsschwierigkeiten) hilfreich sein.

Rock (2001) hat gezeigt, dass die professionelle Arbeit mit Erwachsenen mit intellektueller Beeinträchtigung unter der Leitidee der Selbstbestimmung bei den Fachpersonen Spannungen und Widersprüche auslösen (z. B. zwischen Förderung und Autonomie, oder zwischen Fürsorge und Autonomie). Die vorliegende Studie belegt, dass sich Widersprüche, in Bezug auf Aktive Partizipation, auch auf der Interaktionsebene zeigen, jedoch kaum bewusst wahrgenommen werden. Die Fachpersonen wechseln dann in ein anderes Interaktionsmuster und vernachlässigen die Aktivität und Partizipation der Klientinnen und Klienten (z. B. im Förderverhältnis und Fürsorgeverhältnis). Der Widerspruch wird demnach nicht aufgelöst, sondern zeitlich nacheinander in verschiedenen Interaktionsverhältnissen organisiert.

Es kann gehofft werden, dass die vorliegende Studie nicht nur eine Bereicherung für den wissenschaftlichen Diskurs darstellt, sondern auch einen unterstützenden Einfluss auf die alltägliche Praxis hat. Dies in dem Sinn, dass die Spannungen und Widersprüche durch die Fokussierung auf Aktive Partizipation im Alltag (zumindest teilweise) aufgelöst werden können. Einen Hinweis darauf gibt eine Aussage eines an der Studie beteiligten Betreuers. Nach beendeter Beobachtung teilte er dem Autoren mit, dass er seit Durchführung der Studie „viel bewusster" arbeite. Die Analysen in dieser Studie zeigen, dass im Alltag vieles „einfach passiert", was teilweise unbeabsichtigt ist. Diese Arbeit – mit den herausgearbeiteten Erkenntnissen – kann dazu anregen, über Achtsamkeit und Bewusstheit der professionellen Betreuungspersonen die Gestaltung von mehrheitlich kooperativen Interaktionsverhältnissen und Aushandlungsprozessen auf Augenhöhe zu relevanten Aspekten im Leben der betreuten Personen zu ermöglichen. Aspekte wie Achtsamkeit und Bewusstheit können über Aus- und Weiterbildung gefördert werden (siehe Kapitel 8.4).

Die Betreuungspersonen und Klientinnen und Klienten können im Alltag in verschiedenen Rollen miteinander interagieren (Förderer-Geförderter, Fürsorgerin-Versorgte, Vernachlässiger-Vernachlässigter, Kooperationspartnerin-Kooperationspartner und Selbständigkeit-Ermöglichende-Selbständige). Dabei sind nach Ansicht des Autors zwei Aspekte wichtig. Erstens sollte für alle Akteurinnen und Akteure in jeder Situation der Modus bzw. das Interaktionsverhältnis klar und transparent sein, sowie die zugehörige Rolle akzeptiert und bewusst ausgeführt werden. Das kann zum Beispiel heissen, dass eine Betreuungsperson sagen könnte „Das sind deine Medikamente, die brauchst du, darüber wird nicht diskutiert" oder „Wir arbeiten jetzt an deinem Förderziel, das in deiner Förderplanung festgehalten ist[24], daher zeige ich dir etwas vor, korrigiere dich und beurteile deine Leistung". Zweitens heisst Professionalität in diesem Sinne, bewusst und transparent die Möglichkeit zur Ausfüllung der jeweils adäquaten Rolle als Fachperson zu haben (als Assistent und Kooperationspartner, als Förderin, als Fürsorger, als Selbständigkeit Ermöglichende). Die Rolle des Vernachlässigenden sollte vermieden werden. Wenn Aktive Partizipation für Menschen mit intellektueller Beeinträchtigung im Wohnheimalltag tatsächlich intendiert ist, dann sind wenn immer möglich Kooperationsverhältnisse im Wohnalltag zu gestalten. Die Resultate geben einen Hinweis für die Umsetzung.

Die qualitative Datenanalyse gibt jedoch Hinweise darauf, dass die Umsetzungsmöglichkeiten tendenziell von der Art der (intellektuellen) Beeinträchtigung der Klientinnen und Klienten abhängt. Bei Menschen mit starker Einschränkung in ihrer selbständigen Mobilität oder/und Kommunikation ist die Herausforderung besonders gross, Aktive Partizipation – und damit Kooperationsverhältnisse – zu ermöglichen. Sie befinden sich tendenziell eher in Nachlässigkeits- und Fürsorgeverhältnissen und sind in ihrer Aktivität und Partizipation behindert. Überraschenderweise konnten bei diesen Personen nur wenige Förderverhältnisse und kein Selbständigkeitsverhältnis beobachtet werden. Menschen, die sich selbständig fortbewegen, mit leichten intellektuellen und kommunikativen Einschränkungen befinden sich tendenziell eher in Kooperationsverhältnissen, aber auch oft in Förder- und Selbständigkeitsverhältnissen. Diese Aussagen basieren nicht auf quantitativen Daten, sodass eine künftige Überprüfung dieses Modells und die darin enthaltenen Hypothesen in quantitativen Studien sinnvoll und interessant wäre.

---

24 Förderplanungen und -ziele auch in Wohnheimen für Erwachsene können zwar kritisch hinterfragt werden, sind aber eine Realität.

Zudem stellt sich die Frage, inwiefern die enstandenen Erkenntnissen auch Hinweise geben, wie Inklusionsprozesse in weiteren Lebensbereichen relevant sein können. In der vorliegenden Forschungsarbeit wurde methodisch und theoretisch auf alltägliche Kommunikationsprozesse fokussiert. Solche laufen grundsätzlich überall ab, wo Menschen aufeinandertreffen und miteinander kommunizieren (z. B. im öffentlichen Verkehr, im Einkaufszentrum, am Arbeitsplatz, im Fussballstadion und in einer Diskothek). Insofern können in vielen alltäglichen Situationen auch Interaktionsverhältnisse entstehen, die die Aktive Partizipation von Menschen mit intellektueller Beeinträchtigung ermöglichen oder behindern. Eine diesbezügliche Sensibilität und Achtsamkeit der allgemeinen Bevölkerung könnte den immer wieder stattfindenden Ausschlussprozessen von Menschen mit intellektueller Beeinträchtigung entgegenwirken und volle und wirksame Teilhabe sowie gemeinsame Aktivitäten im Alltag aller Menschen möglich machen. Das Zitat in der Einleitung von Krauss (2014) ausdrückt dies so aus: „Im Umgang mit Menschen mit anderen Begabungen handeln wir zu oft unreflektiert, wir entmündigen und bevormunden sie. Wir müssen lernen, wie wir ihnen Teilhabe und Mitsprache ermöglichen können." Möglicherweise kann diese Arbeit hierzu bescheidene Hinweise liefern.

Diese Studie wurde nicht als Partizipatorisches Forschungsprojekt, wie von Buchner, Koenig und Schuppener (2011) und Doe und Whyte (2011) vorgeschlagen, entwickelt. Diese Autorinnen und Autoren plädieren dafür, dass Forschung über Menschen mit Behinderung für diese Personen sinnhaft und nützlich sein soll. Menschen mit Behinderung sollen also am Forschungsprozess als Subjekte partizipieren können und nicht ausschliesslich als Objekte dienen. An verschiedenen Stellen des Forschungsprojekts – Formulierung der Fragestellung, Datenerhebung, Datenanalyse, Präsentation der Forschungsergebnisse – ist eine aktive und partizipative Rolle als Forschende denkbar und wünschenswert. Zudem soll Forschung (auch) in einfacher Sprache (Inclusion Europe, 2014) für die betroffenen Menschen zugänglich gemacht und publiziert werden (Flieger, 2003). Es ist erfreulich, dass das Eidgenössische Büro für die Gleichstellung von Menschen mit Behinderung (Eidgenössisches Büro für die Gleichstellung von Menschen mit Behinderungen (EBGB), 2014) den Schwerpunkt bei der Sprechung von Fördergeldern im Jahr 2015 auf die Partizipation legt. Im Rahmen dessen werden hoffentlich zahlreiche partizipatorische (Forschungs-)Projekte, wie zum Beispiel das von (Hedderich, Egloff und Zahnd (Hrsg.), 2014), entwickelt.

Es sollten zudem auch Interventionsstudien durchgeführt werden, die den Nutzen und die Anwendbarkeit des in dieser Arbeit entwickelten Modells evaluieren. Wie verschiedene Studien zeigen ist die Kombination von Konversationsanalyse und Interventionsstudien durchaus fruchtbar (Beeke u. a., 2014; Koole und Mak, 2014; Robinson und Heritage, 2014). In einem Handbuchartikel streichen Antaki und Wilkinson (2013) die Wichtigkeit der konversationsanalytischer Studien für Veränderungen in der Praxis heraus:

> "We could multiply many times over the examples of staff practices which though almost always well intentioned-operate to constrain or shape the possibilities open to the client with intellectual disabilities. There is no need to do so here; the point to make is that there is an emerging thread in CA research here which diverts attention away from the expressive deficiencies of clients, and onto the institutional practices of those they interact with. CA to aphasia began to appear, detailing the ways in which conversations involving a person with aphasia displayed distinctive features of turn-, sequence-, and repairrelated activity, among other phenomena [...] the discovery (or, perhaps, the detailed confirmation) that the structures and support which they might be offered will play an enormous part in liberating them or, if the support is withheld, limit and frustrate them. For example, in the study of the interaction of care staff with adults with an intellectual impairment that we mentioned above, even though the staff were wellmeaning, their way of checking the client's choices and 'making sure' often meant that their clients ended up changing their minds, in part to satisfy the pragmatic demands of a repeated question." (Antaki und Wilkinson, 2013)

Bei der Ansicht der Resultate entstand zuweilen der Eindruck, dass der Betreuungsperson bei der Gestaltung der Interaktionsverhältnisse im Vergleich zur betreuten Person eine gewichtigere Rolle (u. a. mehr Kommunikationseinheiten bei Betreuungspersonen) zukommt. Dies ist einerseits verständlich – bessere Kommunikationsfähigkeit, Rollenverständnis einer Betreuungsperson – und kann als ein Ergebnis der Untersuchung betrachtet werden, andererseits hängt dies möglicherweise mit methodischen Aspekten der Forschungsanalage zusammen. Dadurch, dass die Kamerabrille von der Klientin oder dem Klienten getragen wurde, ist automatisch die Betreuungsperson zumindest visuell stärker im Fokus. Viele Aspekte der nonverbalen Kommunikation der Klientinnen und Klienten konnten so nur eingeschränkt erfasst werden; dies müsste in einer ähnlichen Studie bedacht werden. Trotzdem kann festgehalten werden, dass beide Interaktionspartner und -partnerinnen in ihrem Anteil an Partizipation und Aktivität in der Kommunikationssituation mitbeobachtet wurden. Im Zentrum der Analyse stand immer das Verhältnis – als Zusammenspiel der beteilgten Akteure bzw. Akteurinnen.

Die Konversationsanalyse hat sich für die gewählte Fragestellung bewährt; trotzdem hatte sie auch ihre Grenzen. So konnten, äusserst detailliert zu betrachtende, jedoch visuell und auditiv schwer zu fassende Phänomene, kaum festgehalten werden. Dazu zählt zum Beispiel das Phänomen „Infantilisierung" (Theunissen, 2003): An verschiedenen Stellen im Datenmaterial nahmen die Forschenden dieses Phänomen wahr, jedoch war dessen Erfassung mit den vorhandenen Methoden, geschweige denn dessen intersubjektiv nachvollziehbare Darstellung nicht möglich. Betreffend der Analysemethode ist festzuhalten, dass die vorliegende Studie keine linguistisch-feinanalytische Konversationsanalyse von einzelnen Kommunikationsphänomenen im Wohnheimalltag (Antaki, Young und Finlay, 2002; Antaki u. a., 2006; Antaki, Finlay und Walton, 2007a; Antaki, Finlay und Walton, 2007b; Antaki u. a., 2008; Antaki, Finlay und Walton, 2009; Finlay u. a., 2008; Finlay und Antaki, 2012; Goodwin, 1995; Goodwin, 2007; Jingree, Finlay und Antaki, 2006) darstellt, sondern es handelt sich um eine heil- und sonderpädagogische Studie, die sich der linguistischen Konversationsanalyse als Methode bedient hat. Dies kann als gelungene Kombination bezeichnet werden und hat zu neuen Erkenntnissen für die Praxis und die Wissenschaft im Bereich „Erwachsene mit intellektueller Beeinträchtigung" geführt.

8 Folgerungen und Ausblick

Gefährdungen des Kooperationsverhältnisses können auf verschiedenen Ebenen der Interaktion oder in deren Kontext auftreten. Es kann entweder Aspekte der Kompetenzen der beteiligten Akteurinnen und Akteure betreffen, Aspekte der genutzten Kommunikationsmittel bzw. -techniken oder Aspekte der Organisation oder der gesellschaftlichen Rahmenbedingungen. Diesen Gefährdungen kann mit geeigneten Handlungskonzepten, mit der Anwendung adäquater Kommunikationsmittel und -techniken, mit der Schaffung von möglichst optimalen Rahmenbedingungen für Kommunikation – Zeit, Platz, Struktur – und Bildung begegnet werden. An dieser Stelle werden Elemente eines möglichen Bildungsprogramms – für Klientinnen und Klienten sowie Betreuungspersonen – aufgezeigt. Diese werden auf der Ebene der Kompetenzen (Kapitel 8.1), der Kommunikation (Kapitel 8.2) und des Kontextes (Kapitel 8.3) diskutiert sowie die Idee einer inklusiven (Fort-)Bildung für alle entworfen (Kapitel 8.4).

8.1 Kompetenzen: Care Ethik, Assistenz und Empowerment

Es gibt mehrere Handlungskonzepte mit formulierten Kompetenzen, welche die Gestaltung von Kooperationsverhältnissen ermöglichen sollen. Diese sind oftmals auf die Fachpersonen bezogen. Diese Studie zeigt aber auf, dass auch Kompetenzen der Klientinnen und Klienten einen positiven Einfluss auf ihre Aktive Partizipation haben können. Daher werden hier sowohl Kompetenzen des Fachpersonals als auch der betreuten Personen vorgestellt.

8.1.1 Care Ethik

Abhängigkeit gehört zum Leben jedes Menschen, ist also eine Realität für alle Menschen und keineswegs ein Ausnahmezustand (Nussbaum, 2010). Als Kleinkind und im hohen Alter sind Menschen von anderen Menschen abhängig. Aber auch im Verlauf des Lebens gibt es immer wieder Phasen, in denen Menschen von der Fürsorge Anderer profitieren müssen bzw. können. Wenn dieses Faktum anerkannt ist, stellt sich die Frage „wie Rechtsbeziehungen und persönliche Beziehungen angesichts von Abhängigkeit gestaltet werden können" (Lindmeier und Lindmeier, 2012, p. 140). Es braucht eine Fürsorgeethik, die definiert, wie Fürsorge geleistet werden kann, ohne dass die Selbstachtung der Fürsorgeempfänger vermindert wird und die Fürsorgespender nicht ausgebeutet werden (Kohlen und Kumbruck, 2008). Zudem ist zu klären, wie Hilfe gewährt werden kann, ohne dass „Betroffene zum Objekt, von Mitleid, Fürsorge und Selbstbestätigung im Helferwillen nicht nur degradiert, sondern sie ihrer Würde beraubt" werden (Feuser, 2011a, p. 203).

Tronto (1993) hat zu Care Ethik gehörende ethische Prinzipien aufgelistet[25]:

Achtsamkeit Über Achtsamkeit wird erkannt, dass ein Bedürfnis vorliegt, um das es sich zu kümmern gilt, denn Ignoranz ist ein moralisches Übel. Hierbei ist aber die Wahrnehmung der eigenen Bedürfnisse wichtig, und eine Überidentifikation zu vermeiden.

Verantwortlichkeit Die Verantwortlichkeit unterscheidet sich bei Tronto (1993) von der Erfüllung von Pflichten; vielmehr fordert es als politisches und moralisches Konzept, Verantwortungsfragen auch in politische Debatten mit hineinzutragen. Hierbei gilt es, die Hintergründe und Entstehung von Konflikten zu hinterfragen sowie Kritik an hierarchisierenden Vorstellungen von Klasse, Geschlecht und kulturell-ethischer Zugehörigkeit zu üben.

Kompetenz Laut Tronto (1993) ist die Kompetenz ein Teil der moralischen Qualität von Care. Es impliziert die Übernahme von Verantwortung und eine angemessene Versorgung. Stehen allerdings diverse Ressourcen nicht zur Verfügung oder besteht eine eigene Unzulänglichkeit, so ist dafür zu sorgen, dass eine andere fachkundige Person die Versorgung übernimmt.

Resonanz Die Resonanz spielt für Tronto (1993) eine wesentliche Rolle, da für sie Care mit Verletzlichkeit einhergeht. Es bedarf eines Sich-Einlassen- Könnens derer, die versorgt werden. Dabei ist engagierte Sorge stets mit Bedingungen der Ungleichheit befasst, die vorhandene Abhängigkeit kann missbraucht werden. Tronto betont, dass es keine absolute Autonomie und Unabhängigkeit gibt, jedoch eine Balance zwischen den Bedürfnissen der Versorger und der Versorgten wichtig ist. Für sie ist Resonanz ein anderer Weg, um die Bedürfnisse Anderer zu verstehen. Resonanz beinhaltet mehr als das blosse Sich-Hineinversetzen in jemanden und stellt eine Alternative zur Reziprozität dar.

8.1.2 Assistenz

Betreuungspersonen und Klientinnen bzw. Klienten sollten die Kompetenzen haben und alle Möglichkeiten nutzen, um Kooperationsverhältnisse – im Sinne von Assistenz – gestalten zu können. „Assistenz bestimmt sich aus den Beziehungs- und Kooperationsverhältnissen zwischen Personen, die als Assistenznehmer und Assistenzgeber fungieren, in die ihre je spezifischen Kompetenzen eingehen und

---

25 Die Forderungen aus ethisch-moralischer Perspektive sind gut und wichtig. Es bleibt aber in diesen Publikationen die Frage offen, wie eine solche Care-Ethik umgesetzt werden kann.

in Bezug auf das antizipierte Produkt der Kooperation akkumulieren" (Feuser, 2011a, p. 207). Dies braucht eine „spezifische, fachliche Qualifikation" (Feuser, 2011a, p. 207) der Assistenzgeber. Die Ergebnisse der vorliegenden Untersuchung geben einen Hinweis auf den Bedarf nach Kompetenzen als Assistenznehmer, die entwickelt werden können (wie z. B. Selbstvertrauen, Kommunikations- und Entscheidungskompetenz, usw.), um an Kommunikationsprozessen zu partizipieren und diese mitzugestalten. „Von Assistenz […] kann […] nur dann die Rede sein, wenn es tatsächlich der beteiligte behinderte Mensch ist, der Ziele, Zwecke bzw. Inhalte bestimmt" (Mohr, 2004, p. 74). Denn Assistenz beschreibt „ein Moment in einem gemeinsamen, notwendigerweise solidarischen und durch die Betroffenen selbst gesteuerten Prozess" (Feuser, 2011a, p. 208). Dessen Erlernen ist nicht an im vornherein definierte Kompetenzen gebunden. Allen Menschen soll es möglich sein, „Personalität auszubilden" (Feuser, 2011a, p. 213). Dies kann bei Menschen mit schweren intellektuellen Beeinträchtigungen u. a. über eine advokatorische Assistenz angestrebt werden. Damit meint Feuser (2011a, p. 214) „ein Handeln, das Menschen Möglichkeiten schaffen soll, alternativ handeln zu können, ohne zu bestimmen, wie sie zukünftig zu handeln haben, wenn sie dazu befähigt sind."

Dies gelingt, wenn Aktive Partizipation an Kommunikationssituationen möglich ist, und geschieht über zwei Momente (Feuser, 2011a, p. 215): Erstens den Menschen und die Welt „wahrnehmbar und handelnd erfahrbar zu machen", und zweitens uneingeschränkte Partizipation an „allem zu gewähren, wie hoch sie in Anbetracht bestimmter Beeinträchtigungen auch assistiert sein muss". Die Resultate der vorliegenden Studie zeigen sowohl die Gefährdungen als auch die Möglichkeiten auf, welche für die Verfolgung dieses Ziels bedacht werden sollten.

8.1.3 Empowerment

Das Konzept des Empowerment wurde im Bereich der Sozialen Arbeit und meint eine Handlungspraxis,

> „deren Handlungsziel es ist, Menschen vielfältige Vorräte von Ressourcen für ein gelingendes Lebensmanagement zur Verfügung zu stellen, auf die diese, ‚bei Bedarf' zurückgreifen können, um Lebensstärke und Kompetenz zur Selbstgestaltung der Lebenswelt zu gewinnen." (Herriger, 1997, p. 15)

Für die Sichtweise der professionellen Betreuungspersonen und der Klientinnen und Klienten bedeutet dies Folgendes Heller u. a., 1996:

- Alle Menschen sind kompetent oder haben die Fähigkeit, kompetent zu werden.
- Wenn Menschen nicht kompetent sind oder etwas nicht lernen können, ist das ein Versagen des sozialen Umfeldes: Es wurden keine Möglichkeiten eröffnet, dass diese Menschen Kompetenzen lernen können.

- Wenn neue Kompetenzen erlernt werden, muss der Lernende die Verhaltensänderung sich selber zuschreiben können. Die Verhaltensänderung passiert aufgrund persönlicher Steigerung der Selbstkontrolle oder der Selbstwirksamkeit.

Es ist wichtig festzuhalten, dass Empowerment als Befähigung für beide Akteure bzw. Akteurinnen gilt: Empowerment hat sowohl eine transitive (jemanden befähigen) als auch reflexive (sich selbst befähigen) Bedeutung (Mohr, 2004, p. 27). Bei Klientinnen und Klienten ist ein ausgebildetes Selbstvertrauen bzw. positives Selbstbild anzustreben. Und bei Fachpersonen ist ein förderlicher Faktor für ein Kooperationsverhältnis eine zutrauende Grundhaltung – im Sinne des Empowerments. Bei der Analyse der Interaktionen hat sich gezeigt, dass zwei erarbeiteten Interaktionsverhältnissen (Fürsorge, Förderung) Nichtzutrauen seitens der Betreuungspersonen in den Interaktionen beobachtet werden kann. Die Studien von Seligman (1983) haben gezeigt, dass Nichtzutrauen gegenteilig wirkt und unter anderem zu Selbstunterschätzung und „erlernter Hilflosigkeit" bei den Klientinnen und Klienten führen kann. Um dem entgegenzuwirken könnte Empowerment – als Befähigung und Selbstbefähigung –, Teil eines zu gestaltenden Bildungskonzeptes sein.

8.2 Kommunikation: Unterstützte Kommunikation und Peer-Kommunikation

Zentraler Einflussfaktor für die Aktive Partizipation ist die Kommunikationssituation an und für sich. Dies beinhaltet die Anwendung adäquater Kommunikationsmittel und -techniken – auch bei Menschen mit erschwerten Kommunikationsmöglichkeiten. Damit hat sich die Theorie und Praxis der „Unterstützten Kommunikation" auseinandergesetzt.

> „Unterstützte Kommunikation ist die deutsche Bezeichnung für das international etablierte Fachgebiet AAC (Augmentative and Alternative Communication), das sich die Verbesserung der kommunikativen Möglichkeiten eines Menschen mit schwer verständlicher bzw. fehlender Lautsprache zum Ziel gesetzt hat." (Braun, 2013, p. 01.003.001)

Ziel ist die soziale Partizipation von Menschen, die Schwierigkeiten im Bereich der Kommunikation aufweisen, so dass eine kommunikative Handlungsfähigkeit auf dem jeweiligen Entwicklungsniveau ermöglicht wird (Graf-Frank, 2013). Dies geschieht über drei Formen Unterstützter Kommunikation (Braun, 2013):

- Als expressives Mittel bei Menschen, die Lautsprache gut verstehen, aber Schwierigkeiten bekunden sich auszudrücken.
- Als Unterstützung für die Lautsprache bei Menschen, deren Lautsprache nur dann verständlich ist, wenn sie über ein weiteres Hilfsmittel verfügen.

- Als Ersatzsprache für Menschen, denen die Lautsprache als Kommunikationsmedium zu komplex ist.

„Auch bei Menschen mit einer schweren Behinderung gibt es prinzipiell keine aus einer Beschreibung ihrer Eigenschaften und Fähigkeiten ableitbaren Einschränkungen oder Mindestvoraussetzungen. Dieser Anspruch verlangt, dass der Versuch unternommen wird, ihre Willensäusserungen zu verstehen, und dass sie Antworten sowie im Rahmen des Möglichen einen angemessene Unterstützung bei der Ausführung ihrer Absichten und der Erfüllung ihrer Wünsche erhalten. Kommunikativen und sprachlichen Fähigkeiten kommt in diesem Zusammenhang eine Schlüsselfunktion zu." (Dupuis, 2012, p. 559)

Die Wichtigkeit einer gelungenen Kommunikation ist durch die Vertreterinnen und Vertreter der „Unterstützten Kommunikation" erkannt. Gelungene Kommunikation ist „Voraussetzung für mehr Unabhängigkeit von Hilfe und Entwicklung eines positiven Selbstbildes, das wiederum die Grundlage bildet für Selbstbestimmung, das Treffen von Entscheidungen und die Übernahme von Verantwortung" (Graf-Frank, 2013, p. 10.003.001). Die Betreuungsperson kann so die Rolle eines „Kooperationsmanagers" übernehmen. Damit ist gemeint, dass sie die Kommunikationsmöglichkeiten und -bedürfnisse der Klientinnen und Klienten erkennt und sich diesen unterordnet (Graf-Frank, 2013).

Bei der Analyse der Videodaten zeigte sich, dass Elemente der „Unterstützten Kommunikation" im Wohnheimalltag bei den Klientinnen und Klienten mit schweren Beeinträchtigungen angewendet werden. Dies funktioniert in vielen Situationen. Teilweise konnten jedoch die Elemente der „Unterstützten Kommunikation" (noch) nicht in allen Situationen adäquat ausgeführt werden. Fischer (2013) hält fest, dass „Unterstützte Kommunikation" mit Erwachsenen mit mehrfachen Beeinträchtigungen eine anspruchsvolle Aufgabe, und daher die stete Weiterbildung und Sensibilisierung der Fachpersonen zentral ist.

Insbesondere die Klientinnen und Klienten brauchen Kommunikationsformen (Mittel und Techniken), um sich auszudrücken und ihre Bedürfnisse mitzuteilen. Adäquate Kommunikationsformen können zum Inhalt von Bildung – gerade auch für Menschen mit intellektueller Beeinträchtigung – gemacht werden. Bei der Datenanalyse hat sich gezeigt, dass im Wohnheimalltag kaum Interaktion unter den Klientinnen und Klienten vorkommt[26]. Peer-Kommunikation – im Sinne von Kommunikation unter Menschen mit intellektuellen Beeinträchtigungen – findet nicht statt. Es wäre interessant diesem Phänomen in einer zukünftigen Studie

---

26 Im Fall von Herr Badus gibt es einen Streit über das Fernsehprogramm mit einer Mitbewohnerin und eine Situation, in der er mit einer Mitbewohnerin „spielt".

nachzugehen und die Gründe dafür zu eruieren. Obwohl dies kein erhärtetes empirisches Ergebnis ist, könnte diese Thematik in einem Bildungsangebot diskutiert und evtl. bearbeitet werden.

8.3 Kontext: Organisationsentwicklung und gesellschaftliche Veränderungen

Die Ratifizierung der BRK ist mit der Erwartung auf umfassende Veränderung für die soziale Situation von Menschen mit Behinderung in der Schweiz verbunden:

> „Nachdem Menschen mit Behinderungen auch nach der Allgemeinen Erklärung der Menschenrechte lange Zeit ‚unsichtbar' blieben, wurde versucht, diesen Zustand mit der Schaffung der BRK zu beenden. Mit dieser Entwicklung wird auch eine veränderte Wahrnehmung beabsichtigt: Menschen mit Behinderungen sollen nicht länger als Objekte der Fürsorge und des Schutzes verstanden werden, sondern als Subjekte mit Rechten (und Pflichten)." (Wohlgensinger, 2014, p. 143)

Die Interaktionen im Wohnheimalltag finden innerhalb eines gesellschaftlichen und organisationalen Kontextes statt. Die BRK bietet die Möglichkeit die Rahmenbedingungen dahingehend zu optimieren, dass (noch mehr) Aktive Partizipation im Alltag von Menschen mit intellektueller Beeinträchtigung möglich wird. Über innovative Wohnkonzepte (z. B. gemeindeintegriertes oder inklusives Wohnen (Stadt Graz Wohnungswesen, 2010)), Ressourcen (Betreuungsschlüssel, Freiwilligen Arbeit) und Aus- und Weiterbildung des Fachpersonals und der Klientinnen und Klienten kann in Richtung des Ziels, Ermöglichung von Aktiver Partizipation, hingearbeitet werden.

8.4 Fazit: (Fort- und Weiter-)Bildung für alle

Eine Literaturstudie von Oorsouw, Embregts und Bosman (2013, p. 362) zeigt, dass Aus- und Weiterbildung für das Personal im Wohnheim auf breite Anerkennung trifft und auch einen erheblichen Einfluss auf die alltägliche Praxis hat: „The need for training to support staff serving clients with ID and CB is widely acknowledged. Staff intervention studies have indeed contributed to evidence-based programs aimed at establishing the necessary knowledge and intervention skills."

Die Analyse des Videomaterials hat zur Erarbeitung eines Modells geführt. Dieses Modell gibt einen Hinweis darauf, wie Aktivität und Partizipation von Menschen mit intellektueller Beeinträchtigung über kooperative Interaktionsverhältnisse realisiert wird. Es bestätigt sich, dass beide Akteure bzw. Akteurinnen einen Anteil an der Gestaltung des Interaktionsverhältnisses haben.

Insofern sollten (Fort und Weiter-)Bildungskonzepte so formuliert und umgesetzt werden, dass alle an diesem Prozess beteiligten Personen geschult werden. Weiter konnte aufgezeigt werden, welche Faktoren auf welchen Ebenen dieses Interaktionsverhältnis beeinflussen. Bei diesen Faktoren kann angesetzt werden, um möglicherweise gewünschte Änderungen zu erreichen. Aufgrund dieser Erkenntnisse ist es möglich, Klientinnen und Klienten, Betreuungspersonen und Verantwortliche von Institutionen über die Förderungsmöglichkeiten von Aktiver Partizipation im Wohnheimalltag zu informieren. Dazu bedarf es Wissen und Können, also Kompetenzen aller Beteiligten.

Die Kompetenzen der Klientinnen und Klienten können in Bezug auf Aktivität und Partizipation in Kommunikationssituationen erhöht werden, beispielsweise über die Thematisierung von Selbstvertrauen, Selbstwirksamkeit, Kommunikation mit Peers und Empowerment in (Fort-)Bildungskursen. Weiterbildungen von Betreuungspersonen können besonders in den Bereichen Selbstreflexion, Achtsamkeit und Zutrauen ansetzen, um die Kompetenzen hinsichtlich der Ermöglichung bzw. Verhinderung von Aktivität und Partizipation auszubauen. Die Anwendung adäquater und spezifischer Kommunikationsmittel und -techniken (z. B. „Unterstützte Kommunikation") und das Wissen über das Wesen und die Struktur von Kommunikation kann, sowohl bei Betreuungspersonen als auch bei Klientinnen und Klienten, geschult werden. Nicht zuletzt sind auch Bestrebungen zur Veränderung bzw. Optimierung des organisationalen Kontextes im Wohnheim angezeigt. Diese betreffen insbesondere die Vorgesetzten der Betreuungspersonen – also die Leitungspersonen von Institutionen im Behindertenbereich.

Die genannten Aspekte können Elemente eines inklusiven Bildungsangebotes (mit Video-Feedback (Vohle und Reinmann, 2012)) sein, das für Leitungspersonen, für Betreuungspersonen sowie für Klientinnen und Klienten gestaltet wird (siehe Abbildung 9).

Abbildung 9: Idee eines inklusiven Bildungsangebotes

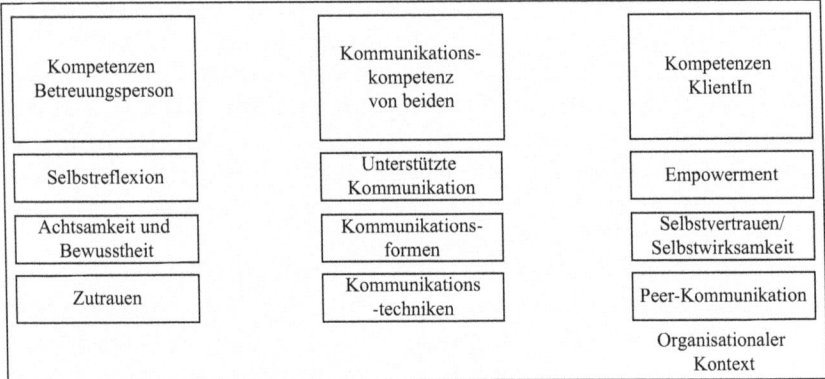

(Fort-)Bildung (im Wohnheimkontext) ist als Konzept so zu formulieren, dass alle Menschen – unabhängig von ihren intellektuellen oder anderen Fähigkeiten – einbezogen werden können, um im Sinne von Klafki (1991, p. 56) die Arbeit an „Schlüsselproblemen unserer Gegenwart" zu ermöglichen. Dazu braucht es eine „entwicklungslogische Didaktik" (Feuser, 1999; Feuser, 2005). Dies ist keine neue Erkenntnis, „sondern die Realisierung dessen, wessen der zu erziehende und zu bildende Mensch bedarf, um unter Menschen in Wahrung und Achtung seiner Würde Mensch sein zu können." (Feuser, 2014, p. 49). Eine konsequente Umsetzung der UN-Behindertenrechtskonvention führt zu einer Bildung für alle mit angemessener Unterstützung:

> „Angemessene Unterstützung berücksichtigt bei *jedem* Menschen jeden Alters, jeder Herkunft, jedem [sic] Geschlechts, jeder Zone der aktuellen und der nächsten Entwicklung die besonderen Lebensbedingungen und Lebensthemen sowie den Erwerb derjenigen Kompetenzen, die das höchste Mass an Verwirklichung der eigenen Entwicklungspotenziale und an Partizipation in allen Gesellschaftsbereichen ermöglichen." (Ehlers, 2014, p. 288)

Neu zu schaffende Bildungsangebote sollen den Rahmen bieten, alltägliche Fertigkeiten gemeinsam – das heisst, am gemeinsamen Gegenstand „Aktive Partizipation im Alltag" – zu erlernen, zu stabilisieren oder weiterzuentwickeln.

Viele Autorinnen und Autoren (Vohle und Reinmann, 2012; Oorsouw, Embregts und Bosman, 2013) richten ihren Fokus bei der Entwicklung und Evaluation von Fort- und Weiterbildungsbildungscurricula lediglich auf die Kompetenzen und Bedürfnisse der Betreuungspersonen. Es sollte – nachdem die Wichtigkeit des Interaktionsverhältnissen, zu dem beide Akteurinnen und Akteure gehören, wie in der vorliegenden Studie gezeigt wurde – ein inklusives Bildungsprogramm gestaltet werden, das sowohl Klientinnen und Klienten als auch Betreuungspersonen als aktive Subjekte einbezieht. Die Teilnehmenden lernen Kompetenzen, um Kommunikationssituationen so zu gestalten, dass Kooperation – und damit Aktive Partizipation – im Wohnheimalltag, so oft wie möglich, realisiert werden kann. Gleichzeitig sollen auch Veränderungen auf organisationaler und gesellschaftlicher Ebene angestrebt werden, die Aktive Partizipation im Wohnheimalltag für Menschen mit intellektueller Beeinträchtigung ermöglichen. So können alle am komplexen Alltagsprozess beteiligten Personen ihren Beitrag zum Gelingen von kooperativen Interaktionsverhältnissen – und damit zur Partizipation als aktive Subjekte von Klientinnen und Klienten im Wohnheim – leisten.

9 Literatur

Adler, Judith u. a. (2011). „Heilpädagogik im Einflussbereich des demographischen Wandels". In: *Schweizerische Zeitschrift für Heilpädagogik* 17.2, S. 33–39.

Anderegg, Béatrice (2000). *SIVUS - eine Methode im Umgang mit Menschen mit geistiger Behinderung?: Chancen und Grenzen: Diplomarbeit*. Brugg: Fachhochschule Aargau.

Antaki, Charles (2001). "'Do you like a drink then do you?' Dissembling language and the construction of an impoverished life". In: *Journal of Language and Social Psychology* 20.1-2, S. 196–213.

— (2012). "Seven interactional benefits of physical tasks for people with intellectual disability". In: *Intellectual and Developmental Disabilities* 50.4, S. 311–321.

— (2013). "Two conversational practices for encouraging adults with intellectual disabilities to reflect on their activities". In: *Journal of Intellectual Disability Research* 57.6, S. 580–588.

Antaki, Charles, W. M. L. Finlay und Chris Walton (2007a). "Conversational shaping: Staff members' solicitation of talk from people with an intellectual impairment". In: *Qualitative Health Research* 17.10, S. 1403–1414.

— (2007b). "The staff are your friends: Intellectually disabled identities in official discourse and interactional practice". In: *British Journal of Social Psychology* 46.1, S. 1–18.

— (2009). "Choices for people with intellectual disabilities: Official discourse and everyday practice". In: *Journal of Policy and Practice in Intellectual Disabilities* 6.4, S. 260–266.

Antaki, Charles und Alexandra Kent (2012). "Telling people what to do (and, sometimes, why): Contingency, entitlement and explanation in staff requests to adults with intellectual impairments". In: *Journal of Pragmatics* 44.6-7, S. 876–889.

Antaki, Charles und Ray Wilkinson (2013). *Conversation Analysis and the Study of Atypical Populations*. Hrsg. von Jack Sidnell und Tanya Stivers. New York. URL: http://www.blackwellreference.com/subscriber/uid=1223/tocnode?id=g9781444332087_chunk_g978144433208726 (besucht am 09.09.2014).

Antaki, Charles, Natasha Young und Mick Finlay (2002). "Shaping clients' answers: departures from neutrality in care-staff interviews with people with a learning disability". In: *Disability & Society* 17.4, S. 435–455.

Antaki, Charles u. a. (2006). "Producing decisions in service-user groups for people with an intellectual disability: two contrasting facilitator styles (preprint)". In: *Mental Retardation* 44, S. 1–56.

Antaki, Charles u. a. (2008). "Offering choices to people with intellectual disabilities: an interactional study". In: *Journal of Intellectual Disability Research* 52, S. 1165–1175.

Arscott, K., D. Dagnan und B. Stenfert Kroese (1999). "Assessing the ability of people with a learning disability to give informed consent to treatment". In: *Psychological Medicine* 29.6, S. 1367–1375.

Arvidsson, Patrik u. a. (2014). "Important aspects of participation and participation restrictions in people with a mild intellectual disability". In: *Disability & Rehabilitation*, S. 1–9.

Bateson, Gregory (1990). *Ökologie des Geistes*. 3. Aufl. Frankfurt am Main: Suhrkamp.

Beck, Iris (2000). *Befragung von Bewohnern einer Wohneinrichtung für Behinderte Menschen: Methodische Probleme von Interviews und Interpretationsfragen.* Hamburg: Universität Hamburg.

— (2001). „Wohnen". In: *Handlexikon der Behindertenpädagogik*. Hrsg. von Georg Antor und Ulrich Bleidick. Stuttgart: Kohlhammer, S. 347–350.

— (2006). „Lebensqualität". In: *Handlexikon der Behindertenpädagogik*. Hrsg. von Georg Antor und Ulrich Bleidick. Stuttgart: Kohlhammer, S. 337–340.

Beeke, Suzanne u. a. (2014). "Enabling Better Conversations Between a Man With Aphasia and His Conversation Partner: Incorporating Writing Into Turn Taking". In: *Research on Language and Social Interaction* 47.3, S. 292–305.

Berghaus, Margot (2011). *Luhmann leicht gemacht: Eine Einführung in die Systemtheorie*. 3. Aufl. Köln: UTB.

Bergmann, Jörg (1981). „Ethnomethodologische Konversationsanalyse". In: *Dialogforschung*. Hrsg. von Peter Schröder und Hugo Steger. Düsseldorf: Schwann, S. 9–51.

Berns, Eva (2002). *Selbstbestimmung als wesentliches Kriterium für Qualität in der Behindertenarbeit: Dissertation*. Bremen: Universität Bremen.

Bleidick, Ulrich (1999). *Behinderung als pädagogische Aufgabe*. Stuttgart: Kohlhammer.

Bradshaw, Jill (2001). "Complexity of staff communication and reported level of understanding skills in adults with intellectual disability". In: *Journal of Intellectual Disability Research* 45.3, S. 233–243.

Bradshaw, Jill und Juliet Goldbart (2013). "Staff Views on the Importance of Relationships with Knowledge Development". In: *Journal of Applied Research in Intellectual Disabilities*, S. 2–15.

Braun, Ursula (2000). „Richtig - und doch falsch?!": Spannungsfeld zwischen der Selbstbestimmung von geistig behinderten Menschen und der Professionalität in der Sozialen Arbeit: Diplomarbeit. Zürich: Schule für Soziale Arbeit.

— (2013). „Was ist unterstützte Kommunikation?" In: *Handbuch der Unterstützten Kommunikation*. Hrsg. von von Loeper Literaturverlag und isaac Gesellschaft für Unterstützte Kommunikation e.V. Karlsruhe: von Loeper, S. 01.003.001–01.005.001.

Breidenstein, Georg und Tanja Tyagunova (2012). „Ethnomethodologie und Konversationsanalyse". In: *Handbuch Bildungs- und Erziehungssoziologie*. Hrsg. von Ullrich Bauer, U. Bittlingmayer und A. Scherr. Bildung und Gesellschaft. Wiesbaden: Springer VS, S. 387–403.

Buber, Martin (2006). *Das dialogische Prinzip*. 10. Aufl. Gütersloh: Gütersloher.

Buchner, Tobias, Oliver Koenig und Saskia Schuppener (2011). „Gemeinsames Forschen mit Menschen mit intellektueller Behinderung: Geschichte, Status quo und Möglichkeiten im Kontext der UN-Behindertenrechtskonvention". In: *Teilhabe* 50.1, S. 4–10.

Chan, Jenny Sau-lai und Matthew Kwai-sang Yau (2002). "A Study on the Nature of Interactions between Direct-Care Staff and Persons with Developmental Disabilities in Institutional Care". In: *British Journal of Developmental Disabilities* 48, S. 39–51.

Cloerkes, Günther (2000). „Die Stigma-Identitäs-These". In: *Gemeinsam leben* 3.0, S. 104–111.

— (2007). *Soziologie der Behinderten: Eine Einführung*. 3. Aufl. Edition S. Heidelberg: Winter.

Cullen, Chris u. a. (1983). "A preliminary report on the nature of interactions in a mental-handicap institution." In: *Behaviour Research and Therapy* 21, S. 579–583.

Dederich, Markus (2009). „Behinderung als sozial- und kulturwissenschaftliche Kategorie". In: *Behinderung und Anerkennung*. Hrsg. von Markus Dederich und Wolfgang Jantzen. Stuttgart: W. Kohlhammer, S. 15–39.

Deppermann, Arnulf (2008). *Gespräche analysieren: Eine Einführung*. 4. Aufl. Bd. 3/4. Qualitative Sozialforschung. Wiesbaden: VS Verlag für Sozialwissenschaften.

— (2010). „Konversationsanalyse und diskursive Psychologie". In: *Handbuch Qualitative Forschung in der Psychologie*. Hrsg. von Günther Mey und Katja Mruck. Wiesbaden: VS Verlag für Sozialwissenschaften, S. 643–661.

Deutsches Institut für Medizinische Dokumentation und Information, (DIMDI) (2005). *Internationale Klassifikation der Funktionsfähigkeit, Behinderung und Gesundheit*. URL: https://www.dimdi.de/dynamic/de/klassi/downloadcenter/icf/endfassung/ (besucht am 18.11.2014).

Doe, T. und J. Whyte. *Participatory Action Research*. Paper presented at the National Institute on Disability Research Conference "Forging Collaborative Partnerships in the Study of Disability" in Washington D.C.

Drechsler, Christiane (2004). *Zur Lebensqualität Erwachsener mit geistiger Behinderung in verschiedenen Wohnformen: untersucht am Beispiel der Fachklinik Schleswig-Stadtfeld, des Wohngruppenprojektes der Fachklinik Schleswig-Stadtfeld und der Werkgemeinschaft Bahrenhof e.V.* Luzern: Edition SZH/CSPS.

Dupuis, Gregor (2012). „Unterstützte Kommunikation". In: *Sprache und Kommunikation*. Hrsg. von Otto Braun und Ulrike Lüdtke. Stuttgart: Kohlhammer, S. 556–563.

Dworschak, Wolfgang (2004). *Lebensqualität von Menschen mit geistiger Behinderung: theoretische Analyse, empirische Erfassung und grundlegende Aspekte qualitativer Netzwerkanalyse*. Bad Heilbrunn/Obb: Klinkhardt.

Ehlers, Angela (2014). „Menschen – lebenslang auf Unterstützung anderer angewiesen – im Kontext einer Bildung für alle Menschen". In: *Bildung für alle. Beiträge zu einem gesellschaftlichen Schlüsselproblem*. Hrsg. von Willehald Lanwer. Giessen: Psychosozial-Verlag, S. 285–292.

Eidgenössisches Büro für die Gleichstellung von Menschen mit Behinderungen (EBGB) (2014). *Schwerpunktthema Partizipation*. URL: http://www.edi.admin.ch/ebgb/01842/01846/05711/index.html?lang=de (besucht am 01.01.2015).

Erhardt, Klaudia und Katrin Grüber (2011). *Teilhabe von Menschen mit geistiger Behinderung am Leben in der Kommune. Ergebnisse eines Forschungsprojekts.* Freiburg im Breisgau: Lambertus.

Felce, David und Jonathan Perry (1995). "Quality of Life: Its Definition and Measurement". In: *Research in Developmental Disabilities* 1.16, S. 51–74.

Felce, David und Alan Repp (1992). "The behavioral and social ecology of community houses". In: *Research in Developmental Disabilities* 13.1, S. 27–42.

Felce, David u. a. (1991). "The relationship of staff:client ratios, interactions, and residential placement". In: *Research in Developmental Disabilities* 12.3, S. 315–331.

Feuser, Georg (1996). *Geistigbehinderte gibt es nicht! Zum Verhältnis von Menschenbild und Integration*. URL: http://bidok.uibk.ac.at/library/feuser-geistigbehinderte.html#id3154493 (besucht am 11.04.2013).

— (1999). *Integration - eine Frage der Didaktik einer Allgemeinen Pädagogik: Vortrag vom 8.5.1998 beim Sonderpädagogischen Kongress 1998 des Fachverbandes für Behindertenpädagogik (vds) anläßlich seines 100-jährigen Bestehens vom 7. bis 9.5.1998 in Hannover*. URL: http://bidok.uibk.ac.at/library/beh1-99-frage.html (besucht am 01.01.2015).

— (2001). „Ich bin, also denke ich! Allgemeine und fallbezogene Hinweise zur Arbeit im Konzept der SDKHT". In: *Behindertenpädagogik* 40.3, S. 268–350.

Feuser, Georg (2005). *Behinderte Kinder und Jugendliche zwischen Integration und Aussonderung.* 2. unverä. Aufl. Darmstadt: Wissenschaftliche Buchgesellschaft.

— (2006). *Advokatorische Assistenz für Menschen mit Autismus-Syndrom und/ oder geistiger Behinderung.* Vortrag im Rahmen der Impulsveranstaltung „Integration und Selbstbestimmung" der Autismushilfe Fachstelle Ostschweiz.

— (2011a). „Advokatorische Assistenz". In: *„Ich fühle mich wie ein Vogel, der aus seinem Nest fliegt".* Hrsg. von Tobias Erzmann und Georg Feuser. Bd. 6. Behindertenpädagogik und Integration. Frankfurt am Main: Lang, S. 203–218.

— (2011b). *Teilhabeforschung aus Sicht von Forschung und Lehre: (k)ein neuer Euphemismus? (!)* URL: http://www.georg-feuser.com/conpresso/_data/ Feuser_-_Teilhabeforschung_aus_Sicht_von_Forschung_und_Lehre.pdf (besucht am 10.08.2014).

— (2011c). *Teilhabeforschung aus Sicht von Forschung und Lehre: (k)ein neuer Euphemismus ? (!) (Folien).* URL: http://www.georg-feuser.com/conpresso/_ data/Feuser_-_Teilhabeforschung_Folien.pdf (besucht am 07.02.2015).

— (2014). „Bildung und Förderung im Kontext von Integration und Inklusion. Ein Essay". In: *Bildung für alle. Beiträge zu einem gesellschaftlichen Schlüsselproblem.* Hrsg. von Willehald Lanwer. Giessen: Psychosozial-Verlag, S. 13–55.

Finlay, W. M. L. und Charles Antaki (2012). "How staff pursue questions to adults with intellectual disabilities". In: *Journal of Intellectual Disability Research* 56.4, S. 361–370.

Finlay, W. M. L. u. a. (2008). "The dilemma for staff in 'playing a game' with a person with profound intellectual disabilities: empowerment, inclusion and competence in interactional practice". In: *Sociology of Health & Illness* 30.4, S. 531–549.

Fischer, Christine (2013). „Kommunikation mit Konzept – UK im Wohnbereich mit Erwachsenen mit mehrfacher Behinderung". In: *Handbuch der Unterstützten Kommunikation.* Hrsg. von von Loeper Literaturverlag und isaac Gesellschaft für Unterstützte Kommunikation e.V. Karlsruhe: von Loeper, S. 10.028.001–10.031.001.

Flick, Uwe (2002). *Qualitative Sozialforschung: Eine Einführung.* 6. Aufl. Rowohlts Enzyklopädie. Reinbek bei Hamburg: Rowohlt-Taschenbuch-Verlag.

— (2014). *Relevanz qualitativer Sozialforschung.* Vortrag am Berliner Methodentreffen.

Flieger, P. (2003). „Partizipative Forschungsmethoden und ihre konkrete Umsetzung". In: *Disability Studies in Deutschland - Behinderung neu Denken.* Hrsg. von G. Hermes und S. Köbsell. Kassel: bifos, S. 200–204.

Fornefeld, Barbara (2001). „Ethisch-Anthropologische Grundannahmen". In: *Zielperspektive Lebensqualität: eine Studie zur Lebenssituation von Menschen mit schwerer geistiger Behinderung im Heim.* Hrsg. von Monika Seifert, Barbara Fornefeld und Pamela Koenig. Bielefeld: Bethel-Verlag, S. 34–83.

Fuchs, Peter (1997). *Das seltsame Problem der Weltgesellschaft: Eine Neubrandenburger Vorlesung.* Opladen: Westdeutscher Verlag.

— (2000). *Behinderung und Soziale Systeme - Anmerkungen zu einem schier unlösbaren Problem.* URL: http://www.fen.ch/texte/gast_fuchs_behinderung.htm (besucht am 21.08.2012).

Gameren-Oosterom, H. B. van u. a. (2013). "Practical and social skills of 16–19-year-olds with Down syndrome: Independence still far away". In: *Research in Developmental Disabilities* 34.12, S. 4599–4607.

Garfinkel, Harold (2002). *Studies in Ethnomethodology.* Reprint. Cambridge: Polity Press.

Glaser, Barney G. und Anselm J. Strauss (2008). *Grounded Theory: Strategien qualitativer Forschung.* Bern: Huber.

Goble, Colin (1999). ""Like the secret service isn't it". People with learning difficulties, perceptions of staff and services: mystification and disempowerment". In: *Disability & Society* 14.4, S. 449–461.

Goffman, Erving (1967). *Stigma. Über Techniken der Bewältigung beschädigter Identitäten.* Frankfurt am Main: Suhrkamp.

— (2003). *Wir alle spielen Theater. Die Selbstdarstellung im Alltag.* München & Zürich: Piper.

Goffman, Erving (2007). *Asyle. Über die soziale Situation psychiatrischer Patienten und anderer Insassen.* Frankfurt am Main: edition suhrkamp SV.

Göhring-Lange, Gabriele (2010). *Selbstbestimmte Teilhabe: von der Theorie zur Umsetzung in der Praxis.* Ettenheim: neue caritas + Lambertus.

Golden, Jeannie und Matthew Reese (1996). "Focus on communication: Improving interaction between staff and residents who have severe or profound mental retardation". In: *Research in Developmental Disabilities* 17.5, S. 363–382.

Gomez, Sharon C. (2013). "The Vision for Inclusion". In: *Inclusion* 1.1, S. 1–4.

Goodley, Dan (2000). *Self-advocacy in the lives of people with learning difficulties: The politics of resilience.* Disability, Human Rights and Society. Buckingham: Open University Press.

Goodwin, Charles (1995). "Co-Constructing Meaning in Conversations with an Aphasic Man". In: *Research on Language and Social Interaction* 28.3, S. 233–260.

— (2007). "Participation, stance and affect in the organization of activities". In: *Discourse & Society* 18.1, S. 53–73.

Graf-Frank, Elisabeth (2013). „Unterstützte Kommunikation im Alltag lernen". In: *Handbuch der Unterstützten Kommunikation.* Hrsg. von von Loeper

Literaturverlag und isaac Gesellschaft für Unterstützte Kommunikation e.V. Karlsruhe: von Loeper, S. 10.003.001 –10.005.001.

Gruppe Mitsprache Zürich (2014). *Wer wir sind*. URL: http://www.gruppemitsprache.ch/portrait/ (besucht am 10.11.2014).

Habermas, Jürgen (1997). *Theorie des kommunikativen Handelns*. Suhrkamp.

Haeberlin, Urs (1996). „Selbständigkeit und Selbstbestimmung für alle - pädagogische Vision und gesellschaftliche Realität". In: *Zeitschrift für Heilpädagogik* 12, S. 186–192.

Hähner, Ulrich und Georg Theunissen, Hrsg. (1998). *Vom Betreuer zum Begleiter: Eine Neuorientierung unter dem Paradigma der Selbstbestimmung*. 3. Aufl. Marburg: Lebenshilfe-Verlag.

Hausendorf, Heiko (2001). „Gesprächsanalyse im deutschsprachigen Raum". In: *Text- und Gesprächslinguistik*. Hrsg. von K. Brinker u. a. Berlin: De Gruyter, S. 971–979.

Hausendorf, Heiko (2004). *Gespräch als System: Linguistische Aspekte einer Soziologie der Interaktion*. Radolfzell: Verlag für Gesprächsforschung.

— (2007). „Gesprächs-/ Konversationsanalyse". In: *Handbuch interkulturelle Kommunikation und Kompetenz*. Hrsg. von J. Straub, A. Weidemann und D. Weidemann. Stuttgart: Metzler, S. 403–415.

— (2011). *gi: Theoretische Grundlagen: Handout des Online-Kurses Gesprächsanalyse interaktiv*. Zürich.

Hawkins, R., M. Redley und A. J. Holland (2011). "Duty of care and autonomy: how support workers managed the tension between protecting service users from risk and promoting their independence in a specialist group home". In: *Journal of Intellectual Disability Research* 55.9, S. 873–884.

Hedderich, Ingeborg, Barbara Egloff und Raphael Zahnd (Hrsg.) (2014). *Biografie - Partizipation - Behinderung: Theoretische Grundlagen und eine Partizipative Forschungsstudie*. Bad Heilbrunn: Klinkhardt.

Heller, Tamar, A. B. Miller und A. Factor (1999). "Autonomy in Residential Facilities and Community Functioning of Adults With Mental Retardation". In: *Mental Retardation* 37.6, S. 449–457.

Heller, Tamar u. a. (1996). "Impact of person-centred later life planning training programm for older adults with mental retardation". In: *Journal of Rehabilitation* 62.1, S. 77–83.

Heritage, John (1997). "Conversation analysis and institutional talk". In: *Qualitative research: Theory, Method, and Practice*. Hrsg. von David Silverman. London: Sage, S. 161–182.

— (2010). "Conversation Analysis: Practices and Methods". In: *Qualitative Sociology*. Hrsg. von David Silverman. London: Sage, S. 208–230.

Herriger, Norbert (1997). *Empowerment in der sozialen Arbeit. Eine Einführung*. Stuttgart: Kohlhammer.

Herzog, Benno (2013). „Ausschluss im (?) Diskurs: Diskursive Exklusion und die neuere soziologische Diskursforschung". In: *Forum: Qualitative Sozialforschung* 14.2, S. 1–20. (Besucht am 25.10.2013).

Herzog, Walter (2006). *Zeitgemässe Erziehung: Die Konstruktion pädagogischer Wirklichkeit*. Weilerswist: Velbrück Wissenschaft.

Hile, Mathew G. und Bonnie B. Walbran (1991). "Observing staff-resident interactions: What staff do, what residents receive". In: *Mental Retardation* 29, S. 35–41.

Hirschberg, Marianne (2012). „Die Erfassung gesellschaftlicher Barrieren und Unterstützungsfaktoren: Vorschläge zur Weiterentwicklung der ICF". In: *Teilhabe* 51.1, S. 20–24.

Hollenweger, Judith (2011). *ICF-CY: Internationale Klassifikation der Funktionsfähigkeit, Behinderung und Gesundheit bei Kindern und Jugendlichen*. Bern: Huber.

Hostyn, Ine u. a. (2011). "Evaluating the Quality of the Interaction Between Persons with Profound Intellectual and Multiple Disabilities and Direct Support Staff: A Preliminary Application of Three Observation Scales from Parent-Infant Research". In: *Journal of Applied Research in Intellectual Disabilities* 24.5, S. 407–420.

Hugman, Richard (1991). *Power in Caring Professions*. Hampshire: Macmillan.

Inclusion Europe (2014). *European standards for making information easy to read and understand*. URL: http://www.inclusion-europe.org/etr/en/european-easy-to-read-standards (besucht am 29.12.2014).

INSOS Schweiz (2014). *UNO-Behindertenrechtskonvention*. URL: http://www.insos.ch/themen/uno-behindertenkonvention/ (besucht am 03.08.2014).

Institut für deutsche Sprache (2014). *FOLKER*. URL: http://agd.idsmannheim.de/folker.shtml (besucht am 10.09.2014).

Jantzen, Wolfgang (1999). „Geistige Behinderung ist ein sozialer Tatbestand. Bemerkungen zu der Frage, an welchen anthropologischen Massstäben sich die Eingliederung geistig behinderter Menschen zu orientieren hätte". In: *Qualitätssicherung und Deinstitutionailisierung. Niemand darf wegen seiner Behinderung benachteiligt werden*. Hrsg. von W. Jantzen, W. Lanwer-Koppelin und K. Schulz. Marhold, S. 197–215.

— (2007). *Allgemeine Behindertenpädagogik*. Berlin: Lehmanns Media.

Jingree, Treena, W. M. L. Finlay und Charles Antaki (2006). "Empowering words, disempowering actions: an analysis of interactions between staff members and people with learning disabilities in residents' meetings". In: *Journal of Intellectual Disability Research* 50, S. 212–226.

Kamstra, Aafke u. a. (2014). "Informal Social Networks of People with Profound Intellectual and Multiple Disabilities: Relationship with Age, Communicative Abilities and Current Living Arrangements". In: *Journal of Applied Research in Intellectual Disabilities*, S. 1–6.

Katzenbach, Dieter (2004). „Anerkennung, Missachtung und geistige Behinderung: Sozialphilosophische Perspektiven auf den so genannten Paradigmenwechsel in der Behindertenpädagogik". In: *Behinderung zwischen Autonomie und Angewiesensein*. Hrsg. von Bernd Ahrbeck und Bernhard Rauh, S. 127–144.

Kieserling, André (1999). *Kommunikation unter Anwesenden Studien über Interaktionssysteme*. Frankfurt am Main: Suhrkamp.

Klafki, Wolfgang (1991). *Neue Studien zu Bildungstheorie und Didaktik*. Weinheim, Basel: Beltz.

Kohlen, Helen und Christel Kumbruck (2008). *Care-(Ethik) und das Ethos fürsorglicher Praxis: Literaturstudie*. URL: http://www.artec.unibremen.de/files/papers/paper_151.pdf (besucht am 29.01.2013).

Koole, Tom und Pim Mak (2014). "Using Conversation Analysis to Improve an Augmented Communication Tool". In: *Research on Language and Social Interaction* 47.3, S. 280–291.

Krapf, Charlotte und Sandra Betschart (2000). *Ich bin, du bist, wir sind: Wege zur Selbstbestimmung bei erwachsenen Menschen mit einer geistigen Behinderung: Diplomarbeit*. Brugg: Fachhochschule Aargau.

Krauss, Bernhard (2014). *Der Weg zur Inklusion ist noch weit*. URL: http://www.edi.admin.ch/ebgb/05695/05818/index.html?lang=de (besucht am 10.11.2014).

Krohn, Wolfgang und Holk Cruse (2005). „Das Prinzip der Autopoiesis". In: *Schlüsselwerke der Systemtheorie*. Hrsg. von Dirk Baecker. Wiesbaden: Springer VS, S. 281–290.

Lachapelle, Y. u. a. (2005). "The relationship between quality of life and self-determination: An international study". In: *Journal of Intellectual Disability Research* 49, S. 740–744.

Lamnek, Siegfried (2005). *Qualitative Sozialforschung: Lehrbuch*. 4. Aufl. Weinheim: Beltz.

Leontjew, Alexei Nikolajewitsch (1982). *Tätigkeit, Bewusstsein, Persönlichkeit*. Köln: Pahl-Rugenstein.

Lindmeier, Bettina und Christian Lindmeier (2012). *Pädagogik bei Behinderung und Benachteiligung. Heil- und Sonderpädagogik*. Stuttgart: Kohlhammer.

Lindmeier, Christian (1993). *Behinderung, Phänomen oder Faktum? Zugl.: Diss. Univ. Würzburg. Beiträge zur Heilpädagogik*. Bad Heilbrunn: Klinkhardt.

Luhmann, Niklas (1987). *Soziale Systeme: Grundriss einer allgemeinen Theorie*. 1. Aufl. Frankfurt am Main: Suhrkamp.

— (1990). *Die Wissenschaft der Gesellschaft*. Frankfurt am Main: Suhrkamp.
— (1998). *Die Gesellschaft der Gesellschaft*. Frankfurt am Main: Suhrkamp.
— (2000). *Organisation und Entscheidung*. Opladen: Westdeutscher Verlag.
— (2004). *Einführung in die Systemtheorie*. Hrsg. von Dirk Baecker. Heidelberg: Carl Auer.
— (2005). *Soziologische Aufklärung*. [Sondered.] Wiesbaden: VS Verlag für Sozialwissenschaften.
— (2010). *Das Erziehungssystem der Gesellschaft*. Frankfurt am Main: Suhrkamp.

Mannheim, Karl (1980). *Strukturen des Denkens*. Frankfurt am Main: Suhrkamp.

Marthaler, Nina (2001). *Selbstbestimmung von Menschen mit einer geistigen Behinderung: Diplomarbeit*. Zürich: Fachhochschule Zürich.

Maturana, Humberto (1982). *Erkennen: Die Organisation und Verkörperung von Wirklichkeit*. Braunschweig: Vieweg.
— (2008). *Der Baum der Erkenntnis: Die biologischen Wurzeln menschlichen Erkennens*. Frankfurt am Main: S. Fischer.

McConkey, R., I. Morris und M. Purcell (1999). „Communications between staff and adults with intellectual disabilities in naturally occurring settings". In: *Journal of Intellectual Disability Research* 43.3, S. 194–205.

Meier, Simon (2008). *Selbstbestimmung in der Interaktion zwischen betreuenden und betreuten Personen im Wohnheim für Menschen mit Behinderung: Lizentiatsarbeit*. Zürich.

Meier, Simon (2013). „Selbstbestimmung von Menschen mit geistiger Behinderung im Wohnheim". In: *Schweizerische Zeitschrift für Heilpädagogik* 19.7-8, S. 42–48.

Mithaug, Dennis E. (1993). *Self-regulation theory: How optimal adjustment maximizes gain*. Westport, CT und US: Praeger Publishers/Greenwood Publishing Group.
— (1996). "The optimal prospects principle: A theoretical basis for rethinking instructional practices for self-determination". In: *Self-determination across the life span*. Hrsg. von Deanna J. Sands und Michael L. Wehmeyer. Baltimore: P.H. Brookes Pub, S. 147–165.

Mohr, Kathrin (2008). *Beziehungsprozesse zwischen Erwachsenen mit schwerer geistiger Behinderung und ihre Begleitpersonen: Theoretische und empirische Analysen: Dissertation*. Freiburg (Schweiz): Universität Freiburg. URL: http://ethesis.unifr.ch/theses/MohrK.pdf?file=MohrK.pdf (besucht am 03.08.2014).

Mohr, Lars (2004). *Ziele und Formen heilpädagogischer Arbeit eine Studie zu "Empowerment" als Konzeptbegriff in der Geistigbehindertenpädagogik*. Luzern: Edition SZH/CSPS.

— (2011). *Schwerste Behinderung und theologische Anthropologie*. Oberhausen: Athena.

Nohl, A.-M. (2012). *Interview und dokumentarische Methode: Anleitungen für die Forschungspraxis*. Wiesbaden: VS Verlag für Sozialwissenschaften.

Nordenfelt, Lennart (2003). "Action theory, disability and ICF". In: *Disability & Rehabilitation* 25.18, S. 1075–1079.

Nussbaum, Martha Craven (2010). *Die Grenzen der Gerechtigkeit: Behinderung, Nationalität und Spezieszugehörigkeit*. Berlin: Suhrkamp.

Oelkers, Jürgen und Heinz-Elmar Tenorth (1992). *Pädagogik, Erziehungswissenschaft und Systemtheorie*. Weinheim: Beltz.

Oorsouw, Wietske M. W. J. van, Petri J. C. M. Embregts und Anna M. T. Bosman (2013). "Evaluating staff training: Taking account of interactions between staff and clients with intellectual disability and challenging behaviour". In: *Journal of Intellectual and Developmental Disability* 38.4, S. 356–364.

Osbahr, Stefan (2000). *Selbstbestimmtes Leben von Menschen mit einer geistigen Behinderung: Beitrag zu einer systemtheoretisch-konstruktivistischen Sonderpädagogik*. Luzern: Edition SZH/CSPS.

Parpan-Blaser, Anne u. a. (2014). *Etwas machen Geld verdienen Leute sehen: Arbeitsbiografien von Menschen mit Beeinträchtigungen*. Luzern: Edition SZH/CSPS.

Pilnick, Alison u. a. (2010). "Questioning the answer: questioning style, choice and self-determination in interactions with young people with intellectual disabilities". In: *Sociology of Health & Illness* 32.3, S. 415–436.

Qian, X. u. a. (2014). "The impact of individual and organisational factors on engagement of individuals with intellectual disability living in community group homes: a multilevel model". In: *Journal of Intellectual Disability Research*, S. 1–13.

Rapley, Mark und Charles Antaki (1996). "A conversation analysis of the 'acquiescence' of people with learning disabilities". In: *Journal of Community & Applied Social Psychology* 6.3, S. 207–227.

Repp, Alan C., Lyle Barton und Andrew Brulle (1987). "An applied behavior analysis perspective on naturalistic observation and adjustment to new settings". In: *Living environments and mental retardation*. Hrsg. von Sharon Landesman, Peter M. Vietze und Michael J. Begab. Washington D.C.: American Association of Mental Retardation, S. 151–172.

Reuzel, Ellen u. a. (2013). "Interactional patterns between staff and clients with borderline to mild intellectual disabilities". In: *Journal of Intellectual Disability Research* 57.1, S. 53–66.

Robinson, Jeffrey D. und John Heritage (2014). "Intervening with Conversation Analysis: The Case of Medicine". In: *Research on Language and Social Interaction* 47.3, S. 201–218.

Rock, Kerstin (2001). *Sonderpädagogische Professionalität unter der Leitidee der Selbstbestimmung: Diss. Fernuniv. Hagen, 2000*. Forschung. Bad Heilbrunn/Obb: Klinkhardt.

Rohr, Regula (2002). *Selbstbestimmt - Leben: Möglichkeiten der Sozialpädagogik in der Alltagsbegleitung von Menschen mit geistiger Behinderung im Prozess der Selbstbestimmung: Diplomarbeit*. Brugg: Fachhochschule Aargau.

Rosa, Arena Sandra (2003). *Selbstvertretung, Mitwirkung und Mitbestimmung von Menschen mit leichter geistiger Behinderung im Wohnheim: Diplomarbeit*. Zürich: Fachhochschule Zürich.

Roth, Gerhard (1997). *Das Gehirn und seine Wirklichkeit: Kognitive Neurobiologie und ihre philosophischen Konsequenzen*. Frankfurt am Main: Suhrkamp.

Rotthaus, Wilhelm (2010). *Wozu erziehen? Entwurf einer systemischen Erziehung*. Heidelberg: Carl Auer.

Ruch, Fredy (2000). *Geistige Behinderung und Selbstbestimmung: zur Entwicklung einer sozialpädagogischen Haltung und Kultur der Begleitung: Diplomarbeit*. Brugg: Fachhochschule Aargau.

Ruesch, Jürgen und Gregory Bateson (1995). *Kommunikation: Die soziale Matrix der Psychiatrie*. Heidelberg: Carl-Auer-Systeme.

Sack, Rudi (2005). „"Was Hänschen nicht lernt, lernt Hans nimmermehr?": Selbstbestimmung geht in die Schule". In: *Kompetent begleiten: Selbstbestimmung ermöglichen, Ausgrenzungen verhindern!* Hrsg. von Ulrich Hähner u. a. Marburg: Lebenshilfe-Verlag.

Salvador-Carulla, Luis u. a. (2011). "Intellectual developmental disorders: towards a new name, definition and framework for "mental retardation/intellectual disability" in ICD-11". In: *World Psychiatry* 10.3, S. 175–180.

Schalock, Robert L. (1997). *Quality of life*. Washington D.C.: American Association on Mental Retardation.

Schalock, Robert L. und Miguel Angel Verdugo (2002). *Handbook on quality of life for human service practitioners*. Washington D.C.: American Association on Mental Retardation.

Schalock, Robert L. u. a. (2007). "The renaming of mental retardation: Understanding the change to the term intellectual disability". In: *Intellectual and Developmental Disabilities* 45, S. 116–124.

Scheef, Sabine Yvonne (2009). *Systemtheorie und Pädagogik. Zur Relevanz von Edukation und Bildung*. Münster: Waxmann.

Schellenberg, Claudia und Kurt Häfeli (2013). *Berufswahlvorbereitung an der Schule bei Jugendlichen mit einer Beeinträchtigung oder Behinderung*. Luzern: Edition SZH/CSPS.

Schweizerische Eidgenossenschaft, EDI (2002). *Bundesgesetz über die Beseitigung von Benachteiligungen von Menschen mit Behinderungen (BehiG)*. URL: http://www.admin.ch/opc/de/classified-compilation/20002658/index.html (besucht am 10.08.2014).

— (2009). *Behinderung hat viele Gesichter. Definitionen und Statistiken zum Thema Menschen mit Behinderungen*. URL: http://www.bfs.admin.ch/bfs/portal/de/index/themen/20/22/publ.Document.127563.pdf (besucht am 03.08.2014).

Schweizerische Eidgenossenschaft, EDI (2014). *Übereinkommen über die Rechte von Menschen mit Behinderungen*. URL: http://www.admin.ch/opc/de/classified-compilation/20122488/index.html (besucht am 18.11.2014).

Seifert, Monika (2000). „Wohnen – so normal wie möglich". In: *Lebensräume – Lebensperspektiven. Ausgewählte Beiträge zur Situation Erwachsener mit geistiger Behinderung*. Hrsg. von H. Jakobs, A. König und Georg Theunissen. Butzbach-Riedel.

— (2006). *Lebensqualität von Menschen mit schweren Behinderungen: Forschungsmethodischer Zugang und Forschungsergebnisse*. URL: http://www.inklusion-online.net/index.php?menuid=20&reporeid=21 (besucht am 01.01.2015).

— (2010). *Kundenstudie Bedarf an Dienstleistungen zur Unterstützung des Wohnens von Menschen mit Behinderung: Abschlussbericht*. Berlin: Rhombos-Verl.

Seifert, Monika, Barbara Fornefeld und Pamela Koenig, Hrsg. (2001). *Zielperspektive Lebensqualität: eine Studie zur Lebenssituation von Menschen mit schwerer geistiger Behinderung im Heim*. Bielefeld: Bethel-Verlag.

Seligman, Martin E. P. (1983). *Erlernte Hilflosigkeit*. München, Wien, Baltimore: Urban und Schwarzenberg.

Selting, Margret u. a. (2009). „Gesprächsanalytisches Transkriptionssystem 2 (GAT 2)". In: *Gesprächsforschung - Online-Zeitschrift zur verbalen Interaktion* 10, S. 353–402. URL: http://www.gespraechsforschungozs.de/heft2009/px-gat2.pdf (besucht am 03.08.2014).

Shogren, Karrie A., Ruth Luckasson und Robert L. Schalock (2014). "The Definition of "Context" and Its Application in the Field of Intellectual Disability". In: *Journal of Policy and Practice in Intellectual Disabilities* 11.2, S. 109–116.

Shogren, Karrie A. u. a. (2007). "Examining Individual and Ecological Predictors of the Self-Determination of Students with Disabilities". In: *Exceptional Children* 73.4, S. 488–509.

— (2008). "Understanding the construct of self-determination: Examining the relationship between the Arc's Self-determination Scale and the American

Institutes for Research Self-Determination Scale". In: *Assessment for Effective Intervention* 33.2, S. 94–107.

Simon, Fritz B. (1988). *Unterschiede, die Unterschiede machen: Klinische Epistemologie: Grundlagen einer systemischen Psychiatrie und Psychosomatik*. Berlin [u. a.]: Springer.

— (2009). *Einführung in Systemtheorie und Konstruktivismus*. Carl-Auer Compact. Heidelberg: Carl Auer.

Sonnenberg, Kerstin (2007). *Wohnen und geistige Behinderung: Zufriedenheit und Selbstbestimmung in Wohneinrichtungen*. Hamburg: Diplomica Verlag.

Speck, Otto (2008). *System Heilpädagogik: eine ökologisch reflexive Grund-legung*. München, Basel: Reinhardt.

— (2012). *Menschen mit geistiger Behinderung: ein Lehrbuch zur Erziehung und Bildung*. München: Reinhardt.

Spitz, René Arpad (1972). *Vom Säugling zum Kleinkind: Naturgeschichte der Mutter-Kind- Beziehungen im ersten Lebensjahr*. Stuttgart: Klett Verlag.

— (1976a). *Nein und Ja: Die Ursprünge der menschlichen Kommunikation*. Stuttgart: Klett Verlag.

— (1976b). *Vom Dialog: Studien über den Ursprung der menschlichen Kommunikationund ihrer Rolle in der Persönlichkeitsbildung*. Stuttgart: Klett Verlag.

Stadt Graz Wohnungswesen (2010). *Wohnen für Menschen mit besonderen Bedürfnissen*. URL: http://www.graz.at/cms/dokumente/10126887_2611441/71ea 801d/Info%2011%20-%20Wohnen_fr_Menschen_mit_speziellen_Bedrfnissen %20-205.pdf (besucht am 02.01.2015).

Staub-Bernasconi, Silvia (2007). *Soziale Arbeit als Handlungswissenschaft. Systemtheoretische Grundlagen und professionelle Praxis - Ein Lehrbuch*. Bern, Stuttgart, Wien: Haupt Verlag.

Stoll-Zurbuchen, Katharina (2000). *Autonomieförderung bei erwachsenen Menschen mit einer leichten geistigen Behinderung: Diplomarbeit*. Zürich: Hochschule für Soziale Arbeit.

Surber Simmen, Astrid (2004). *Wir mischen mit!: ein Leitfaden zur Planung und Umsetzung von Selbstbestimmungsmöglichkeiten im Wohngruppenalltag bei Jugendlichen mit einer geistigen Behinderung: Diplomarbeit*. Zürich: Hochschule für Soziale Arbeit.

Theunissen, Georg (1999). *Wohnen und Leben nach der Enthospitalisierung: Perspektiven für ehemals hospitalisierte und alte Menschen mit geistiger und seelischer Behinderung*. Bad Heilbrunn/Obb: Klinkhardt.

— (2003). *Erwachsenenbildung und Behinderung: Impulse für die Arbeit mit Menschen, die als lern- oder geistig behindert gelten*. Rieden: Klinkhardt.

Thimm, Walter (1975). „Behinderung als Stigma: Überlegungen zu einer Paradigma-Alternative". In: *Sonderpädagogik* 5, S. 149–157.

Tondeur, Edmond (1997). *Menschen in Organisationen: Mit-Teilungen eines Organisationsberaters*. Bern: Haupt.

Tronto, Joan C. (1993). *Moral boundaries: A political argument for an ethic of care*. New York: Routledge.

Verdonschot, M. M. L. u. a. (2009). "Community participation of people with an intellectual disability: a review of empirical findings". In: *Journal of Intellectual Disability Research* 53.4, S. 303–318.

Vohle, Frank und Gabi Reinmann (2012). „Förderung professioneller Unterichtskompetenz mit digitalen Medien: Lehren lernen durch Videoannotation". In: *Jahrbuch Medienpädagogik 9*. Hrsg. von R. Schulz-Zander. Wiesbaden: VS Verlag für Sozialwissenschaften, S. 413–429.

Waldschmidt, Anne (1999). *Selbstbestimmung als Konstruktion: Alltagstheorien behinderter Frauen und Männer*. Opladen: Leske + Budrich.

Walther, Helmut (1998). „Selbstbestimmung als anthropologischer Dreischritt". In: *Vom Betreuer zum Begleiter*. Hrsg. von Ulrich Hähner und Georg Theunissen. Marburg: Lebenshilfe-Verlag.

Wansing, Gudrun (2006). *Teilhabe an der Gesellschaft: Menschen mit Behinderung zwischen Inklusion und Exklusion*. Unveränd. Nachdruck. Wiesbaden: VS Verlag für Sozialwissenschaften.

Watzlawick, Paul, Janet Beavin und Don D. Jackson (2000). *Menschliche Kommunikation: Formen, Störungen, Paradoxien*. 10. Aufl. Bern: Huber.

Wehmeyer, Michael L. (1995). *The Arc's Self-Determination Scale: Procedurale Guidelines*. URL: https://rugby.ou.edu/content/dam/Education/documents/miscellaneous/sd-scale-procedural-guidelines.pdf (besucht am 03.08.2014).

— (1998). "Self-determination and individuals with significant disabilities: Examining meanings and misinterpretations". In: *Journal of the Association for Persons with Severe Handicaps* 23.1, S. 5–16.

Wehmeyer, Michael L., Kathy Kelchner und Sandy Richards (1996). "Essential characteristics of self-determined behavior of individuals with mental retardation". In: *American Journal on Mental Retardation* 100.6, S. 632–642.

Weingärtner, Christian (2006). *Schwer geistig behindert und selbstbestimmt eine Orientierung für die Praxis*. Freiburg im Breisgau: Lambertus.

Weisser, Jan (2005). *Behinderung, Ungleichheit und Bildung. Eine Theorie der Behinderung*. Bielefeld: transcript.

Wettstein, Alexander und Mascha Jakob (2010). "Assessing aggressive adolescents' environments from their perspective by using camera-glasses: An innovative new method". In: *Journal of Aggression, Conflict and Peace Research* 2.2, S. 23–32.

Wettstein, Alexander u. a. (2011). "Aggressionen in Umwelten frühadoleszenter Jungen und Mädchen. Vier Einzelfallstudien mit Kamerabrillen: Preprint online". In: *Psychologie in Erziehung und Unterricht* 58, S. 1–13.

Wetzel, Ralf (2004). *Eine Widerspenstige und keine Zähmung: Systemtheoretische Beiträge zu einer Theorie der Behinderung.* Heidelberg: Carl-Auer-Systeme Verlag.

Wetzel, Ralf (2007). *Behinderung, Organisation, Theorie: Eine überfällige Konfrontation in systemtheoretischer Spielart.* URL: http://www.sonderpaedagoge.de/hpo/2007/heilpaedagogik_online_0307.pdf (besucht am 03.08.2014).

Wicki, Monika T. und Simon C. Meier (2014). *Anders begabt und freiwillig engagiert!* Zürich: Seismo.

Wohlgensinger, Corinne (2014). *Behinderung und Menschenrechte: Ein Verhältnis auf dem Prüfstand.* Opladen, Berlin & Toronto: Budrich UniPress.

World Health Organization (1980). *International Classification of Impairments, Disabilities and Handicaps.* Geneva: World Health Organization.

— (1990). *International Classification of Diseases.* URL: http://www.who.int/classifications/icd/en/ (besucht am 09.09.2014).

A GAT 2-Transkriptionskonventionen

Sequenzielle Struktur/Verlaufsstruktur

[ ]	Überlappungen und Simultansprechen
=	schneller, unmittelbarer Anschluss neuer Turns oder Einheiten

Pausen

(.)	Mikropause
(-)	kurze geschätzte Pause von ca. 0.2–0.5 Sek. Dauer
(- -)	mittlere geschätzte Pause von ca. 0.5–0.8 Sek. Dauer
(- - -)	längere geschätzte Pause von ca. 0.8–1.0 Sek. Dauer
(2.0)	geschätzte Pause, bei mehr als ca. 1 Sek. Dauer

Sonstige segmentale Konventionen

und_äh	Verschleifungen innerhalb von Einheiten
äh äh äm	Verzögerungssignale, sog. „gefüllte Pausen"
:	Dehnung, Längung, um ca. 0.2–0.5 Sek.
: :	Dehnung, Längung, um ca. 0.5–0.8 Sek.
: : :	Dehnung, Längung, um ca. 0.8–1.0 Sek.
'	Abbruch durch Glottalverschluss

Lachen und Weinen

haha hehe hihi	silbisches Lachen
so(h)o	Lachpartikeln beim Reden
((lacht)) ((weint))	Beschreibung des Lachens/Weinens

Rezeptionssignale

hm, ja, nein, nee	einsilbige Signale
hm_hm ja_a	zweisilbige Signale
nei_ein, nee_e	
'hm'hm	mit Glottalverschlüssen, meistens verneinend

Akzentuierung

akZENT	Primär- bzw. Hauptakzent
ak!ZENT!	extra starker Akzent

Tonhöhenbewegung am Einheitenende

?	hoch steigend
,	mittel steigend
-	gleichbleibend
;	mittel fallend
.	tief fallend

Sonstige Konventionen

((hustet))	para- und aussersprachliche Handlungen u. Ereignisse
((hustend))	sprachbegleitende para- und aussersprachliche Handlungen und Ereignisse mit Reichweite
((erstaunt))	interpretierende Kommentare mit Reichweite
( )	unverständliche Passage je nach Länge
(solche)	vermuteter Wortlaut
al(s)o	vermuteter Laut oder Silbe
(solche/welche)	mögliche Alternativen
((...))	Auslassung im Transkript
((unverständlich, ca. 3 Sek))	unverständliche Passage mit Angabe der Dauer
→	Verweis auf im Text behandelte Transkriptzeile

B Übersicht Kategorien

B.1 Übersicht Interaktionsverhältnis Fürsorge

Abbildung 10: Kommunikationseinheiten Fürsorge-Verhältnis

	Kommunikationseinheiten	
	Betreuungsperson	KlientIn
Fürsorge-Verhältnis	Helfen ohne zu fragen	Akzeptieren
	Grundbedürfnisse stillen	Trinken
	Hohes Tempo	Essen
	Fehlende Information und Kontextualisierung	
	Versorgen ohne mitreden	
	Informieren ohne Einverständnis abholen	

B.2 Übersicht Interaktionsverhältnis Förderung

Abbildung 11: Kommunikationseinheiten Förderungs-Verhältnis

	Kommunikationseinheiten	
	Betreuungsperson	KlientIn
Förder-Verhältnis	Beurteilen	(vor)schnell antworten
	Eingreifen	Erwartung entsprechen
	Befehlen	Vorschläge machen
	Tempo- und Lösungswegvorgabe	
	Strukturierung der Situation	
	Zeigen	
	Laut sprechen	
	Eigene Offerte unterbinden	
	Antworten abfragen	
	Besserwissen	
	Vorschläge nicht beachten	
	Nach Aufgaben strukturieren	
	Leistung festhalten	
	Auffordern mit Vornamen	
	Nichtzutrauen	

B.3 Übersicht Interaktionsverhältnis Nachlässigkeit

Abbildung 12: Kommunikationseinheiten Nachlässigkeits-Verhältnis

	Kommunikationseinheiten	
	Betreuungsperson	KlientIn
Nachlässigkeits-Verhältnis	Ignorieren	Wiederholen
	Uninformiert allein lassen	Sich abwenden
	Nebengespräch führen	Thema anpassen
	Inadäquat positionieren	
	Nichtfragen	
	Inadäquates Tempo	
	Inadäquates Kommunikationsmittel	
	Nichtzutrauen	

B.4 Übersicht Interaktionsverhältnis Selbständigkeit

Abbildung 13: Kommunikationseinheiten Selbständigkeits-Verhältnis

	Kommunikationseinheiten	
	Betreuungsperson	KlientIn
Selbständigkeits-Verhältnis	Transparenz herstellen	Klare Aussage machen
	Infomieren und kontextualisieren	Selbständig machen
	Nachfragen	Sich zurückziehen
	Akzeptieren	

B.5 Übersicht Interaktionsverhältnis Kooperation

Abbildung 14: Kommunikationseinheiten Kooperations-Verhältnis

	Kommunikationseinheiten	
	Betreuungsperson	KlientIn
Kooperations-Verhältnis	Gesprächstthemen erweitern	Situation umgestalten
	Differenziert und ausführlich fragen	Lachen
	Akzeptieren	Sich unadressiert einbringen
	Adäquat positionieren	Überzeugen
	Handlung verbal erklären	Strukturieren
	Nachfragen	Argumentieren
	Möglichkeit geben	Sich wehren
	Humor	Eigene Erfahrung einbringen
	Intensive und kontinuierliche Kommunikation	
	Adäquates Tempo	
	Adäquate Sprechweise	
	Kommunikation über Kommunikation	
	Adäquates Kommunikationsmittel	
	Geduld	
	Augenhöhe	
	Aktiv zuhören	
	Zutrauen	
	Nichtwissen deklarieren	
	Ergebnisoffen Diskutieren	
	Auftrag ausführen	
	Auswahl anbieten	

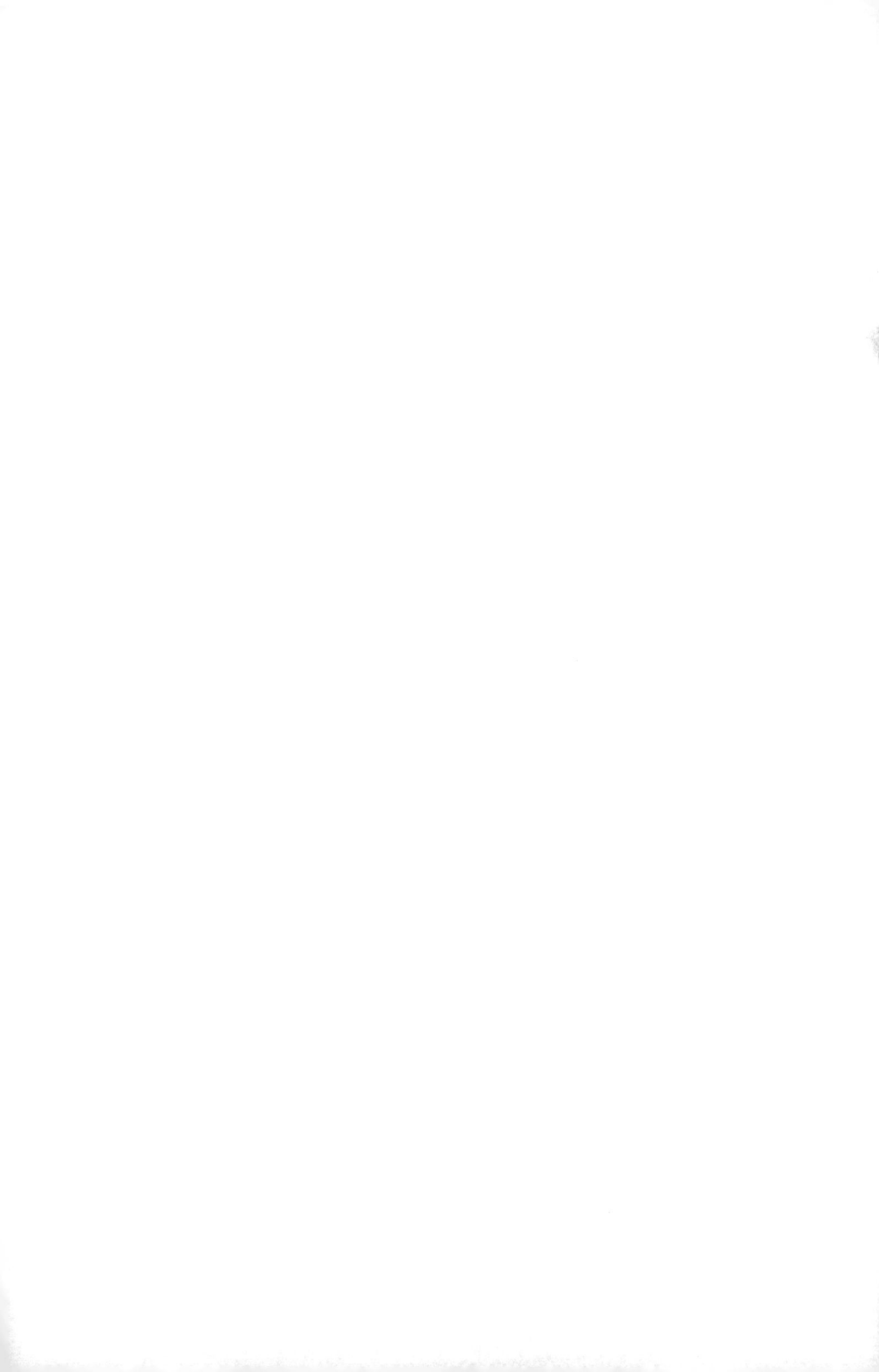

C Einverständniserklärungen

Abbildung 15: Einverständniserklärung Betreuungspersonen

**EINVERSTÄNDNISERKLÄRUNG
FACHPERSONEN TON- UND VIDEOAUFNAHMEN**

Ich ....
(Name und Vorname des Betreuers / der Betreuerin)

❑ bin einverstanden, dass ich...

...freiwillig an wissenschaftlichen Ton- und Videoaufnahmen im Rahmen des Forschungsprojekts "Selbstbestimmungsmöglichkeiten für Erwachsene mit geistiger Behinderung" teilnehme. Diese Aufnahmen werden nur anonymisiert als Transkription veröffentlicht und werden ausschliesslich für wissenschaftliche Zwecke verwendet. Die Intimsphäre bleibt geschützt und die Aufnahme kann jederzeit von allen Beteiligten ab- oder unterbrochen werden.

Ort: ....

Datum: ....

....
Unterschrift des Betreuers/ der Betreuerin

Abbildung 16: Einverständniserklärung Bewohnende und gesetzliche Vertretung

**EINVERSTÄNDNISERKLÄRUNG
BEWOHNER/IN UND GESETZLICHE VERTRETUNG TON- UND VIDEOAUFNAHMEN**

Ich ....
(Name und Vorname der Bewohnerin/ des Bewohners)

geb. am..,

und ....
(Name der gesetzlichen Vertretung)

❑ bin/sind einverstanden, ...

... freiwillig an wissenschaftlichen Ton- und Videoaufnahmen im Rahmen des Forschungsprojekts "Selbstbestimmungsmöglichkeiten für Erwachsene mit geistiger Behinderung" teilzunehmen. Diese Aufnahmen werden nur anonymisiert als Transkription veröffentlicht und werden ausschliesslich für wissenschaftliche Zwecke verwendet. Die Intimsphäre bleibt geschützt und die Aufnahme kann jederzeit von allen Beteiligten ab- oder unterbrochen werden.

Ort: ....

Datum: ....

....
Unterschrift der Bewohnerin / des Bewohners

....
Unterschrift des/der gesetzlichen Vertretung

Behindertenpädagogik und Integration

Herausgegeben von Prof. Dr. Georg Feuser

Band 1 Georg Feuser (Hrsg.): Integration heute – Perspektiven ihrer Weiterentwicklung in Theorie und Praxis. 2003.

Band 2 Tobias Erzmann: Konstitutive Elemente einer Allgemeinen (integrativen) Pädagogik und eines veränderten Verständnisses von Behinderung. Eine hermeneutische Arbeit zur Frage eines Paradigmen- oder Perspektivenwechsels durch den gemeinsamen Unterricht von behinderten und nichtbehinderten Kindern und Jugendlichen. 2003.

Band 3 Patrizia Tolle: Erwachsene im Wachkoma. Ansätze für eine theoriegeleitete und empirisch fundierte Pflege. 2005.

Band 4 Jörn Greve: Das Dilemma der sozialen Ökologie. Dargestellt am Beispiel der Rollenfindung behinderter Menschen. Onto- und phylogenetische Bedingungen von Segregation und Integration. Grundzüge einer Rehabilitationsanthropologie. 2009.

Band 5 Birger Siebert (Hrsg.): Integrative Pädagogik und die Kulturhistorische Theorie. 2010.

Band 6 Tobias Erzmann / Georg Feuser (Hrsg.): „Ich fühle mich wie ein Vogel, der aus seinem Nest fliegt.". Menschen mit Behinderungen in der Erwachsenenbildung. 2011.

Band 7 Olga Meier-Popa: Studieren mit Behinderung. Theoriebildung und Praxis des Zugangs (Access) zum Hochschulstudium für Menschen mit Behinderung. 2012.

Band 8 Stefan Bach: Autismus. Struktur und Verlauf Tiefgreifender Entwicklungsstörungen. Eine systemtheoretische Betrachtung. 2013.

Band 9 Janine Truniger: Resozialisation von Jugendlichen in öffentlichen Einrichtungen. Empirische Befunde und theoretische Reflexionen. 2013.

Band 10 Helen Zimmermann: SEHEN – Mehr als eine Selbstverständlichkeit? Chancen und Grenzen durch den Einsatz neuer Medien im Studium, Lehre und Forschung. Accessible UZH – Mehr als eine Vision? Einblicke, Analysen und Entwicklungsprozesse. 2014.

Band 11 Simon Christian Meier: Dabeisein, Mitmachen und Mitgestalten im Wohnheimalltag. Von der Selbstbestimmung zur Aktiven Partizipation Erwachsener mit intellektueller Beeinträchtigung. 2015.

www.peterlang.com

www.ingramcontent.com/pod-product-compliance
Ingram Content Group UK Ltd.
Pitfield, Milton Keynes, MK11 3LW, UK
UKHW041912140426
5217IPUK00002B/17